癫痫中西医诊治

主编 陈 蕾 冯培民

科学出版社

北京

内 容 简 介

癫痫是神经系统第二大疾病，我国患者数量约占全球 1/7，并以每年超 60 万例的速度增长。本书结合研究团队多年成果，系统性整合中西医癫痫诊疗理念，体现个体化精准治疗方案对癫痫进展控制的独特优势。

本书共 7 章，内容包括癫痫流行病学特征与中西医诊疗发展史、癫痫病因学及发病机制、癫痫诊断与临床分类、癫痫的药物和手术治疗、其他中西医治疗技术在癫痫中的应用、癫痫持续状态诊治、癫痫患者中西医结合的规范化管理，几乎涵盖癫痫中西医诊治中遇到的常见问题。

本书首次详实而全面地整合了特殊人群癫痫的发病特点，包括儿童癫痫患者、育龄期女性癫痫患者及更年期女性癫痫患者，并首次从治疗用药及对子代的影响方面进行标准化、系统化管理指导；对癫痫持续状态的标准化临床诊疗规范，根据最新版癫痫诊疗指南及研究进展也进行了详尽的论述。本书同时也吸收了大量国内外先进的诊断、治疗方法，并继承传统中医药优秀的成果，力求突出实用性、先进性和新颖性，适于神经内科医师及相关领域研究人员阅读参考。

图书在版编目（CIP）数据

癫痫中西医诊治 / 陈蕾，冯培民主编. -- 北京：科学出版社，2025.6.
ISBN 978-7-03-081705-1

Ⅰ.R742.105

中国国家版本馆CIP数据核字第2025WV1696号

责任编辑：郭　颖 / 责任校对：张　娟
责任印制：师艳茹 / 封面设计：龙　岩

版权所有，违者必究，未经本社许可，数字图书馆不得使用

科学出版社 出版
北京东黄城根北街 16 号
邮政编码：100717
http://www.sciencep.com

三河市春园印刷有限公司印刷
科学出版社发行　各地新华书店经销

*

2025 年 6 月第　一　版　　开本：720×1000　1/16
2025 年 6 月第一次印刷　　印张：13 1/2　插页：4
字数：269 000

定价：98.00 元
（如有印装质量问题，我社负责调换）

主编简介

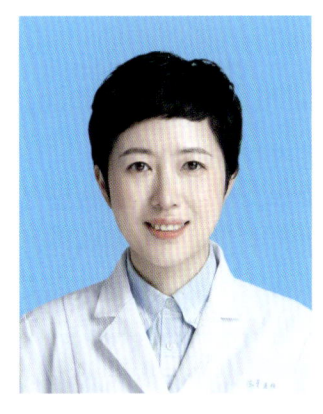

陈蕾 四川大学华西医院副院长，兼华西医院西藏医院院长，神经内科主任医师、教授、博士生导师，癫痫专业学术带头人、生物治疗国家重点实验室 PI、四川省神经调控工程技术研究中心主任、华西医院神经疾病研究所副所长，国家级人才。担任国际抗癫痫联盟教育委员会委员、国际 EURAP 女性癫痫登记协作组中国区组长、中国抗癫痫协会常务理事和青委会副主任委员、中国医师协会神经内科医师分会常务委员、中国医师协会中西医结合医师分会芳香药物研究学组委员、四川省中医药学会第九届理事会副会长、*Journal of Neurology，Neurosurgery and Psychiatry*（*JNNP*）编委等学术任职。主持国家重大科研课题 4 项、国家自然科学基金 5 项等共计 40 余项课题，以第一作者和通信作者发表论文近 200 篇，主编专著和国家级教材 20 部，牵头编制标准和指南 9 部，授权国家发明专利 26 项和计算机软件著作权 7 项，转化获批医疗器械注册证 3 个，以第一完成人获中国青年科技奖、四川省科技进步奖一等奖、四川省杰出青年科技创新奖、中华医学青年科技奖、中国药学发展奖突出成就奖、中国发明创业成果奖二等奖、四川省医学科技青年奖（一等奖）等科技奖励，获"全国三八红旗手""四川最美科技工作者""天府科技菁英""四川省学术和技术带头人"等称号。

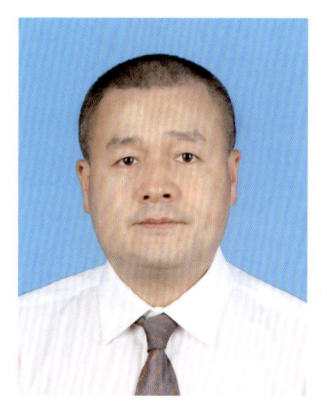

冯培民 博士研究生毕业，二级教授、主任医师，博士生导师，博士后合作导师，成都中医药大学杏林学者讲席教授，享受国务院政府特殊津贴专家，天府青城计划医学领军人才，四川省名中医，四川省拔尖中医师，四川省卫生健康领军人才，四川省中医药学术技术带头人，四川中医药学会脾胃病专业委员会主任委员，四川省健康管理协会肠道微生态专业委员会主任委员，中华医学会消化病学分会中西医协作组副组长，中华中医药学会脾胃病分会常委，中国中西医结合学会消化系统疾病专业委员会常委，中国中西医结合学会消化内镜学专业委员会常委，世界中医药学会联合会消化分会常务理事，中国中药协会消化病药物研究专业委员会副主任委员，四川省重大疾病溃疡性结肠炎中医药防治中心负责人，四川省中医脾胃病质控中心业务主任，国家中药品种保护审评委员会委员。主持国家自然科学基金面上项目3项，省部级课题2项，发表SCI期刊收录论文及北大中文期刊论文60余篇，获四川省科技进步奖一等奖（排名第3），中国中西医结合学会科技进步奖一等奖（排名第7）。研究方向为消化系统、神经系统及高原疾病的中医、中西医结合基础与临床。

编者名单

主编 陈　蕾　冯培民

编委（以姓氏笔画为序）

　　　　王　爽（浙江大学医学院附属第二医院）

　　　　冯培民（成都中医药大学附属医院）

　　　　江　文（空军军医大学西京医院）

　　　　孙　伟（首都医科大学宣武医院）

　　　　李　云（大理大学医学院）

　　　　李世佳（四川大学）

　　　　吴洵昳（复旦大学华山医院）

　　　　张鸣沙（北京师范大学）

　　　　陈　亮（复旦大学华山医院）

　　　　陈　蕾（四川大学华西医院）

　　　　赵亚楠（中国中医科学院）

　　　　荣培晶（中国中医科学院）

　　　　彭安娇（四川大学华西医院）

　　　　舒友生（复旦大学脑科学转化研究院）

　　　　谢　琪（中国中医科学院）

　　　　蔚鹏飞（中国科学院深圳先进技术研究院）

秘书 李宛凌（四川大学华西医院）

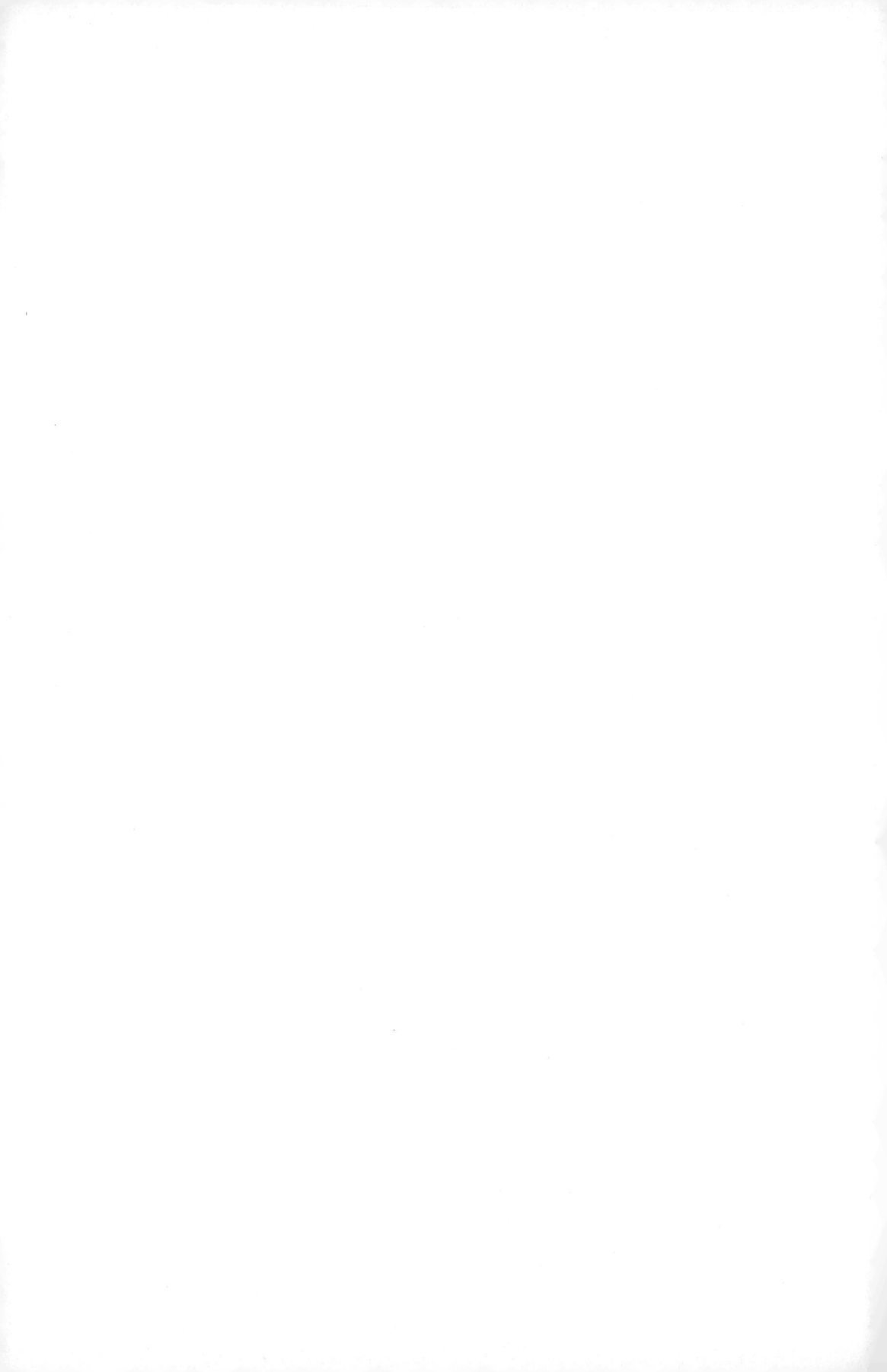

彩　图

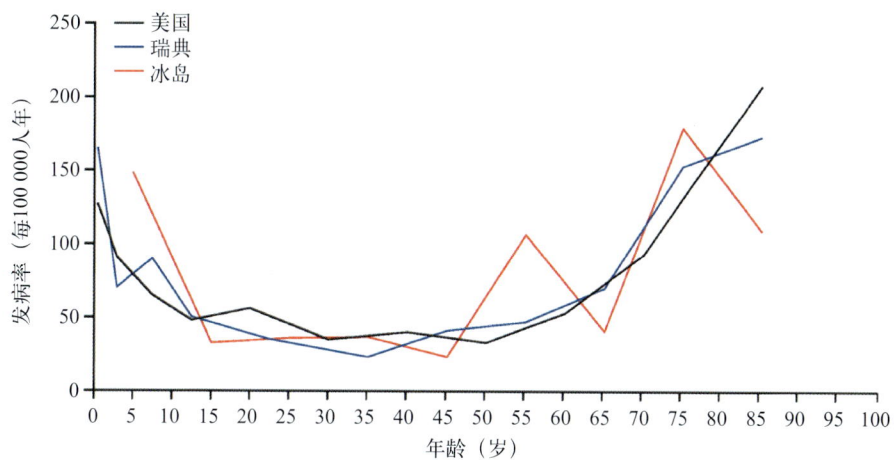

图 1-1　整个生命周期中癫痫的发病率

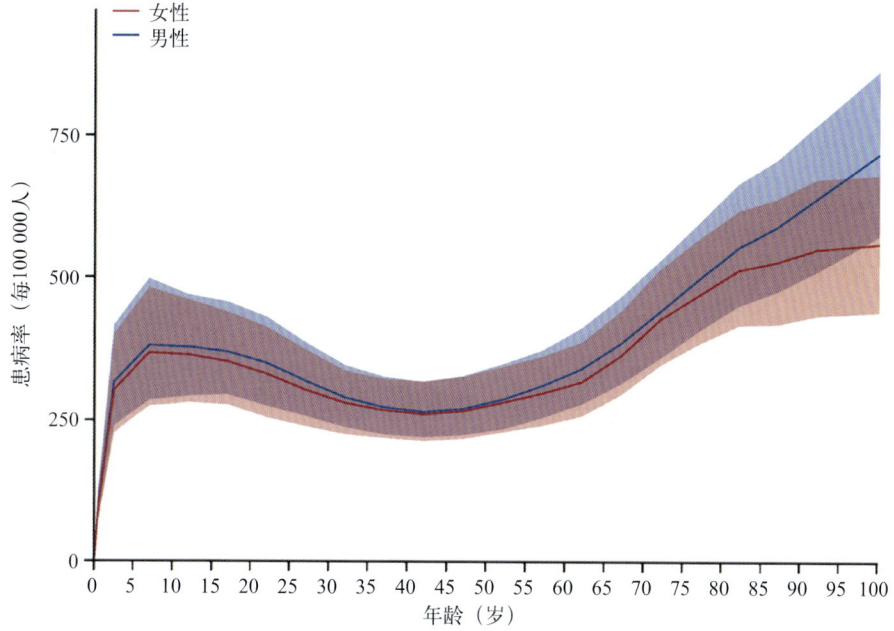

图 1-2　全球特发性和隐源性癫痫患病率与年龄的关系
（引自 GBD 2016 Epilepsy Collaborators，2019）

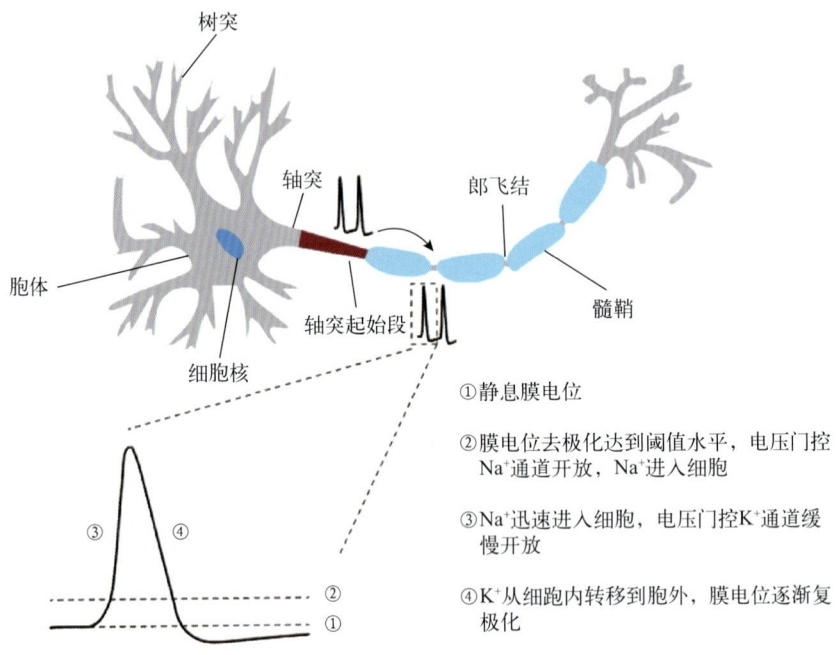

图 2-1 神经元膜电位变化

① 静息膜电位

② 膜电位去极化达到阈值水平,电压门控 Na⁺通道开放,Na⁺进入细胞

③ Na⁺迅速进入细胞,电压门控K⁺通道缓慢开放

④ K⁺从细胞内转移到胞外,膜电位逐渐复极化

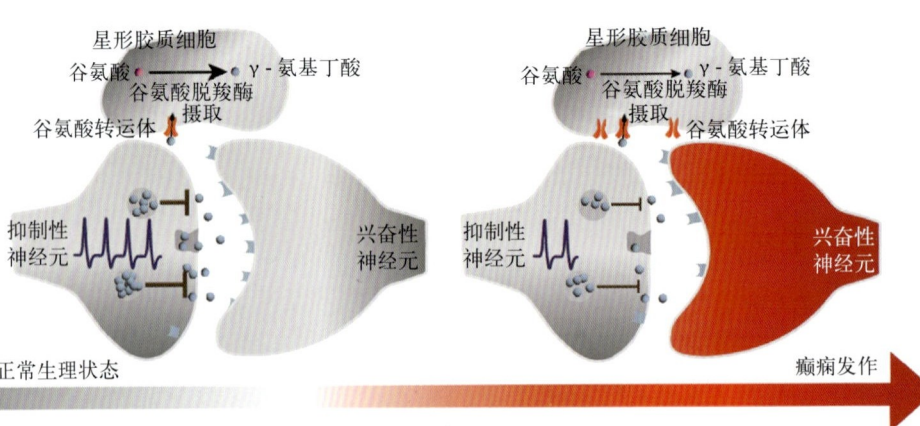

基因:SCN1A、SCN2A、KCNQ2、KCNQ3、GABAR、GAT...
免疫和炎症:氧化应激、神经炎症、微生物感染...
脑结构:皮质发育不良、脑损伤、脑缺血、脑卒中...

离子通道:Nav、Kv、Cav、CLC...
神经递质和受体:谷氨酸、γ-氨基丁酸...

图 2-2 种类繁多的因素共同作用,最终影响神经元离子通道或递质及受体的功能,导致癫痫的发生

前言

癫痫为神经系统第二大疾病，最近的研究表明，在世界范围内超过 7000 万人患有癫痫。我国患者数量约占全球的 1/7，并以每年超 60 万例的速度增长。我国癫痫患者主要分布于欠发达地区，且农村地区的发病率更高，给患者本人、家庭及社会造成了巨大的经济负担。此外，全球癫痫人群中，超 1/3 的患者对各种抗癫痫药物治疗无效，癫痫被世界卫生组织纳入全球重点关注和研究的五大神经精神疾病之一，也是近 10 年来脑科学计划的重点公关领域。由于目前癫痫误诊率、漏诊率居高不下，检查效率欠理想，现有医疗资源分布不均衡，医疗单元诊治水平迥异，超过 30% 的患者人群耐药等因素，均使目前临床诊治癫痫面临巨大挑战。

为帮助提高癫痫临床诊疗服务水平，并助力癫痫研究发展，笔者系统性整合中西医癫痫诊疗理念，结合研究团队多年成果，同时也吸收了大量国内外先进的诊断治疗方法，并继承传统中医药优秀的成果，编写此书，力求突出实用性、先进性和新颖性，可供癫痫专业医师、研究生、本科生及大专院校医学生参考使用。同时也为我国不同地区，不同医疗资源覆盖之下癫痫规范化治疗提供保障。

近年来，我国经济和科技水平持续提升，但我们在临床医学领域与欧美等发达国家仍有一定差距，一直面临"人才少、成果少、负担重"的困难。人民群众的生命健康始终是党和国家关注的主要问题，《"十四五"中医药发展规划》要求彰显中医药在健康服务中的特色优势，提高中西医结合水平。推动综合医院中西医协同发展：在综合医院推广"有机制、有团队、有措施、有成效"的中西医结合医疗模式，将中医纳入多学科会诊体系，加强中西医协作和协同攻关。《"健康中国 2030"规划纲要》号召传承祖国传统医学，保护和推动中医药事业的发展。2018 年 10 月 1 日，世界卫生组织首次将中医纳入其具有全球影响力的医学纲要。新纳入的中医传统医学的相关信息写入第 11 版全球医学纲要第 26 章内，该章节主要阐释传统医学的分类体系，已于 2022 年在世界卫生组织成员国实施。2022 年 6 月，国务院常务会议决定选择部分高水平医院开展提升临床研究和成果转化能力试点，促进提高医疗卫生服务水平。随着党的二十大和全国两会的胜利召开，科学技术部重组及国家数据局建立等重大举措，更加强调了科技创新、数据规范等与医疗卫生"一盘棋"统筹发展。因此，建立一套可复制、可推广的具有独特优势的癫痫中西医临床诊疗规范，旨在帮助缩小我国不同医疗资源下癫痫诊治水平差异，助力癫痫研究的发展，以最终实现癫痫诊疗服务水平的有效提高并服务更多患者，意义重大。

本书包括癫痫流行病学特征与中西医诊疗发展史、癫痫病因学及发病机制、癫痫诊断与临床分类、癫痫的药物和手术治疗、其他中西医治疗技术在癫痫中的应用、癫痫持续状态诊治、癫痫患者中西医结合的规范化管理共7章内容，几乎涵盖癫痫中西医诊治中遇到的常见问题，适合癫痫领域医疗从业人员使用。本书的特点是体现个体化精准治疗方案（"因人制宜"）对癫痫进展控制的独特优势。以此为契机，为中医药国际化奠定基础，以期在更多疾病领域发挥中西医结合诊疗优势，取长补短，并在诊断方法、药物治疗及预防管理等方面取得新突破。

此外，本书首次详实而全面地整合了特殊人群癫痫的发病特点，包括儿童癫痫患者、育龄期女性癫痫患者及更年期女性癫痫患者人群，并首次从治疗用药及对子代的影响方面进行标准化系统化管理指导；对癫痫持续状态的标准化临床诊疗规范，根据最新版癫痫诊疗指南及研究进展也进行了详尽的论述，并结合中医学"治未病"理念详细论述了癫痫"未病先防、既病防变"的预防医学理念。

陈　蕾　冯培民
于成都

目 录

第1章 癫痫流行病学特征与中西医诊疗发展史 ……………………………… 1
 第一节 癫痫的流行病学特征……………………………………………… 1
 第二节 癫痫诊疗的西医发展史…………………………………………… 9
 第三节 癫痫诊疗的中医发展史…………………………………………… 16

第2章 癫痫病因学及发病机制 ……………………………………………… 25
 第一节 癫痫病因学研究进展……………………………………………… 25
 第二节 癫痫发病机制研究进展…………………………………………… 34

第3章 癫痫诊断与临床分类 ………………………………………………… 52
 第一节 癫痫西医诊断标准与分类诊断…………………………………… 52
 第二节 癫痫中医诊断与中医证型分类…………………………………… 57
 第三节 癫痫共患病诊断…………………………………………………… 62

第4章 癫痫的药物和手术治疗 ……………………………………………… 79
 第一节 抗癫痫治疗西药…………………………………………………… 79
 第二节 抗癫痫治疗中药…………………………………………………… 92
 第三节 癫痫药物治疗预后………………………………………………… 99
 第四节 癫痫的外科治疗…………………………………………………… 101

第5章 其他中西医治疗技术在癫痫中的应用 ……………………………… 121
 第一节 现代神经调控技术在癫痫中的应用……………………………… 121
 第二节 中医针灸在癫痫中的应用………………………………………… 127
 第三节 中医其他疗法在癫痫中的应用…………………………………… 139

第6章 癫痫持续状态诊治 …………………………………………………… 143
 第一节 癫痫持续状态定义与分类………………………………………… 143
 第二节 癫痫持续状态的病因学…………………………………………… 148
 第三节 癫痫持续状态的中西医治疗……………………………………… 153

第 7 章　癫痫患者中西医结合的规范化管理 …… 161
第一节　中西医结合在癫痫防治中的应用与思考…………161
第二节　儿童癫痫患者的长程管理……………………171
第三节　女性癫痫患者的长程管理……………………188
第四节　老年癫痫患者的中西医治疗与长程管理………201

参考文献

请扫二维码

第1章 癫痫流行病学特征与中西医诊疗发展史

第一节 癫痫的流行病学特征

一、癫痫发作和癫痫

癫痫发作（epileptic seizure）是大脑神经元异常同步化兴奋所导致的发作性神经功能障碍，能表现为多种体征和症状。癫痫发作的内涵一方面涉及临床表现，另一方面包括了诱发症状的大脑异常同步化放电的开始和中止。癫痫发作的临床表现多样，不仅包括运动、感觉、自主神经、知觉、情感，也包括认知及行为方面的障碍。一般而言，癫痫发作是"短暂的"，有明显的时间界限，存在比较明确的开始和结束。但是，若癫痫发作的终止机制被破坏，就会出现癫痫持续状态，此时癫痫发作的终止过程往往是逐渐的。癫痫的发作和中止可以根据行为表现或者脑电图改变来判定，这种特征性的脑电变化存在空间维度和时间维度的演变是癫痫发作区别于非癫痫发作的根本特征。值得注意的是，头皮脑电图存在局限性，不能敏感地记录高频活动成分和深部脑区的活动，因此头皮脑电图结果阴性并不能排除癫痫发作。癫痫发作是指单次的事件，能被一过性的脑部或者全身的因素所诱发，如电解质紊乱、使用药物和毒物，或大脑的急性损伤，如炎症、脑血管意外和外伤等。

癫痫（epilepsy）是一种常见的慢性脑部疾病，患者具有产生癫痫发作的持久的易感性，并出现神经生物学、认知、心理和社会方面的负面后果。在癫痫患者个体中，同一种癫痫发作形式往往具有刻板性，表现非常类似，或者仅存在严重程度和持续时间方面的差异，这与癫痫发作传播的范围有关。为了将癫痫的定义更好地用于临床诊断，2014年，国际抗癫痫联盟（International League Against Epilepsy，ILAE）提出了癫痫的临床实用性定义：

（1）至少两次非诱发性（或反射）癫痫发作，间隔大于24小时。

（2）一次非诱发性（或反射性）癫痫发作，并且未来10年内再次发作的风险至少达到60%，与两次非诱发性癫痫发作后的一般复发风险相似。

（3）符合癫痫综合征的诊断。

实用性定义中的第2种情况的目的在于尽早诊断并治疗，但是很多情况下我们难以评估个体首次发作后确切的再发风险。目前，一些可能增加首次癫痫发作后再发风险的因素包括：在卒中后非急性期出现的癫痫发作、影像学提示脑部结构性异常（如软化灶、低级别胶质瘤、皮质发育障碍等）、脑电图记录到发作间期癫痫样异常。

此外，癫痫缓解后摘掉癫痫诊断的"帽子"对于减轻疾病负担意义重大，不少患者也有解除法律法规对他们生活限制的强烈愿望。根据2017年ILAE的建议，在两种情况下可以认为癫痫已"缓解"（resolved）：曾被诊断为某种年龄依赖性癫痫综合征但是目前已经超过了该综合征的患病年龄，例如：一个儿童曾在9岁被诊断为伴中央颞区棘波的儿童良性癫痫（benign childhood epilepsy with centrotemporal spikes，BECTS），服药时及13岁停药后一直无发作，脑电图（electroencephalogram，EEG）正常，目前患者已经20岁，可以考虑"摘除"该诊断；又例如：1个儿童在6岁被诊断为儿童失神癫痫（childhood absence epilepsy，CAE），12岁后停药，服药时及停药后无发作，且EEG正常，目前患者已22岁，可以考虑"摘除"该诊断；至少10年未出现发作并且近5年没有服用过抗癫痫发作药物（anti-seizure medications，ASM）。需要注意的是，患者摘除癫痫诊断后并不能保证癫痫不会复发。

二、癫痫发作的分类

正确的分类对于制订治疗策略、实现个体化治疗及识别相关共患病至关重要。1981年，ILAE根据癫痫发作的临床表现和相应的脑电图（EEG）改变（包括发作期和发作间期），将癫痫发作分为部分性发作（partial seizure）、全面性发作（generalized seizure）和不能分类的发作。部分性发作定义为"一侧大脑半球内的局部神经元首先受累"，根据有无意识障碍进一步将部分性发作分为单纯部分性发作（无意识障碍）、复杂部分性发作（有意识障碍）和继发全面性发作。全面性发作定义为"双侧大脑半球同时受累"，包括失神发作（absence seizure）和不典型失神发作、肌阵挛发作（myoclonic seizure）、阵挛发作（clonic seizure）、强直发作（tonic seizure）、全面性强直-阵挛发作、失张力发作（atonic seizure）等。这些传统的发作形式在临床实践中仍常常使用。

过去30年神经科学领域的发展加深了我们对癫痫发病机制的理解，为适应癫痫领域的发展，ILAE于2017年推出新的癫痫发作分类，在方法上仍基于症状学描述，同时结合其他辅助检查资料进行分类。新的癫痫发作分类包括局灶起始、全面性起始及起始不明的发作（表1-1）。

表 1-1　2017 年 ILAE 癫痫发作分类

局灶起始		全面性起始	起始不明
知觉保留	知觉障碍	运动症状	运动症状
运动症状起始		强直 - 阵挛	强直 - 阵挛
自动症		阵挛	癫痫性痉挛
失张力		强直	非运动症状
阵挛		肌阵挛	行为中止
癫痫性痉挛		肌阵挛 - 强直 - 阵挛	不能归类
过度运动		肌阵挛 - 失张力	
肌阵挛		失张力	
强直		癫痫性痉挛	
非运动症状起始		非运动症状	
自主神经性		典型失神	
行为中止		不典型失神	
认知性		肌阵挛失神	
情感性		眼睑肌阵挛失神	
感觉性			
局灶进展为双侧强直 - 阵挛			

新的癫痫发作分类将发作的起始症状作为分类的主要依据，用简单的"知觉（awareness）"取代了成分复杂的"意识（consciousness）"，用"局灶（focal）"取代了"部分（partial）"，并定义了多种局灶性（失张力发作、阵挛发作、癫痫性痉挛、肌阵挛发作和强直发作）和全面性发作（肌阵挛 - 强直 - 阵挛、肌阵挛 - 失张力、癫痫性痉挛及肌阵挛失神等）的类型，是一种更加科学且贴近临床的实用性分类。

三、癫痫的诊断和误诊

正确诊断癫痫需要以下 5 个步骤：①确定发作性事件是否为癫痫发作；②确定癫痫发作的类型；③确定癫痫及癫痫综合征的类型；④确定病因；⑤确定残障和共患病。

此外，我们还需要获得以下信息以正确诊断。

首先是病史资料，包括：现病史（特别是发作史）、出生史、既往史、家族史、疾病的社会心理影响等。详细的发作史是诊断疾病的重要环节，需要收集的内容包括：首次发作的年龄、发作前状态（清醒时、睡眠中或刚睡醒）、发作的诱发因素（饮酒、饮用咖啡、少眠、心理压力、精神刺激、发热、运动、与月经周期的关系等）、发作最初的症状 / 体征（包括先兆）、发作时表现、发作演变过程、发作持续时间、发作后表现（知觉状态、遗忘、头痛、肌肉酸痛等）、发作频率、其他发作形式、发作间期状态（焦虑、抑郁、记忆力改变等）、发病后精神运动发育状况等，并且需要在随访中对癫痫发作症状学和频率进行反复的评估。同时，需要重视体格检查，特别是神经系统检查，包括意识状态、认知能力、精神状态、局部体征、各种反射和病理体征，观察头颅形状与大小、外貌、体重、有无身体畸形等，这对排查某些神经皮肤综合征和评估抗发作药物的不良反应均有意义。

其次，辅助检查包括脑电图（EEG）、神经影像学检查、心电图检查，以及实验室检查和遗传学检测等。EEG检查最为重要，它能直接、便捷地反映脑部的异常电活动，对诊断癫痫、区分癫痫类型和评估疗效必不可少。自然睡眠能提高EEG检查阳性率，必要情况下，可延长监测时间记录临床发作，或进行多次检查以提高准确性。神经影像学检查常规推荐磁共振成像（magnetic resonance imaging，MRI）检查，对于常规MRI检查阴性的患者，推荐采用专门的高分辨序列寻找比较隐匿的致痫性病灶，如微小的大脑皮质发育障碍、软化灶、低级别肿瘤或陈旧性出血等；头颅CT在显示钙化或新近脑出血方面具有优势，比如对于结节性硬化或脑钙化相关的癫痫；其他如磁共振波谱成像（magnetic resonance spectroscopy，MRS）、正电子发射断层成像（positron emission tomography，PET）及单光子发射计算机断层成像（single photon emission computed tomography，SPECT）等，目前并无常规检查方法，需要根据实际情况进行选择。对拟诊为癫痫的患者，建议常规进行心电图检查，必要时需要长程心电图检查以排除心源性晕厥，以早期发现某些心律失常，如长QT综合征、Brugada综合征和传导阻滞等，从而避免误诊，某些ASM也可能加重或者诱发心律失常，需要在随访中注意。当癫痫的病因可能与遗传因素有关时，可考虑进行遗传学检测；对于特征性强并且患者由单基因突变导致的癫痫综合征，可以使用Sanger测序，例如Dravet综合征，80%以上由*SCN1A*基因突变导致；如果上述检测为阴性，或者临床表现特异性不高、已发现多个致病基因的癫痫综合征，如婴儿痉挛症、发育性癫痫性脑病等，可以使用二代测序方法，包括癫痫靶向基因包（panel）、全外显子组测序（whole exome sequencing，WES）和全基因组测序（whole genome sequencing，WGS）。如果这些检测为阴性，建议进行染色体微阵列分析（chromosomal microarray analysis，CMA）检测或者基因组拷贝数变异测序（copy number variation sequencing，CNVseq）。它们可以检测基因组DNA拷贝数变异（copy number variation，CNV），主要针对存在重度神经发育性疾病（智力障碍、发育迟缓）或合并畸形（面容畸形、心脏畸形）等情况。

癫痫的误诊在任何国家和区域内都不少见。常见的会误诊为癫痫性发作的情况包括晕厥（包括心源性和非心源性）、过度换气综合征、心因性非癫痫性发作、睡眠障碍和偏头痛等。癫痫误诊的常见情况是没有识别患者的所有发作形式，或者没有对发作形式进行准确的分类；另外的一种常见误诊形式是把癫痫患者中所有的间歇性症状解读为癫痫性发作，比如服用较大剂量的抗癫痫药（antiepileptic drugs，AED）所致的间歇性头晕，患者合并睡眠障碍或合并心因性非癫痫性发作。误诊误治可能造成患者失去工作和驾驶资格，以及承受病耻感等严重不良后果。在误诊为癫痫的患者中有超过 1/3 被开具了 ASM，患者会承受药物不良反应，包括神经毒性和过敏反应等。

癫痫的诊断主要基于详尽的病史询问和临床症状的分析，脑电图和神经影像检查也是重要的检查手段。癫痫误诊率高的原因在于临床医师和患者家庭未能进行深入的沟通，医师没有并充分掌握发作的症状学。此外，癫痫的诊断并没有脑电、影像或其他实验室检查方面的金标准，极大程度上依赖于医师的背景知识和经验。医师对不同类型癫痫发作的诊断准确性也不同，一些临床表现极为明显的发作类型如双侧强直-阵挛发作容易被准确识别，而一些不易察觉的短暂性发作，或表现接近自然行为的癫痫发作类型的识别率较低，另外不容易被目击到的癫痫发作也易被忽视，这为诊断带来极大的挑战。值得一提的是，近年来智能手机和监控视频的普及使得不少患者和家属能提供癫痫发作视频，为诊断带来便利，即便如此，医师对癫痫发作症状学的掌握和合理分析仍然至关重要。

四、癫痫流行病学

癫痫被列为全球第二大负担性神经系统疾病（按伤残调整生命年计算），全球约 7000 万患者，在这些患者中，有 2400 万患有活动性特发性或不明原因的癫痫，归因于癫痫的伤残调整生命年（disability-adjusted life year，DALY）约为每年 1300 万。

全球范围内，癫痫的患病率和发病率随年龄、地区和人群而异。一项系统性综述研究显示，活动性癫痫的时间点患病率为 6.38/1000，而终身患病率为 7.60/1000。年累积发病率为 67.77/10 万，年发病率为 61.44/10 万。

《全球癫痫负担报告》显示，2021 年有 139 850 例与癫痫相关的死亡。全球特发性和隐源性癫痫的年龄标准化死亡率为 1.74/10 万（女性 1.4/10 万，男性 2.09/10 万），特发性和隐源性癫痫年龄标准化伤残调整生命年（DALY）为每 10 万人 182.6 年（女性每 10 万人 163.6 年，男性每 10 万人 201.2 年）。一项系统评价和荟萃分析提示癫痫猝死（sudden unexpected death in epilepsy，SUDEP）的合并估计发病率为 1.4/1000 人年。

文献表明，近 80% 的癫痫患者居住在中、低收入国家。这些国家的癫痫患病率和发病率高于高收入国家。在一项癫痫发病率的系统评价和荟萃分析中，高收入国家癫痫平均发病率为48.9/10万人年，中、低收入国家的癫痫发病率与之相比更高，为139.0/10万人年。中、低收入国家总体终身患病率为8.75/1000，高于高收入国家的5.18/1000。在中、低收入国家，活动性癫痫的时点患病率为是6.68/1000，在高收入国家该数据是5.49/1000，低于中、低收入国家。

全球疾病负担报告以社会人口指数（socio-demographic index，SDI）对不同国家地区的癫痫患病率、控制率及死亡率进行更准确的划分，为国家和全球政策的制定提供更加精准的参考（表1-2）。调查结果显示，中、低收入国家因癫痫未经治疗带来了严重的疾病负担。虽然在1990—2016年，全球的癫痫相关死亡人数整体下降，意味着在癫痫的治疗和护理方面取得了一定的进展，但是除高SDI国家之外，低SDI国家的进步最小，说明欠发达地区的癫痫的诊治仍然面临严峻的考验。

癫痫的发病率具有年龄相关性。它呈双峰分布，两个峰值分别是1岁以下和50岁以上。在老年人（＞50岁）中，发病率随着年龄的增长而升高，其中75岁以上发病率最高（图1-1，见彩图）。全球癫痫疾病负担报告显示，患病率随着年龄的增长而升高，高峰出现在5～9岁（374.8/10万）和80岁以上（545.1/10万）（图1-2，见彩图）。

五、癫痫的预后和自然史

尽管早期关于癫痫预后的研究表明，仅少数癫痫患者能达到无癫痫发作状态。但是这项研究主要基于二级和三级癫痫中心的癫痫患者，存在选择偏倚。从群体角度看，对大多数人来说癫痫预后是良好的。在过去30年完成的对新诊断癫痫患者的长期研究一致显示，高达70%的癫痫患者可获得较长时间的无癫痫发作。

在癫痫治疗资源比较少的低收入国家，研究者能有机会观察未经治疗患者的预后。有证据表明，未经治疗的癫痫患者能够自行缓解，至少30%的病例可能出现自行缓解。在厄瓜多尔进行的一项人群研究中，癫痫累积年发病率为190/10万人，活动性癫痫的患病率为7/1000，其中缓解率大于50%。此外，一项在荷兰的研究表明，约有40%的新确诊的全面性强直阵挛发作癫痫患儿，随着年龄增长而癫痫发作间隔延长或无发作。这些研究结果表明，大部分患者的癫痫症状只持续几年，且大多能够成功撤药。

约70%的患者的发作在药物治疗早期即得到控制，而约30%的患者经合理的ASM治疗仍无法完全控制，称为"药物难治性癫痫"。ILAE将药物难治性癫痫定义为：经两种或者以上选择正确、能耐受的抗癫痫发作药物足量足疗程治疗后，仍不能达到无发作状态的癫痫类型。研究表明，发病年龄小（＜1岁）、起病初期发作频繁、合并智力障碍均为儿童难治性癫痫的危险因素。多

第1章 癫痫流行病学特征与中西医诊疗发展史

表1-2 不同社会人口指数（SDI）国家2016年特发性癫痫的死亡人数、患病人数和伤残调整生命年（DALY），以及1990—2016年年龄标准化率的百分比变化

	死亡人数		患病人数		伤残调整生命年（DALY）	
	2016年统计结果	1990—2016年年龄标准化比率的百分比变化	2016年统计结果	1990—2016年年龄标准化比率的百分比变化	2016年统计结果	1990—2016年年龄标准化比率的百分比变化
全球	126 055（118 632～135 517）	-24.5%（-31.8～-10.8）	23 962 448（20 401 828～27 737 043）	6.0%（-4.0～16.7）	13 492 251（11 014 685～16 503 078）	-19.4%（-27.6～-9.0）
高 SDI	12 744（12 203～13 558）	-2.7%（-7.2～4.8）	3 357 612（2 678 423～4 025 445）	10.6%（-11.6～39.1）	1 187 528（908 278～1 533 569）	-7.6%（-23.7～11.3）
高中 SDI	10 938（10 194～12 003）	-39.2%（-45.8～-27.6）	3 374 755（2 637 686～4 109 936）	3.0%（-19.6～34.0）	1 473 794（1 129 349～1 911 994）	-27.1%（-41.2～-10.6）
中 SDI	36 153（34 422～38 680）	-33.7%（-38.8～-22.5）	7 864 730（6 633 313～9 248 943）	8.9%（-5.4～26.5）	4 145 107（3 342 749～5 089 933）	-23.0%（-31.3～-13.6）
中低 SDI	48 802（43 507～55 892）	-30.6%（-40.3～-13.5）	6 832 353（5 380 975～8 350 595）	1.6%（-19.3～26.1）	4 753 027（3 884 858～5 876 862）	-26.3%（-38.1～-10.0）
低 SDI	17 360（15 695～19 187）	-12.1%（-23.3～10.3）	2 479 921（1 819 635～3 214 747）	4.5%（-24.9～45.4）	1 914 283（1 543 598～2 399 375）	-12.7%（-28.1～-10.0）

（来自 GBD 2016 Epilepsy Collaborators, 2019）

注：括号内为95%置信区间。

因素分析发现，癫痫综合征，特别是隐源性或全面症状性癫痫发作往往提示易发展为难治性癫痫。除此之外，难治性癫痫的相关因素还包括疾病初期的发作频率高、脑电图提示局灶性慢波，既往有急性症状性发作或新生儿期出现癫痫持续状态。一项纳入187例难治性癫痫患者的回顾性研究随访了平均3.8年，发现每年的缓解率仅为4%。

六、我国的治疗情况

我国的癫痫流行病学调查研究始于1983年。直至2000年，中国基于群体的癫痫研究还非常少。据估计，中国约有1000万人患有癫痫；2019年中国癫痫年龄标准化发病率和患病率为24.65/10万人年和219.69/10万。目前，中国癫痫的流行病学调查仍存在一定的困难，主要原因包括缺乏目击者、文化因素导致的强烈病耻感。

中国癫痫患者过早死亡风险的程度和性质尚未完全确定。在农村地区的调查研究中观察到，与一般人群相比，癫痫导致过早死亡的风险增加了约4倍。国内关于癫痫猝死（SUDEP）的研究较少，一项中国农村的前瞻性队列研究中，可能的SUDEP发生率为每1000人年2.34例，高于高收入国家报告的发生率。

中国癫痫患者中只有约1/3得到正确、充分的治疗。全球疾病负担研究估计，中国的癫痫疾病负担是160万伤残调整生命年（DALY），占全球的12%，东亚地区的95%。大部分癫痫患者只需要很便宜的药物治疗就可以较好地控制癫痫发作，恢复学习和工作能力。但是在中国，癫痫专科医师的数量较少，且大部分集中在大城市，在发达的东部地区和欠发达的中西部地区分布非常不均衡。癫痫治疗的巨大缺口一方面由医疗资源的覆盖不足造成，另一方面与癫痫的严重病耻感有关。

中国抗癫痫协会（China Association Against Epilepsy，CAAE）2005年成立以来，进一步推动了癫痫医疗和学术发展，通过各种专业活动和科普倡导，减少了公众和社会对癫痫的错误解读和偏见歧视，缩小了癫痫的治疗缺口。也积极推动了世界卫生组织（World Health Organization，WHO）"全球癫痫负担以及在国家一级采取协调行动解决其对健康、社会和公众知识的影响的必要性"的决议，也为WHO"关于针对癫痫和其他神经系统疾病的全球行动计划"的制定发挥了实质作用。

中国传统医学具有悠久的历史。早在2000多年以前的文献《黄帝内经》中就有"癫痫"一病的记载（痫读jian，是痫的异体字）。如《素问·奇病论》有云："此得之在母腹中时，其母有所大惊，气上而不下，精气并居，故令子发为癫痫也"，认为该病是一种发作性神志异常的疾病，又名胎病。在治疗方法上，中医多采用辨病与辨证论治相结合的原则，有很多古代开始应用的有效成方，现代制成中成药应用，也有使用汤药的个体化治疗。到目前为止，中医药的抗癫痫治疗有较多临床经验的总结，但还需要适应中医药特征的基础与临床研究来推进中医药治疗癫痫的广泛应用。

第二节 癫痫诊疗的西医发展史

癫痫（epilepsy），中国民间俗称为"羊角风"或"羊癫风"，是大脑神经元突发性异常放电，导致短暂的大脑功能障碍的一种慢性疾病。癫痫在西方的诊断与治疗经历了较漫长的认知与发展的历史沿革，至今仍然在不断的探索与创新当中。

一、西医对癫痫的认知与研究发展史

癫痫的历史可追溯至人类的起源，从新石器时代起，人们就对癫痫这一病症有了初步的认识，但在西方，人们长久以来将癫痫病症与神秘的宗教色彩联系在一起，认为癫痫是"上帝的诅咒"，发病是由神明降罪而引起的。古希伯来卫生法律文献记载，癫痫被认为是神对人类灵魂的惩罚。所以当时的人们选择请巫医为患者祈祷驱邪，并在癫痫患者的头上将颅骨钻孔，以帮助患者洗清罪恶，赶出造成癫痫发作的魔鬼。在一处新石器时代的洞穴中，考古学家发现了一颗被钻了孔的颅骨化石，大概当时人们就是想通过颅骨钻孔来赶走造成癫痫发作的"恶魔"。这就是西方对于癫痫最初的认识及原始的治疗方式。

在古印度吠陀时期（Vedic Period，公元前 1500—公元前 500 年），癫痫就已被定义并得到发展。在公元前 400 年的古印度阿育吠陀医学系统书籍 Charaka-Samhita 中，癫痫被描述为"apasmara"，即意识丧失。书中较为全面、详细地记载了癫痫的症状学、病因学、诊断及治疗等内容。

西方有详细描述癫痫的古代文献出现在古巴比伦的石刻碑文当中，又称石板书，据考证形成于公元前 1067—公元前 1047 年，涉及的年代远至公元前 2000 年。其中与医学有关的碑文文献一共 40 块，现陈列于英国伦敦的大不列颠博物馆内。碑文中有一节关于癫痫的内容，详细记载了目前癫痫分类中的许多不同发作类型。但其内容中认为癫痫具有超自然特性，每种癫痫类型的命名都与神或上帝有关，许多带有"邪恶"的意思。

到古希腊时期，公元前 5 世纪，人们认为癫痫是受月亮女神 Selene 的影响导致的，因此产生了 moon-struck（发狂，拉丁语意为月亮照到）、lunatic（疯人，拉丁语意为月亮的）等词汇与概念。西方医学的奠基人希波克拉底对癫痫是"上帝的诅咒"的认识进行了驳斥，首次提出将癫痫归罪于"上帝的诅咒"是错误的，他提出癫痫的病因是由于脑部出现病变，称"这种疾病是自然原因所致

的脑部疾病"。希波克拉底所著的《神秘的疾病》一书是目前所见的现代医学有关癫痫发作的最早的文字记录，他认为癫痫的发生是脑部功能紊乱所致；希波克拉底通过动物实验，研究山羊癫痫的发病过程，推测人脑可能是被黏液腐蚀，并在脑表面泛滥而导致频繁发病；不仅如此，他还分析了主要的症状或先兆及所谓的原发性（特发性）、继发性（症状性）癫痫的诊断，以及年龄、体温、月经周期对癫痫发作的影响，得出了癫痫可分为特发性和症状性，会受天气、年龄、气候等因素影响而发病，并且患者会预知发病的结论。他鼓励内科医师治疗癫痫，并提出了"若演变为慢性疾病，将无法治愈"的观点。

公元70年，圣经新约中描述了癫痫的发作形式为"口吐泡沫，咬牙切齿，变得坚硬"。到11世纪时，癫痫被波斯的犹太科学家阿维森纳（Avicenna）赋予其名为"epilepsy"，成为如今的正式医学名称。

虽然希波克拉底提出了非神论的观点，但西方社会中对癫痫的认识依然长期以超自然的概念占据主导地位，人们用恐惧、怀疑及误解的眼光看待癫痫患者。中世纪时处于医学发展的黑暗时代，也是癫痫患者的不幸时代，此时人们强调用巫术、神秘力量及宗教哲理来解释癫痫的发生。当时，人们普遍认为癫痫是恶魔附身的表现，是一种邪恶的疾病，该病还被列为8种传染病之一，癫痫患者会被隔离起来，直到1486年，罗马的修道院仍存在癫痫患者隔离室。1494年，多米尼加的两位修道士在书中将癫痫发作称为一种巫术。

希腊的解剖学家Pelops是最早描述癫痫发作先兆的人，他认为癫痫患者在癫痫发作前会有冰冷之气从足底或手指顺着血管上冲，到达头部。直到18世纪和19世纪，文艺复兴之后，癫痫研究才再次步入科学轨道，人们对癫痫的认识才彻底从宗教中解放出来，更多地从医学科学的角度来认识癫痫的发生、发展。法国著名医师Maisonneuve将癫痫分为特发性和交感性，并描述了所谓的交感性癫痫的先兆症状，还有法国著名医师Esquirol将癫痫区分为小发作和大发作。

1857年，在伦敦成立了一家专门针对癫痫与瘫痪患者的医院，同时欧洲许多国家成立了以关心癫痫患者及提供就业机会的癫痫协会，包括丹麦的Dianalund、英国的Chalfont、德国的Bielefeld-Bethel、荷兰的Heemstede、挪威的Sandviakain和瑞士苏黎世的癫痫中心。西方社会对于癫痫患者的关爱和保护的机制不断完善。

到了19世纪中后期，西医对癫痫的研究进一步发展。1873年，英国神经病学家John Hughlings Jackson首次提出癫痫是一种功能紊乱（病理生理机制）的概念，是由脑内突发短暂的电化学释放所致，癫痫的发作特点取决于放电部位及其功能，认为癫痫是局部脑结构紊乱，导致大脑灰质异常，偶发、突然、过度、迅速的放电而引起的一种疾病。他在书中描述"癫痫是一种发作性的神经细胞对肌肉冲击的过度释放"，并指出"癫痫发作可以出现意识、感觉与行为改变"。此后不久,伦敦科学家 David Ferrier、德国科学家 Gustav Theodor Fritsch 与 Eduard Hitzig 等相继发现了动物及人类脑的电兴奋性。

1879 年,Grasset 提出遗传是原发性癫痫的主要原因,这是首次考虑到癫痫病因中的遗传因素,现代医学已肯定遗传与癫痫发病有关。之后 William Goweis 详细描述了部分癫痫综合征的临床表现。至此,用科学方法认识癫痫的发生和发展逐渐在各国医学研究人员中形成时尚,这一时期的人们对癫痫的认识有了前所未有的新进步。

1904 年,epileptologist(癫痫学家)一词被首次应用,神经学家 William Spratling 目前被认为是北美第一位癫痫学家。

1909 年,国际抗癫痫联盟(ILAE)成立,该联盟是关于癫痫的医师和其他卫生工作者的国际协会,长久以来为社会推动癫痫知识的进步和传播,推动关于癫痫的研究、教育和培训,特别是通过预防、诊断、治疗等来改善对癫痫患者的护理服务等做出了重要贡献。

20 世纪初,西班牙神经科学家 Santiago Ramón y Cajal 在大脑和神经系统的微观结构研究领域取得了重要进展。他是第一个描述神经元和突触结构的人,该研究是神经病学史上的一个标志性发现。1914 年,英国著名神经生理学家 Dale 分离出了乙酰胆碱,这是第一个被发现的神经递质,从此开启了神经递质对癫痫发病影响的研究大门。这些发现都对癫痫领域的研究做出了重要的贡献。

1929 年,德国心理学家 Hans Berger 发明了脑电图,并在癫痫学领域得到广泛的应用。脑电图记录了脑内电活动的释放,可以揭示各种癫痫发作类型的不同脑电表现,同时有助于癫痫灶的定位,帮助判断手术治疗的可能性。20 世纪 50 年代起,脑电图在伦敦、蒙特利尔和巴黎等地得到广泛应用。

1942 年,有学者首先发现免疫机制所引起实验动物脑组织的异常放电和惊厥发作。1962 年,West 发现选择性 IgA 低下患者伴有癫痫发作。1968 年,Walker 提出了癫痫的免疫机制假说,之后随着现代免疫学技术的迅速发展,不断得到了实验和临床证实,确定了免疫因素对于癫痫的影响。

20 世纪 60 年代后期以来,以法国医学家 Gastaut 为代表的对各类癫痫发作期表现及发作期脑电图的观察和研究,为现代癫痫学奠定了基础。

1968 年,美国癫痫基金会成立。

1981 年,ILAE 提出了基于临床症状与脑电图表现的癫痫发作的国际分类法(ICES,症状分类),1989 年,国际抗癫痫联盟提出了癫痫和癫痫综合征的国际分类法(ICE,相当于疾病分类),体现了现代癫痫学将癫痫发作与癫痫区分开来,癫痫发作仅为癫痫的主要临床表现,而不同类型的癫痫则可作为独立的疾病或综合征来看待,这是现代癫痫学较之传统癫痫概念的一大进步。

20 世纪八九十年代时期,西医在癫痫的神经生化及分子生物学领域的研究逐渐热门起来，除了对诸如乙酰胆碱（ACh）、去甲肾上腺素（NE）、多巴胺（DA）、5-羟色胺（5-HT）等经典神经递质在癫痫发病中的作用机制进行了大量的研究之外，对氨基酸类神经递质、神经肽、钙调素、生长抑素和一氧化氮（NO）等因素与癫痫发病的关系也逐渐得到了人们的重视和认可，探索了癫痫发病机制的新领域，丰富了人们对癫痫本质的认识，同时也为人们筛选、设计ASM，研究ASM之间的相互作用提供了更多的思路和方法。

20世纪90年代以来，随着一些新的电生理技术及医学影像、分子生物学等先进技术的应用，癫痫的相关研究有了飞速的发展与进步，使得癫痫在概念、病因、病理及诊断、治疗等方面都有了明确的更新和充实，对癫痫的深入而广泛的研究在不断进行。

1997年，WHO发起了全球性抗癫痫运动，其目的是进一步预防与治疗癫痫、关心癫痫患者，并为其提供服务，提升社会对癫痫的关注度。

2005年，国际抗癫痫联盟（ILAE）又提出了癫痫的概念性定义：癫痫是一种以具有持久的致痫倾向和相应的神经生物、认知、社会心理等各方面后果为特征的脑部疾病。这一定义强调了持久的致痫倾向，反复发作的易感性，以及神经、精神方面的并发症，是现今较为科学、全面的对于癫痫的定义。

二、西医对癫痫的诊疗之路

（一）药物治疗

1857年，世界上最早的ASM西托溴铵问世，在其产生后的半个世纪内，在欧洲及美国广泛应用。

1912年，两家独立的药房同时生产出苯巴比妥，并命名为"鲁米那"，成为临床应用最早的ASM。

1938年，Merritt和Putnam研制了非镇静类ASM苯妥英钠，在此后的40年内，苯妥英钠一直作为一线用药用于部分性发作与强直-阵挛发作类型的治疗。

1952年，扑米酮用于临床抗癫痫治疗。1953年，Schindler合成了卡马西平。1958年，乙琥胺用于ASM，并适用于儿童失神癫痫。1963年，丙戊酸钠的抗惊厥作用被偶然发现。以上这些药物被称为传统ASM。

20世纪60年代起，基于对脑内电化学活动的进一步了解，ASM的研发大大加速，诸多ASM相继面世，成为治疗癫痫的主要手段。

20世纪80年代之前共有7种主要的抗癫痫药物应用于临床，为第一代抗癫痫药物，例如丙戊酸钠、卡马西平、苯巴比妥等。

1980年11月，WHO推荐了目前国际广泛应用的6种ASM，它们是苯巴比妥、扑米酮、卡马西平、苯妥英钠、丙戊酸钠、乙琥胺，这些是临床上比较常见的ASM，按分类进行治疗效果更佳。1981年，ILAE修订癫痫分类方法，被世界各国所采用。

20世纪80年代以来，又有学者通过动物实验和临床观察发现一些新的具有抗癫痫作用的药物，例如钙拮抗剂氯桂嗪、硝苯地平、尼莫地平、尼群地平等，钙拮抗剂有别于传统ASM的抗癫痫作用机制，该治疗方法的发现为抗癫痫药物治疗提供了探索治疗顽固性癫痫的新途径。

20世纪80年代后，第二代ASM陆续上市，例如奥卡西平、托吡酯、拉莫三嗪等。

1986年，Schmidt对难治性癫痫提出了六级评价标准，难治性癫痫即血药浓度已达到治疗范围而癫痫临床发作仍不能控制，难治性癫痫的分级标准使得西医对于癫痫的药物治疗方法更加细化、全面和科学。

20世纪90年代，国内有学者使用大剂量人血丙种球蛋白治疗癫痫患儿，取得较好的疗效，有效率可达到80%左右，此为治疗小儿癫痫的一种较为理想的药物，又可避免小儿长期服用抗癫痫药物而导致小儿认知和行为功能异常及加重免疫功能异常。郭玉章等用中国医学科学院成都输血研究所生产的冻干低pH人血丙种球蛋白静脉滴注治疗婴儿痉挛症、全身强直阵挛发作（generalized tonic-clonic seizure，GTCS）及复杂部分性发作，总有效率达75%，但对Lennox综合征无效。

2004年之后，第三代ASM陆续上市，例如拉考沙胺、吡仑帕奈等。

在药效方面，新药药效相对稳定、安全性较高，可能具有神经保护作用，对某些特定的难治性癫痫有较好的联用治疗效果，但缺乏长期的临床研究证实，临床应用仍需要进一步的追踪。

（二）外科治疗

癫痫手术是治疗药物难治性癫痫的重要手段之一。1886年，英国医师Horsley对一例由于凹陷性颅骨骨折引起的运动性癫痫患者进行手术，被认为是癫痫外科学历史的起点。1个月后，Horsley对第二例癫痫患者进行手术，他通过对猴子进行实验确定了患者脑部的病变位置并成功切除，这个手术是根据发作症状确定脑皮质损害的部位，是第一个真正的癫痫外科手术，从此开启了癫痫外科的发展历程。

1908年，Clark发明了立体定向仪，推动了探测大脑深部的结构、功能的研究。

1909—1912年，神经外科学的开拓者之一Krause出版的著作《脑脊髓外科——基于个人实践》中专门探讨癫痫手术，介绍癫痫的手术指征和手术结果，主张尽可能少地切除皮质组织，这个观点仍然是现在癫痫外科遵循的重要原则。他还在脑电图问世之前就在局部麻醉下通过刺激脑皮质激发典型癫痫发作而确定致痫灶的部位，是第一个在手术中应用大脑电刺激技术的医生，并首次发表了大脑运动皮质的图谱。

1926年，神经内科医师Foerster出版了关于癫痫手术处理和癫痫发病机制的著作，并于1930年绘制出整个大脑的皮质图。

1929年，脑电图发明，使得在不开颅的情况下可发现癫痫病灶，从而极大地推动了癫痫外科的发展。同时癫痫外科的研究重点逐渐转向部分性癫痫——颞叶癫痫。美国神经外科医师Bailey首次尝试用颞叶切除手术治疗精神运动型癫痫发作，同时首次使用皮质脑电图描记法进行术中定位。这是癫痫治疗手术技术进步的一大突破与飞跃。

1939年，Bucy和Kluver发表了关于灵长类猴切除双侧颞叶后行为改变的报道。Penfield采用大脑皮质刺激和记录的技术及脑电图技术，进一步阐明大脑皮质和颞叶在癫痫中所起的作用，并于1950年首次描述了颞叶癫痫手术。

Bailey和Gibbs总结了1946年以来精神运动性癫痫外科治疗的经验，于1950年发表了《颞叶癫痫外科》专著。

1950年，Kvynauw对婴儿性偏瘫伴顽固性癫痫的患儿实施了大脑半球切除术，有相当比例的患者癫痫缓解，行为改善。

1948年，Spiegel和Wycis证实可以通过破坏脑内核团治疗癫痫。1951年，他们采用立体定向术破坏髓板内核治疗癫痫小发作获得成功。

1962年，法国巴黎圣安医院的Tailarach和Bancaud研制开发了立体定向脑电图（stereotactic electroencephalogram，SEEG），使得癫痫治疗的术前致痫灶定位与手术治疗在时间上分开，直接监测脑深部结构的电活动。他们打破"局灶模式"的传统思维，倡导更全面、更准确的神经网络理念，是神经外科的一项革命性突破技术。该技术改变了未来十几年的癫痫外科的发展，使得抗癫痫手术领域又取得了一个重要的进步。

1962年，一些学者采用大脑连合完全切开术治疗癫痫，但因术后并发症较多，限制了应用。

1967年，Morrel提出多处软脑膜下横纤维切断术治疗局限性癫痫，适用于致痫灶在重要功能区的情况。

1973年，Cooper提出刺激小脑可治疗癫痫，并将该方法应用于临床。

1974—1975年是癫痫外科的转折点，影像学的迅速发展带动了癫痫外科的完善和发展。随着CT在神经外科应用的推广，之后磁共振成像（MRI）、正电子发射断层成像（PET）等的出现，使得定向靶点和癫痫灶的定位更加准确。

20世纪70年代之后，由于显微神经外科的发展，人们开始采用显微神经外科技术选择性切除相关脑结构。Yasargil开创了选择性杏仁核-海马切除术，Rasmusse改进了大脑半球切除术，Wilson进一步改善，使手术完全性增加，并发症明显减少。

20世纪90年代后，随着脑电图和神经影像学的发展，MRI、PET、单光子发射计算机断层显像（single photon emission computed tomography，SPECT）等得到广泛应用，癫痫外科术前癫痫灶的综合定位水平得以明显提高，癫痫外科手术的疗效得到显著改善。偶极子和脑磁图（magnetoencephalography，MEG）等新技术也在癫痫外科中对癫痫灶的定位起到了一定的积极作用。这些技术的发展和应用都对癫痫手术治疗的进步发挥了重要的促进作用，使得癫痫手术产生了革命性的变化。

1997年，美国食品药品监督管理局（Food and Drug Administration，FDA）批准迷走神经刺激术（vagus nerve stimulation，VNS）与AED联合应用于部分性癫痫的治疗。自1998年起，世界多国逐渐为难治性癫痫患者实施VNS治疗，其主要适应证是不适宜进行切除手术的顽固性癫痫以及药物治疗无效的复杂部分性癫痫，在美国与欧洲已被批准应用于治疗年龄超过12岁的难治性部分性癫痫患者。2008年，中国批准VNS用于治疗癫痫。

2018年，重复神经刺激（repetitive nerve stimulation，RNS）系统由美国Neuropace公司发明并生产，用于治疗药物难治性（＞2种抗癫痫药物）、局灶性（≤2个癫痫灶）成人癫痫，神经刺激法治疗顽固性局灶性癫痫是安全、有效的。经Gregory K. Bergey博士临床实验研究，癫痫患者置入RNS系统3～6年后癫痫发作减少率为48%～66%，且治疗效果持续时间较长，患者生活质量得到很大的改善。RNS系统置入通高反应性电刺激能够有效治疗顽固性局灶性癫痫。2021年，浙江大学医学院附属第二医院将反应性神经调控设备用于临床置入手术中。2023年，中国科学技术大学附属第一医院开展RNS入组实验，取得较好成果。这均表明置入式闭环神经电刺激的新的治疗方法可进一步推广到我国临床手术之中。

随着现代医学的不断发展，显微镜外科、医学影像学及电生理学等技术的不断进步，使得癫痫致痫灶的定位更加精准，一部分非开颅、小创伤的治疗方式也逐渐兴起。同时现代医学中的神经调控技术、脑深部电刺激技术也逐渐发展，在癫痫治疗中具有一定的效果。还有神经干细胞治疗、基因治疗等新的方式也已投入癫痫治疗的研究当中，不过目前仍处于实验研究阶段，还未能应用于现实临床使用，尚有待于成功的研究结果的产生和应用。

（三）其他治疗

除此之外，现代医学逐渐开启了中医和西医相结合治疗癫痫的新阶段，中国传统医学的历史沉淀和西方现代医学的科学发展均有各自不同的特色与专长，中西医结合治疗可以发挥各自特长、优势互补，这种治疗方式对于改善癫痫患者的生活质量、改善患病症状具有一定的优势，治疗效果明显优于单纯的ASM治疗手段。目前的实验已证明以中药定痫方搭配西药对癫痫患者进行治疗，可取得较单纯使用西药更好的治疗效果。尚峰的实验证实在给予患者西药卡马西平治疗的基础上增加中药方剂，可以提高临床治疗效果，改善患者的炎性因子水平。

目前西医对癫痫的治疗以药物控制为主，同时在不断开展对许多新型抗癫痫药的作用机制的研究。癫痫外科及技术手术的发展也为癫痫治疗提供了一条新的思路。另外，西医与中医的结合也开创了一个新的途径，为难治性癫痫的诊疗开阔了医学视野，能够为癫痫患者提供更多的治疗机会与选择。我们期待随着医学的发展，癫痫的治疗能够不断取得新的突破。

第三节　癫痫诊疗的中医发展史

癫痫，属于中医"痫病"的范畴。《GB/T 16751.1—2023 中医临床诊疗术语第 1 部分：疾病》当中明确定义，本病是由先天遗传，或大惊卒恐、情志失调、饮食不节，或继发于脑部疾患、高热、中毒、头颅损伤，使风痰、瘀血等蒙蔽清空，扰乱神明所致。

中医学对痫病的记述较早，在长期的生产生活实践和与疾病做斗争的过程中，对其病因病机、病性病位、治则治法、临床用药的认识不断丰富发展而逐步形成了独特的理论体系和辨证论治规律。

一、痫病病名源流

（一）汉代及以前

在汉代及其之前的时期内，中医对痫病的认识尚处于萌芽阶段。长沙马王堆出土的汉墓帛书《五十二病方》中载："痫者，身热而数惊，颈脊强而腹大"，首次提出了"痫"之名，并最早提出痫病的 4 个诊断要素，即"身热""数惊""颈脊强""腹大"。本病症状的详细描述始于《黄帝内经》，其中《灵枢·癫狂》中以"癫疾"命名该病，专篇论述了痫病的临床表现，并将其发病过程分为 3 个阶段，其先兆表现为"不乐""头重痛""视举目赤"，发作时出现"引口""啼呼""喘""悸""反僵""呕多沃沫""身倦挛急""暴仆"等症状，发作后或有"烦心"的表现，这与后世对痫病的认识极为相似。

这一时期的中医古籍对痫病的病因病机也有记载，并明确提出了痫病致病的先天因素。如《素问·奇病论》提出"巅痫"，认为"巅痫"是一种胎病，因母亲在孕期受到惊吓而气乱，导致小儿痫病，即"帝曰：'人生而有病巅痫者，病名何曰？安所得之？'岐伯曰：'病名为胎病，此得之在母腹中时，其母有所大惊，气上而不下，精气并居，故令子发为巅痫也'"，这是关于痫病病因病机的最早论述。

东汉时期已有痫病的药物治疗记载。《神农本草经》提出蛇蜕可用于痫病的治疗，述其"味咸平，主小儿百二十种惊痫、瘛疭、癫疾、寒热、肠痔、虫毒、蛇痫，火熬之良"，不仅描述了蛇蜕有治疗痫病的功效，同时还提出了"惊痫"和"蛇痫"这两种痫病的命名，但并未对其症状进行描述。后世医家则分别对两种痫病专设论述，如隋代巢元方论述小儿病时立"惊痫候"章节，认为"惊痫因惊怖大啼乃发"，唐代孙思邈等医家认可并沿袭了此种认识；南宋刘昉提出"蛇痫"的临床表现为"身软""头举""吐舌视人"，之后对"蛇痫"的这一认识一直延续至明清时期的《本草纲目》《沈氏尊生书》等著作中。

（二）两晋至隋唐时期

两晋至隋唐时期，诸医家对痫病的分型更进一步，按主要症状、病因病机、病性、病位等进行分类。隋代巢元方根据病因的不同，在《诸病源候论》中将"痫"分为"风痫""惊痫""食痫"，除"惊痫"已有医家提出外，"风痫"与"食痫"均为首次提出。其中，因"衣厚汗出，而风入"所致者为"风痫"，因"乳哺不节"所致者为"食痫"；同时其进一步以病性作为痫病的分类依据，提出"阳痫"与"阴痫"，并对其症状表现、脉象、病位和治疗难易程度做了区分，主张"阳痫"易治而"阴痫"难治，即"病先身热，瘛疭惊啼叫唤，而后发痫，脉浮者，为阳痫，内在六腑，外在肌肤，犹易治。病先身冷，不惊瘛，不啼唤，乃成病，发时脉沉者，为阴痫，内在五脏，外在骨髓，极者难治"。

唐代孙思邈总结其临床经验，按照常见症状特征将痫病分为6种，即"马痫""牛痫""羊痫""猪痫""犬痫""鸡痫"六畜痫，其中马痫表现为"张口摇头，马鸣，欲反折"，牛痫表现为"目正直视，腹胀"，羊痫表现为"扬目吐舌"，猪痫表现为"吐沫"，犬痫表现为"手屈拳挛"，鸡痫表现为"摇头反折，喜惊自摇"，同时提出了针对痫病的灸法治疗，包括所灸穴位与所需壮数。

此外，孙思邈还根据病位提出了"五脏痫"，并对其症状特点及治疗方法进行了论述。"五脏痫"包括"肝痫""心痫""脾痫""肺痫""肾痫""膈痫""肠痫"等类，其中肝痫"面青，目反视，手足摇。灸足少阳、厥阴各三壮"，心痫"面赤，心下有热，短气，息微数。灸心下第二肋端宛宛中，此为巨阙也，又灸手心主及少阴各三壮"，脾痫"面黄腹大，喜痫。灸胃管三壮，侠胃管傍灸二壮，足阳明、太阴各二壮"，肺痫"面目白，口沫出。灸肺俞三壮，又灸手阳明、太阴各二壮"，肾痫"面黑，正直视，不摇如尸状。灸心下二寸二分三壮，又灸肘中动脉各二壮，又灸足太阳、少阴各二壮"，膈痫"目反，四肢不举。灸风府，又灸顶上、鼻人中、下唇承浆，皆随年壮"，肠痫"不动摇。灸两承山，又灸足心两手劳宫，又灸两耳后完骨，各随年壮，又灸脐中五十壮"。"五脏痫"的提出对后世影响极大，如宋代钱乙就据此提出"五痫"，并认为"每脏各有一兽并"，对应肝、心、脾、肺、肾五脏，分别为犬痫、羊痫、牛痫、鸡痫、猪痫；

《小儿卫生总微论方》中则改称"五痫"为"五脏五畜痫",并载有相关治疗方法。

(三) 宋金元时期

宋金元时期,中医对痫病的认识进一步成熟,该时期百家争鸣的学术交流状态亦促进了痫病理论体系的形成与完善。根据对痫病症状的辨析,南宋刘昉所著的《幼幼新书》首载"乌痫",其症状主要表现为"唇口撮,聚目,手俱摇"。至元代,危亦林在《世医得效方》中沿袭了刘昉对"乌痫"的认识,认为其表现为"唇口撮聚,手足俱摇"。《小儿卫生总微论方》在惊痫别论篇中提出了"暗痫"与"暗风",其中暗痫"令人僵仆,心神昏塞,志意迷闷,气乱不省,手足弹拨,战掉摇搦,喉中涎响,或吐痰沫,或作吼叫","发过便起,却如不病之人","暗痫……俗呼谓之痫病,稍轻者谓之暗风",认为"暗痫"即为痫病,而"暗风"为痫病轻症,但其仅对"暗痫"的症状表现进行了详细论述,却未涉及"暗风"的临床表现。

这一时期的医家发展了《黄帝内经》中对痫病先天因素的认识。如宋代《小儿卫生总微论方》首次提出"胎痫",从肢体、精神、睡眠等方面对症状特点进行总结,认为本病是因胎儿在母体中时"血气未全,精神未备",当母体妊娠时"闻大声"或"有击触"而受惊所致,主要表现为"身热吐呃,心神不宁,睡卧昏腾,躁啼无时,面青腰直,手足搐搦,口撮腮缩,目瞪气冷,或眼闭胶生,或泻青黄水"。此种对痫病的认识一直延续至清代,如陈复正在《幼幼集成》中记载:"胎搐者,母娠时曾因惊恐,气传于子。生后频频作搐,其后身热面青,手足搐掣,牙关紧闭,腰直身僵,睛邪目闭,多啼不乳。此乃胎痫,不治之症。"

此外,这一时期还提出了热、惊等因素对痫病的影响。《太平圣惠方·治小儿热痫诸方》中提出"热痫"一词,认为小儿热痫多因小儿肠胃伤后导致"脏腑壅滞,蕴蓄生热",热极则发痫;同时概括其症状表现有"皮肉壮热,烦躁头痛""时时戴上眼,吐沫""面赤心躁""小儿热痫不知人,迷闷,嚼舌仰目""四肢抽掣,每日数发""发歇不定,眼目直视,身体壮热,吐沫,心神迷闷"等特点。金代《儒门事亲》中有"痴痫"的记载,认为其因惊所致,即"惊气所至,为潮涎,为目瞏,为口咼,为痴痫,为不省人事,为僵仆"。元代朱震亨在《脉因证治·七情证》中亦有所论述:"惊,为痰涎,目瞏吐,痴痫不省人事。"由其不省人事、两目直视、吐涎等疾病特征可推断为痫病,且这种认识一直沿袭至清代,如《医碥》中亦有类似的论述。

(四) 明清时期

明清时期,中医对痫病的认识得到了更进一步的发展,同时有医家提出了痫病与其他疾病的明确鉴别,体现出对痫病特征认识的飞跃。如明代《古今医鉴》中提出痫病发作的病因病机为"七情之气郁结""六淫之邪所干"或"受大惊恐"等因素导致"痰迷心窍",治宜"豁痰顺气,清火平肝"。周之千则明确提出本病病性为本虚标实,发病与多个脏腑相关,是由先天肾精不足、肝心脾同病所引起的,在《慎斋遗书》中论述痫病"系先天之元阴不足,以致肝邪克土伤心故也"。清代王清任继承了李时珍《本草纲目》中"脑为元神之府"的观点,进一步认识到本病与脑髓瘀血有关,即"元气一时不能上转入脑髓""气血凝滞,脑气与脏腑气不接",并创龙马自来丹、黄芪赤风汤治气虚血瘀之痫。

在疾病鉴别方面,明代王肯堂明确提出了癫、狂与痫的不同,如其在《证治准绳·癫狂痫总论》中描述:"癫者,或狂或愚,或歌或笑,或悲或泣,如醉如痴,言语有头无尾,秽洁不知,积年累月不愈,俗呼心风,此志愿高而不遂所欲者多有之。狂者,病发之时,猖狂刚暴,如伤寒阳明大实发狂,骂詈不避亲疏,甚则登高而歌,弃衣而走,逾垣上屋,非力所能,或与人语所未尝见之事,如有邪依附者是也。痫者,发则昏不知人,眩仆倒地,不省高下,甚而瘛疭抽掣,目上视,或口眼㖞斜,或口作六畜之声。"

二、中医对痫病病因的认识

(一) 先天因素

早在《黄帝内经》中就对痫病的病因有了记载,明确提出了痫病致病的先天因素。如《素问·奇病论》提出"巅疾",认为"巅疾"是一种胎病,因母亲在孕期受到惊吓而气乱,导致小儿痫病,这是关于痫病病因最早的论述。宋代陈言在《三因极一病证方论》中表述小儿在母胎中受惊而致痫。明代孙志宏在《简明医彀·幼科总论》中也有"因母惊悸,有所触扑受惊,子乘母气"的描述。除受惊外,孕期劳役过多亦会导致小儿痫病,如隋代《诸病源候论·养小儿候》中记载小儿之所以会得痫病是因为其母亲在怀娠时"时时劳役"。虽同为先天原因导致,另有一种先天禀赋不足,只是各医家描述稍有不同,如宋代陈言在《三因极一病证方论·癫痫叙论》载"禀赋不同"。

(二) 后天因素

1. 外感病因 历代医家对外感导致痫病的认识非常丰富,涵盖风寒暑湿燥火六淫,六淫之中论及风邪最多。如隋代巢元方在《诸病源候论》中提出出汗后风入而致痫,宋代王怀隐等编著的《太平圣惠方·治小儿风痫诸方》中言其"由乳养失理,血气不和,风邪所中",以及金代张从正《儒门事亲》载"夫风之为状,善行而数变……瘛疭惊痫,发作无时"。到了明清仍有沿用,清代冯兆张在《冯氏锦囊秘录·论五痫》载"汗出脱衣,风乘虚入",根据后文"散风"的治法亦可反推出其病因为外感风邪。

其余五邪的论述较少,宋代陈言在《三因极一病证方论》中有提出寒、暑、湿邪致痫;清代石寿棠在《医原·燥气论》中认为燥邪同热邪,甚则耗液生风,即"风痫发作……燥甚化风";到了民国《陈氏幼科秘诀》中仍有"外热"致痫这一说法。风为百病之长,常兼它邪致病,《临证指南医案·卷五》有"盖六气之中,惟风能全兼五气,如兼寒则风寒,兼暑则曰暑风,兼湿曰风湿,兼燥曰风燥,兼火曰风火"之说,故有风寒、风热致痫实属平常,例如姚俊《经验良方全集》中有"痫有风热"之说。明代《古今医鉴·五痫》将其概括为"六淫之邪所干",《丹台玉案》等也沿用了这一说法。

2. **内伤病因** 自宋朝起,直至明清时期,对七情异常导致脏腑失常、气血津液失调而致痫病的认识历代医家都有阐述。例如隋代巢元方在《诸病源候论·卷之四十五》中有"因喜成痫""因惊而发作成痫"之说;宋代陈言在《三因极一病证方论·癫痫叙论》中有"皆由惊动""惊恐震慑"之说;元代朱震亨在《丹溪心法·痫五十九》中有"因惊而得"之说;清代李用粹在《证治汇补·卷之五》中有"或因卒然闻惊""闻惊而作"之说;清代冯兆张在《冯氏锦囊秘录·论五痫(儿科)》中有"恼怒"之说;清代何京在《文堂集验方·风痫诸症》中有"得之大惊恐"之说等。龚信及孙文胤则认为七情之气郁结而致痫。

巢元方首次提出因"乳哺不节"致食痫,可见在隋朝就有乳养小儿不当导致痫病的认识,直到明清均采用此观点,明代朱橚在《普济方·诸风门》有载"乳食不调",清代冯兆张的《冯氏锦囊秘录》中多次出现"乳哺失节""乳哺失调"。宋代王怀隐等在《太平圣惠方·治小儿食痫诸方》中言:"此皆乳母食饮无恒,恚怒不节,烦毒之气,在于胸中,便即乳儿",进一步阐述了乳母饮食所伤或七情异常使小儿乳养不当。

饮食所伤致痫非独小儿饮乳不节,宋代陈言在《三因极一病证方论·癫痫叙论》中言"饮食不节""饮食饥饱";元代朱震亨在《格致余论》中言"恣饮寒凉"醇酒;以及清代叶桂《眉寿堂方案选存·幼科》中载"食物不节""乱食"等。

劳逸结合是保障人体健康的重要条件,过于劳累不利于健康,可能导致痫病发生,但关于这一观点的论述较少,清代《冯氏锦囊秘录》中有"故其所发,必在劳役恼怒之后"这样的记载。

3. **病理产物性病因** 对因"痰"致痫病的认识主要集中在明清时期,但自隋朝就有此观点。巢元方在《诸病源候论》中提到"痰实……发惊痫"。宋代杨士瀛在《仁斋直指方论·痰涎方论》中有"痰作祟"之说;元代曾世荣《活幼心书》中认为痫病轻症重症皆因"风痰";清代《医述》也有"痫疾者,风痰之故也"的记载。明代多位医家将痫病发病因素归为"痰"与"火"或"痰热",且进一步阐述了因痰致痫的症状、病位、病性及治法方药。

清代王清任继承了李时珍《本草纲目》中"脑为元神之府"的观点,进一步认识到本病与脑髓瘀血有关,即"元气一时不能上转入脑髓",并创龙马自来丹、黄芪赤风汤治气虚血瘀之痫。清代周学海《读医随笔》中亦认同这种观点，论及痫病言"其伤在血，寒、热、燥、湿之邪，杂然凝滞于血脉"。

4. 其他病因　中医历来重视治未病，"逆针灸"是预先用针灸激发正气，用于无病或疾病发生前来防病保健，但巢元方认为"逆针灸则忍痛动其五脉"，保健治疗有误易致痫。李用粹在论述阳痫阴痫时提出，阳痫易治，阴痫难治，阳痫用"寒凉"法治之，若太过则变为阴痫，即误治导致痫病转重。清代冯兆张在《冯氏锦囊秘录·论五痫（儿科）》中强调了痫病愈后误用"泛行克伐，清热化痰"导致"复伤元气"，使痫病时有发作，最终无法救治。

三、中医对痫病病机的认识

（一）基本病机

痫病的基本病机可分为 3 类：邪正盛衰、阴阳失调与气血津液失常。对于痫病基本病机的认识是从隋朝开始的，巢元方在《诸病源候论》中论述痫病的一个重要病机是气盛，后又提出气血两虚及痰饮积聚的病机。到两宋时期，王怀隐、刘昉、陈言等医家认为痰涎、邪热等导致气血失调是主要病机。明清时期则多认为该病是痰迷心窍所致，如皇甫中《明医指掌·痫证一》中言"痰涎壅盛，迷瞒孔窍"；周文采在《医方选要·诸风门》中言"风痰胶固胸中，迷闷发作"。总之，痫病的基本病机总是与气血津液有关。

（二）系统病机

1. 脏腑功能失调　脏腑病机按部位可分为五脏、六腑、奇恒之腑，但本病常由多个脏腑功能失调共同导致。隋代巢元方认为痫病的发生与心有关，宋代王怀隐也有相同的认识，认为痫病是心神被风热所扰，《圣济总录·小儿惊痫》中亦有"心气不定"而因惊发病的说法，这种认识延续到明清，如《普济方》《保命歌括》《丹台玉案》《顾松园医镜》中均有痰、热等邪扰心神而致痫的论述。随着古代医家们的认识逐渐加深，认为本病除了与心有关，还与脾、肝、肾有关。其中《三因极一病证方论》提出一个或多个脏腑的"脏气不平"会导致本病。

2. 经络气机不调　经络病机按部位可分为十二经、奇经八脉。古人对于经络病机的认识并不多，主要观点认为邪气闭阻经脉，导致经络不通而发病，而对具体闭阻在哪条经脉的阐释较少，直至清代冯兆张在《冯氏锦囊秘录》中言"阳跷、阴跷、督、冲四脉之邪上行"，明确了经络的定位，而沈金鳌则认为痫病经络定位在阳维、阳跷。

3. 内生五邪　病机具体可分为内风、内寒、内湿、内燥、内火 5 类。自北宋以来，一直认为痫病与火有关，或者各种病邪郁积化热化火，或者与心肝两脏"火有余"有关。对内风的认识集中于明清时期，例如明代李梴《医学入门·

外集卷四》中有"木无以制而生风",明代龚廷贤《寿世保元·痫证》有"肝虚则生风",清代叶桂《眉寿堂方案选存·幼科》有"肝胆木火化风"等记述,详细论述了肝阳化风以致痫。

四、中医痫病辨治

中医在痫病的病证特征、病因病机、辨证分型、鉴别诊断、治则治法、方药调护、临证医案等方面,历代医籍论述颇丰,是现代研究探求癫痫有效治疗方药的重要来源之一,但由于记载时间跨度大,对疾病的认识有逐步发展过程,存在着由于历史和地域变迁而导致病名命名多样或指代不明确,尤其存在癫、狂、痫混称的情况,从治则治法上对其进行辨析,可以更清晰地了解中医痫病的认识演变,为痫病的临证辨治提供借鉴。

(一) 病名辨析

随着医学理论的发展,中医对痫与癫的认识在不同的时期也不尽相同。癫与痫虽名义各异,但从古代文献癫与痫的症状记载中可以发现,春秋至秦汉时期,癫与痫有明确区分,为两种疾病;隋唐时期仅从年龄上区分癫与痫;两宋之前癫与痫合称癫痫,但从症状上推断偏指痫;两宋之后癫包含狂的含义,与痫不同;而明清时期,癫与痫均指代痫。痫与癫病名的演变反映了古代医学家对癫痫疾病不断探索的过程。

春秋至秦汉时期,癫、痫分而论之,认为是两种不同的疾病。癫在秦汉之前是以"颠"或"瘨"的病名记录在古籍中。自秦汉时期开始,才称之为"癫"。癫在《黄帝内经》之前,以"瘨"为名,如《足臂十一脉灸经》谓:"足泰阳脉,其病……足小指废……数瘨疾。"癫以疾病名最早出现于《灵枢·癫狂》,"癫疾始生,先不乐,头重痛,视举目赤甚,作极已而烦心",描述了癫的症状,并将其分为骨癫疾、筋癫疾、脉癫疾。《素问·长刺节论》有云:"病初发,岁一发,不治,月一发,不治,月四五发,名曰癫病",描述了癫发作的间歇性。痫在古代又称为"间""瘨",最早在《五十二病方》第行残留的文字中就有记载,"[人]病马不间(痫)者",《素问·大奇论》提到痫,"心脉满大,痫瘛筋挛。肝脉小急,痫瘛筋挛",从症状特点看,不同于癫。

魏晋隋唐时期,西晋王叔和在《脉经·平奇经八脉病》中提到"大人癫,小儿痫也"。南北朝梁代顾野王《玉篇·疒部》云:"痫,玄间切,小儿癫病。"隋代巢元方《诸病源候论·小儿杂病诸候》云:"痫者,小儿病也。十岁以上为癫,十岁以下为痫。"隋代杨上善在《黄帝内经太素·身度·经筋》有云:"在小儿称痫,在大人多称癫。"《黄帝内经太素·经脉病解》提到"僵仆而倒,遂谓之颠也",此处对于"颠"的描述符合痫的症状表现,所以此时的"颠疾"也等同于"痫"。至唐代,孙思邈在《千金要方·卷十四》对癫的描述有"风癫掣疚，口眼张大，口出白沫，或作声或死，不知人""其有种种形相示表癫邪之端，而见其病。或有默默而不声，或复多言而漫说，或歌或哭或吟或笑或眠，坐沟渠啖食粪秽"。根据其对癫的症状描述可知癫与痫为一种疾病，因此在《千金要方·风眩》亦明确提出"大人曰癫，小儿则为痫，其实则一"，统称为癫痫，立"癫痫"之论，这种认识延续至唐代，仅从发病年龄进行区分。

两宋时期，《鸡峰普济方·癫疾》首次明确提出癫是一种异常的精神疾病，"癫者，精神不守，言语错乱，甚则登高骂詈，或至狂走；痫者，发则仆地，嚼舌吐沫，手足搐搦，或作六畜之声，顷刻即苏"。通过症状描述进行分析，此处的癫有两层含义，轻症为癫，重症为狂，并以此与痫有了更清晰的区别。

明清时期，《普济方·妇人诸疾门·风邪癫狂》有云："癫者，卒发意不乐，直视仆地，吐涎沫，口㖞目急，手足撩戾，无所觉知，良久乃苏。"通过症状描述可以看出，此时认为癫与痫为一类疾病，癫实指痫病，张景岳在《类经·疾病类》和《类经·针刺类》中亦解释为"痫，癫痫也"。

对于"狂"与"痫"，古人一直以来的区分比较明确，认为两者是不同的疾病，在金元之后出现狂痫的病名，但根据其症状认为此时其指代为狂病，而狂痫的病名一直延续至明清时期。金元时期，狂与痫两字的合用更为普遍，出现狂痫的病名。《活幼心书·痫证》有云："狂痫者，亦属阳。"《难经》云："重阳则狂。至长成小儿才发，时妄言不食而歌，甚则逾墙上屋，弃衣而走，或一日二日方醒。始因冒热感风，风热内蓄，久则风痰郁结，上迷心包，盖心乃神之舍，偶为邪热攻逼，则神失所守而昏乱，名曰狂痫。"通过症状描述可知，此处狂痫为狂病，这种认识延续至明清时期。

(二) 治则治法之同

1. 清火除痰法 此法是治疗痫、癫、狂的一种主要方法和基本治疗原则。《苍生司命·癫狂痫》曾有"癫宜归身、生地、枣仁、石菖蒲、连、芍为君，加清热消痰药，仍服朱砂安神丸。狂宜三黄石膏、黄连解毒，日服玄明粉三钱，甚则牛黄丸、三承气汤加减急下之"的记载，对癫、狂分别提出了不同的治法，认为癫应以补为主，而狂以清、下为主，但治癫在补的同时应加清热消痰之药。《医学正传·癫狂痫证》也提出"神不守舍，狂言妄作，经年不愈，如心经蓄热，当清心除热，如痰迷心窍，当去痰宁心，宜大吐大下愈"，亦将清热除痰作为重要的一步。《医学心悟·癫狂痫》中认为治疗痫病需重视化痰，"痫症，则痰涎聚于经络也……而为痰涎则一，定痫丸主之"。

2. 涌吐痰涎法 痫、癫、狂皆因痰为病，患者多出现痰涎壅盛的症状，所以在治疗时，若其痰涎阻于上焦，可据"其在上者，因而越之"，用涌吐痰涎法治疗。《苍生司命·癫狂痫》有云："痫病未发时，即行吐法，涌尽痰涎。"《张氏医通·狂》亦云："狂之为病……当涌吐兼利。"在治疗狂与痫时多用吐法，而癫病用吐法的记载较少。

3. 情志疗法　此法来源于《素问·阴阳应象大论》中"恐胜喜，悲胜怒，喜胜忧，怒胜思，思胜恐"的情志相胜理论，临床治疗某些情志类疾病能取得较好的疗效。

《儒门事亲·病怒不食》记录病案一则，患者"叫呼怒骂，欲杀左右，恶言不辍"，似有狂病，张子和用美食诱之，使患者由怒转喜，"喜则百脉皆舒"，其病痊愈。吴昆在《医方考》中曾说"情志过极，非药可愈，须以情胜之"的说法，追溯癫狂证的发病原因，采用循因辨治的情志疗法，在某些特定情况下可收到桴鼓之效。

（三）治则治法之异

1. 健脾调中治痫与癫　健脾调中主要应用于癫、痫病的治疗。《医学正传·癫狂痫证》指出，"痫宜乎吐，狂宜乎下，癫则宜乎安神养血，兼降痰火"。癫病日久，脾虚失运，生化乏源，气血俱衰，以安神养血为治。《厘正按摩要术·痫证》也指出痫病"以补肾为本"。所以调中补虚主要针对癫与痫病，而狂病多为阳证，故少补而多清泻，其中癫病多以养血为主，痫病多以补肾为本。

2. 重镇安神以治狂　重镇安神法主要用于治疗狂病，在癫、痫病的治疗中应用较少。《素问·病能论》有云："帝曰：'有病怒狂者，此病安生……治之奈何？'岐伯曰：'夺其食即已，夫食入于阴，长气于阳，故夺其食即已。使之服以生铁洛为饮，夫生铁洛者，下气疾也'"，提出用生铁落饮，重镇安神治疗狂病，开生铁落饮治疗精神疾病之先河，被后世沿用。

痫与癫在秦汉以前通过症状区分，隋唐时期通过年龄区分，至两宋之前癫痫合称指代痫病，两宋之后癫包含了狂的含义，明清时期癫痫实指痫病。金元之前痫与狂区分明确，金元之后狂痫合称来指代狂病。癫与狂在《难经》之前未做明确区分，《难经》之后，认为两者为阴阳属性不同、症状表现各异的两种疾病。三者在病因病机上不同，总体来看，癫多因"忧"，狂多因"怒"，痫多因"惊"，癫属虚，狂、痫属实。其论治多从重镇安神法、清火除痰法、涌吐法、补虚调中法、情志疗法，而痫、癫、狂又根据其具体的症状而稍有不同，癫多用补法，狂多用泻法，而痫病治本用补法，治标用泻法。

（刘晨园　姚渊　王雪玭　林睿凡　高文雅
张妮楠　周洪伟　谢琪）

第 2 章
癫痫病因学及发病机制

第一节 癫痫病因学研究进展

癫痫作为一种慢性神经系统疾病，病因复杂多样，大体上包括结构性、遗传性、免疫性、感染性、代谢性和不明原因等，这些分类在具体患者中并不相互排斥，可以同时存在，比如结节性硬化症所致的癫痫既是结构性的，也是遗传性的；另外，梅毒感染所致的癫痫既有感染性因素，也有结构性因素。随着分子遗传学、神经影像学及神经科学的快速发展，近年来癫痫病因学的研究取得了显著进展，原本归属于隐源性的癫痫可能找到具体的病因，但仍有近50%的患者找不到明确的病因。本部分综合癫痫病因学的最新研究进展进行了总结归纳，重点包括遗传性病因、皮质发育畸形病因、免疫炎症性病因以及卒中后癫痫等方面，也特别关注了神经退行性疾病与癫痫的关系，病因学的分析对治疗和预后非常重要。

一、遗传性病因

遗传性病因在非获得性癫痫患者中占据重要地位。癫痫的遗传病因包括单基因遗传、染色体数目和结构的异常、线粒体基因遗传和多基因遗传。随着新一代测序技术的发展，近10年来，癫痫相关的单基因数目呈倍数增加，自1995年发现第一个癫痫相关单基因 *CHRNA4* 至今，已有超过900个癫痫相关的单基因被确认，其中超过90%的单基因是在发育性癫痫性脑病患者中发现的。大多数单基因遗传病因可以通过外显子组测序（whole exome sequencing，WES）或靶向捕获测序明确诊断，还有少部分癫痫相关的基因异常，如动态突变需要通过毛细管电泳测序技术明确，如由 *CSTB* 基因启动子区域十二核苷酸异常扩增导致的翁隆病（unverricht-Lundborg disease，ULD），以及 *SAMD12* 基因内含子区域五核苷酸异常扩增导致的家族性皮质肌阵挛震颤癫痫（familial cortical myoclonic tremor with epilepsy，FCMTE）等。全基因组测序（whole genome sequencing，WGS）的覆盖范围较 WES 广泛，可以检测出的变异种类更丰富，但处理大量数据所带来的技术困难及对非编码区变异解释的复杂性，导致其在临床实践中的应用受到限制。

利用染色体核型分析和具有更高分辨率的染色体芯片，可以检测出染色体数目和结构异常，如以癫痫为核心表型的环形 20 号染色体综合征，以及包括 *SCN3A*、*SCN2A*、*SCN1A*、*SCN9A*、*TTC21B* 等基因在内的 2q24.3 微缺失综合征等。这类由染色体数目或结构异常引起的遗传性癫痫通常合并其他系统受累的表现，如心脏畸形、面容畸形、认知障碍或孤独症谱系障碍等表型。另外，线粒体基因遗传也是遗传性癫痫的病因之一，如线粒体 DNA 变异（mitochondrial DNA，mtDNA）引起的线粒体脑肌病伴高乳酸血症和卒中样发作、Leigh 综合征等，都是以癫痫为主要表型的线粒体病。上述致病性变异通常是罕见的，还有约 1/3 的遗传性癫痫患者，如遗传性全面性癫痫（genetic generalized epilepsy，GGE），并不局限于遵循简单的孟德尔单基因遗传方式，可能是多个基因的变异共同导致，其中每个变异会增加癫痫的患病风险。在未来，所有的癫痫患者可能都需要在多基因风险的背景下进行综合判断。

遗传检测技术的飞速发展，为越来越多的癫痫患者明确了基因诊断，这使得针对特定遗传病因开展精准治疗成为可能。目前在癫痫领域开展的精准治疗主要包括针对特定基因治疗靶点的 ASM 或其他药物（部分癫痫相关单基因疾病的精准治疗策略，见表 2-1），以及通过基因编辑或基因治疗技术，尝试修复或纠正与癫痫相关的致病基因功能，目前第二种精准治疗方案仍处在科学研究阶段，尚未在临床开展。

表 2-1 部分癫痫相关单基因疾病的精准治疗策略

癫痫综合征（#OMIM）	基因	蛋白功能	可能的靶向治疗方案
吡哆醇依赖性癫痫（#266100）	*ALDH7A1*	乙醛脱氢酶	维生素 B_6
局灶性癫痫伴语言障碍，伴/不伴智力障碍（#245570） DEE 27（#616139）	*GRIN2A/ GRIN2B*	NMDAR 亚基	NMDAR 拮抗剂（美金刚）和右美沙芬对 GOF 变异可能有效
DEE 32（#616366）	*KCNA2*	电压门控钾离子通道	4-氨基吡啶（4-AP，Kv1 通道抑制剂）对 GOF 变异的潜在疗效
DEE 7（#613720） SeLNE 1（#121200）	*KCNQ2*	电压门控钾离子通道	瑞替加滨、依佐加滨对 LOF 存在潜在疗效，SCB 存在潜在疗效
DEE 14（#614959） 夜间额叶癫痫（#615005）	*KCNT1*	钠活化的钾离子通道	钾离子通道开放剂（奎宁定对功能增强变异）
PNP 氧化酶缺乏症（#610090）	*PNPO*	PNP 型氧化酶	磷酸吡哆醛

续表

癫痫综合征（#OMIM）	基因	蛋白功能	可能的靶向治疗方案
伴有婴儿惊厥的阵发性运动诱发性运动障碍（#602066）；SeLIE 2（#605751）	*PRRT2*	突触调节的共同传递因子	SCB
Dravet 综合征（#607208）	*SCN1A*	电压门控钠离子通道	避免 SCB
DEE11（#613721）；SeLIE 3（#607745）	*SCN2A*	电压门控钠离子通道	GOF 变异建议使用 SCB；LOF 变异避免使用 SCB
DEE 13（#614558）	*SCN8A*	电压门控钠离子通道	GOF 变异建议使用 SCB
SeLIE 5（#617080）GLUT1 缺陷综合征（#606777；#612126）	*SLC2A1*	葡萄糖转运蛋白	生酮饮食
结节性硬化（#191100；#613254）	*TSC1*，*TSC2*	mTOR 通路	依维莫司或其他 mTOR 通路抑制剂

OMIM. Online Mendelian Inheritance in Man，在线《人类孟德尔遗传》；DEE. developmental and epileptic encephalopathy，发育性癫痫性脑病；SeLIE. self limited familial and non-familial infantile epilepsy，自限性（家族性）婴儿癫痫；SeLNE. self limited familial and non-familial neonatal seizures，自限性（家族性）新生儿癫痫；GOF. gain-of-function，功能增强；LOF. loss-of-function，功能减弱；NMDAR. N-methyl-D-aspartate receptor，NMDAR 受体；SCB. sodium channel blockers，钠离子通道阻滞剂；PNP. pyridoxine 5-prime-phosphate，吡哆醇 5'- 磷酸盐。

二、皮质发育畸形病因

皮质发育畸形（malformation of cortical development，MCD）是一种常见的导致癫痫的原因，具有明显的遗传异质性。MCD 是一类由遗传、感染、血管或代谢原因导致的人类大脑皮质正常发育过程受到干扰，导致的临床异质性强的皮质先天发育障碍性疾病，常伴随癫痫发作、生长发育迟滞及认知障碍等。MCD 一直以来被认为与遗传病因相关。但不同于经典孟德尔遗传性疾病，MCD 的发生通常具有散发性，非家族聚集性特征。2020 年，最新的 MCD 分类实践指南以"大脑皮质的 3 个主要发育阶段（神经元增殖与凋亡、神经元移行、移行后发育）"为基石，结合生物学通路和遗传研究成果，将 MCD 分为 3 组：Ⅰ组为增殖减少或过度凋亡导致的 MCD；Ⅱ组为神经元移行异常导致的 MCD；Ⅲ组为移行后发育异常导致的 MCD（表 2-2）。

局灶性皮质发育不良（focal cortical dysplasia，FCD）是 MCD 最常见的亚型，常导致药物难治性癫痫，也是癫痫外科手术中常见的病因之一。FCD 所致癫痫常在 16 岁之前起病，FCD Ⅱ型，大病灶及病灶位于躯体运动网络的患者

表 2-2　MCD 分类及其相关机制和主要基因改变

分类组别	MCD 经典类型	主要机制	基因
I组 增殖减少或过度凋亡	先天性小头畸形	基因异常 - 纺锤体组织、定位或检查点、着丝点联结；中心粒复制 - 子宫内感染（TORCH、HIV、寨卡病毒）和致畸物、胎盘功能不全与早产妇疾病	常染色体隐性：ANKLE2, ASPM, CASC5, CDK5RAP2, CENPJ, CIT, COPB 2, CEP135, CEP152, CDK6, CENPE, KIF14, MAP11, MCPH1, MFSD2A, NCAPD2, NCAPD3, NCAPH, NUP37, PHC1, RTTN, SASS6, STIL, WDFY3, WDR62, ZNF335 侏儒症：ATR, CDC45L, CDC6, CDT1, CENPJ, CEP152, CEP63, DNA2, DONSON, GMNN, MCM5, NIN, NSMCE2PCNT, ORC1, ORC4, ORC6, RBBP8, RNU4ATAC, TRAIP
	脑过度生长谱（巨脑畸形、半侧巨脑畸形等）	基因缺陷 -PI3K-AKT-mTOR 通路 -GATOR 复合体 -Ras/MAPK 通路 -Shh 通路	PI3KCA, AKT3, CCND2, PIK3R2, AKT1, PTEN, MTOR, RHEB, STRADA, TSC1, TSC2, DEPDC5, NPRL3, NPRL2 NF1, RIN2 PTCH1, KIF7, GLI3, NSD1, EZH2, GPC3
	FCD II 型、结节性硬化	基因缺陷 -PI3K-AKT-mTOR 通路 -GATOR 复合体	AKT3, DEPDC5, MTOR, NPRL2, NPRL3, PI3KCA, RHEB, TSC1, TSC2
II组 神经元移行异常	脑室旁及皮质下灰质异位	基因异常 - 囊泡运输 - 微管 - 初级纤毛 - 有丝分裂检查点 可能有子宫损伤	AKT3, APC2, ARGEF2, C6orf70, CENPJ, COL18A1, CRB2, DCHS1, EML1, FAT4, FLNA, GPSM2, KATNB1, INTS8, MAP1B, MCPH1, MOB2, NEDD4L, OFD1, PLEKHG6, RAI1, TUBB

续表

分类组别	MCD 经典类型	主要机制	基因
	多小脑回畸形	基因缺陷 宫内感染，致畸剂，创伤和缺血事件 代谢紊乱	AHI1, AKT3, ATP1A2, ARX, BICD2, COL4A1, COL4A2, COL18A1, DYNC1H1, EML1, EOMES, EZH2, FIG4, GRIN1, KDM6A, KBP, KIF5C, MAP1B, MLL2, NDE1, NEDD4L, NSDHL, OCLN1, OFD1, PIK3CA, PIK3R2, PIK4A, RAB3GAP1, RAB3GAP2, RAB18, RTTN, SNAP29, SPSM2, TMX2, TUBA8, TUBB2B, TUBB3, TUBB, WDR62
	脑裂畸形	基因缺陷 宫内感染，致畸剂，创伤和缺血事件	COL4A1, COL4A2, 微管蛋白
	无脑回畸形（I型和II型）	基因缺陷 - 微管蛋白 - 肌动蛋白和肌动蛋白相关蛋白 - 微管图谱/运动蛋白 - Reelin信号传导 - 转录因子 - Caspase介导的调亡 - 肌营养不良蛋白（蛋白）聚糖 - 基底膜蛋白/肌营养不良蛋白锚基	ACTB, ACTG1, APC2, ARX, CRADD, CTNNA2, DCX, CDK5, DYNC1H1, KIF2A, KIF5C, LIS1, LIS1-YWHAE, NDE1, MAST1, MACF1, RELN, TUBA1A, TUB A8, TUBB2A, TUBB2B, TUBB3, TUBB, TUBG1, TUBGPC2, VLDRL 肌营养不良蛋白聚糖：B3GALNT2, B4GAT1, B3GNT2, DAG1, DOLK, DPM1, DPM2, DPM3, FKTN, FKRP, GMPPB, ISPD, LARGE, POMGNT1, POMGnT2/GTDC2, POMK/SGK196, POMT1, POMT2, TMEM5/RXYLT1 其他基因：COL3A1, GPR56, LAMA2, LAMB1, LAMC3, TMTC3
III组 移行后发育异常	Dysgyria	遗传缺陷 邻近结构造成的畸形	ACTA2, FGFR3, FGFR2, 微管蛋白（如 TUBB2B, TUBB3）
	FCD I型和FCD III型	遗传缺陷 - 翻译后蛋白质修饰/糖基化	SLC35A2
	继发性小头畸形	基因缺陷 - 基因组不稳定性 - 内质网应激 - 自噬调节	ANKLE2, CASK, CDKL5, CREBBP, EGP5, EIF2AK3, IER3IP1, EP300, ERCC6, ERCC8, FOXG1, MECP2, PYCR2, RAB3GAP1, RAB3GAP2, RAB18, SLC14A, SLC9A6, SMPD4, TBC1D20, TCF4, TMX2, UBE3A

MCD. 皮质发育畸形；FCD. 局灶性脑皮质发育不良。

起病年龄相对较早。虽然 FCD 所致癫痫是最常见的药物难治性癫痫，但是仍有约 20% 患者在药物的控制下获得无发作的结果。首次抗癫痫发作药物治疗失败，治疗前高发作频率（大于每月 1 次），出现局灶进展到双侧强直阵挛发作及病灶位于边缘网络显著增加了 FCD 所致癫痫的耐药风险。抗发作药物中的钠离子通道阻滞剂可能让更多的患者达到无发作的状态。2022 年国际抗癫痫联盟对 FCD 分类进行了更新，首次将轻度皮质发育畸形伴少突胶质细胞增生症及癫痫（mild malformation of cortical development with oligodendroglial hyperplasia in epilepsy，MOGHE）等脑白质病变作为新类型，并强调了基于"影像 - 病理 - 遗传"层面的整合诊断，将遗传学纳入 FCD 的综合诊断标准中，若尚未开展遗传学检测，可标注为"not available（NA）"。在 FCD 的诊断中应说明：① MRI 是阳性还是阴性；② 病变的组织病理类型及其解剖位置；③ 遗传发现（阴性还是阳性，以及突变类型）。近年来的研究表明，PI3K-AKT-mTOR 信号通路相关基因的体细胞变异和胚系变异均可导致 FCD，但仅能解释目前不到 50% 的 MCD 的遗传病因，仍有大量的患者目前得不到遗传诊断。

三、免疫炎症性病因

自身免疫和神经炎症与癫痫的关系日益受到重视。它们既可能是癫痫的病因，也可能是癫痫的结果。一方面，免疫反应和神经炎症的激活会降低癫痫发作的阈值，促进癫痫的发生；另一方面，癫痫发作后神经炎症的持续存在可能导致癫痫的发生发展。对两者关系的报道最早可以追溯到 1958 年，蒙特利尔神经病学研究所的 Theodore Rasmussen 教授描述了一组以耐药性局灶性癫痫和进行性偏瘫为主要表现的病例，组织病理学证实患儿大脑半球存在明显的炎症改变，之后被命名为 Rasmussen 脑炎（Rasmussen encephalitis，RE）。随后，越来越多的研究证实免疫和神经炎症机制在癫痫发作和癫痫发生过程中发挥了重要作用。比如，在实验动物脑内注射特定抗体可以诱发癫痫发作；难治性癫痫患者脑组织中存在 $CD8^+T$ 淋巴细胞和多种促炎细胞因子，伴反应性星形胶质细胞增生和小胶质细胞活化；谷氨酸脱羧酶 -65（glutamate decarboxylase 65，GAD65）抗体与颞叶癫痫之间的关联；自身免疫性疾病（如 1 型糖尿病、系统性红斑狼疮等）患者的癫痫患病率较普通人群高。

近年来，随着抗 N- 甲基 -D- 天冬氨酸受体（N-methyl-D-aspartate-receptor，NMDAR）脑炎的发现，自身免疫性癫痫这一概念再次被重视。多种针对细胞表面神经元抗原、突触受体和细胞内神经元抗原的抗体相继被发现，这些抗体介导的脑炎常表现出癫痫发作，将自身免疫性癫痫与自身免疫性脑炎紧密相连。起初，自身免疫性癫痫这一术语被错误地应用于发生在自身免疫性脑炎急性期的短暂性、诱发性的癫痫发作，导致患者承受了过度或不规范的抗癫痫药物治疗。

2020年，国际抗癫痫联盟（ILAE）自身免疫和炎症工作组提出了继发于自身免疫性脑炎的急性症状性癫痫发作这一定义，即发生在免疫相关性脑炎活跃期的癫痫发作，但对于活跃期的具体时间参数尚没有定论。反之，自身免疫相关性癫痫一词适用于继发于自身免疫性脑部疾病的慢性癫痫发作。自身免疫性脑炎的抗体类型包括抗细胞表面抗原抗体和抗细胞内抗原抗体，其涉及的主要机制分别为体液免疫和细胞免疫。抗NMDAR抗体脑炎和抗富亮氨酸胶质瘤失活蛋白1（leucine-rich glioma-inactivated protein 1，LGI1）抗体脑炎是最常见的抗细胞表面抗原抗体相关自身免疫性脑炎，伴发的急性症状性癫痫发作最终缓解的可能性很大，较少发展为慢性癫痫。然而，抗细胞内抗原抗体（例如肿瘤神经元抗体、GAD65抗体等）阳性脑炎更容易发展为慢性癫痫，可能的病理生理机制包括脑炎后的结构性病理改变和（或）持续性的T细胞介导的脑部炎症。

免疫性病因组被认为是一组可能从病因靶向治疗中获益的患者，明显区别于其他病因组。在临床实践中，及时识别缺乏明确脑炎特征的自身免疫相关癫痫发作对改善患者的症状和长期预后具有重要意义，但对神经科医师来说极具挑战性。多种工具和评分系统可能有助于识别潜在的自身免疫性脑炎患者，比如APE2（autoantibody prevalence in epilepsy 2，APE2）和ACES（antibody contributing to focal epilepsy signs and symptoms，ACES）评分系统。一些临床特征和辅助检查结果也可能提供诊断线索。自身免疫相关性癫痫发作通常为局灶性的，每天发作数次，有时快速进展为癫痫持续状态，特别是抗γ-氨基丁酸A型受体（γ-amino butyric acid type A receptor，GABAAR）和抗γ-氨基丁酸B型受体（γ-amino butyric acid type B receptor，GABABR）抗体相关自身免疫性脑炎。面臂肌张力障碍发作是抗LGI1抗体相关脑炎的临床特征，表现为快速、短暂性的肌肉收缩（手臂和面部多见），随后出现短暂的肌张力障碍姿势；如累及单腿或双腿，常导致跌倒。这种癫痫发作可交替影响身体两侧，每天可发生100次以上。

证实自身免疫和神经炎症与癫痫密切相关的最新进展还包括新发难治性癫痫持续状态（new-onset refractory status epilepticus，NORSE），即在既往无癫痫或其他相关神经系统疾病病史的患者中新出现的难治性癫痫持续状态，无明确的结构性、中毒性或代谢性病因。若患者在癫痫发作前2周至24小时内有发热史，则归为其特殊亚型——发热感染相关性癫痫综合征（febrile infection-related epilepsy syndrome，FIRES）。基于发病机制角度，NORSE被称为"炎性-免疫性介导的癫痫性脑病"，据研究推测，NORSE的发生与发展过程为：神经炎症触发癫痫发作，而后两者形成恶性循环并进一步推动难治性癫痫持续状态的进展。其中NLRP3炎症小体、白细胞介素-1（interleukin-1，IL-1）和Toll样受体等参与了神经系统炎症反应过程。此外，神经炎性介质还可激活胶质细胞、破坏神经元和血脑屏障细胞的固有免疫机制，从而进一步触发在癫痫发生中起关键作用的神经炎性级联反应。除了一线免疫治疗（糖皮质激素、免疫球蛋白和血浆置换）外，利妥昔单抗、白细胞介素-6（interleukin-6，IL-6）阻滞剂托珠单抗和重组人类 IL-1 受体拮抗剂（recombinant human interleukin-1 receptor antagonist，IL-1RA）阿那白滞素在此类患者中也可能取得良好疗效。

四、卒中后癫痫

脑卒中是癫痫发作的另一个已知原因。卒中后的癫痫发作包括急性症状性癫痫发作（acute symptomatic seizure，ASS）和非诱发性癫痫发作，也称为卒中后癫痫（post-stroke epilepsy，PSE）。

急性症状性癫痫发作（ASS）是指发生在卒中后 1 周内的癫痫发作。在缺血性卒中里，约有 3.3% 的患者发生 ASS；在腔隙性梗死中约为 0.9%；在脑内出血中为 5%～14%；在蛛网膜下腔出血中为 6%～26%；而在脑静脉窦血栓形成中可能高达 60%。卒中的严重程度、大脑皮质受累、脑出血或出血转化的风险较高。约 57% 的 ASS 发生在卒中后 24～72 小时。伴或不伴有知觉损害的局灶性运动发作占卒中后 ASS 的 50%～90%，而 9%～19% 的病例为癫痫持续状态。脑卒中后 ASS 的发生机制可能与急性期神经元损伤和短暂的细胞生化功能障碍有关。关于卒中后 ASS 是否需要 ASM 仍存在争议。卒中后 ASS 的患者未来 10 年内出现卒中后癫痫（PSE）的风险约为 30%，比无 ASS 的患者增加了 4 倍。

缺血性卒中后癫痫的发病率为 4.6%～7%，占老年人新发癫痫发作的 30%～49%，多数发生在卒中后的第一年。PSE 与缺血性损伤引起的胶质增生和瘢痕形成有关。SeLECT 评分考虑了卒中的严重程度、大动脉粥样硬化病因、ASS、大脑皮质受累和大脑中动脉受累等因素，用于预测 PSE 的风险，评分范围为 0～9 分，1 年内 PSE 的风险为 0.7%～63%。脑出血后 2 年内 PSE 的风险为 6.8%～13.5%，发病机制可能与血液代谢副产物对残存脑实质的刺激有关。CAVE 评分纳入了皮质受累、年龄 < 65 岁、血容量 > 10ml、ASS 等因素，用于预测脑出血后 PSE 的风险，评分范围为 0～4 分，PSE 发作的风险为 0.6%～46.2%。

卒中后 72 小时内脑电图显示背景活动不对称且有癫痫样放电的患者，其 PSE 的风险增加了 3 倍。阿替普酶再灌注治疗和血管内机械取栓治疗与 ASS 和 PSE 之间的关系尚不确定。由于 PSE 主要影响老年患者，因此第二代 ASM（如卡马西平、拉莫三嗪、左乙拉西坦）在治疗中被使用较多。PSE 的预后通常良好，用较低的剂量的抗发作药物即可得到较好控制。

五、神经退行性疾病与癫痫

神经退行性疾病与癫痫的关联越来越引起重视，其引起癫痫发作的机制尚未阐明，起病年龄不同，病因不同，临床特点及预后也不同。

儿童或青年起病的神经退行性疾病主要是遗传代谢疾病，其癫痫患病率高于非遗传性的老年起病的神经退行性疾病。进行性肌阵挛性癫痫（progressive myoclonic epilepsy，PME）是最常见的遗传代谢性病，包括unverricht-Lundborg病（unvericht-Lundborg disease，ULD）、Lafora病（Lafora disease，LD）、神经元蜡样质脂褐质沉积症（neuronal ceroid lipofuscinosis，NCL）等，癫痫发作是其突出的临床特征。阿尔茨海默病（Alzheimer's disease，AD）癫痫发作的终身患病率为8%～22%，以早老素-1（presenilin-1，PSEN-1）基因变异相关AD的癫痫发病率高，约20%；唐氏综合征（Down syndrome，DS）患者癫痫患病率可达13%。老年神经退行性疾病还包括帕金森病（Parkinson disease，PD）、路易体痴呆（dementia with Lewy body，DLB）或其他老年痴呆症等。临床可能的DLB癫痫发生率为2.62%，病理确诊的DLB癫痫发生率为3.8%。额颞叶痴呆患者癫痫累积概率为3.0%。PD合并癫痫罕见，但仍比无PD患者高1.7倍。朊病毒相关疾病中癫痫罕见，散发性克-雅脑病（Creutzfeldt-Jakob disease，CJD）仅约3%，医源性CJD无癫痫发作报道。

遗传代谢相关的神经退行性疾病癫痫发作类型多样，如ULD临床可为伴有进行性恶化的刺激敏感性肌阵挛、强直阵挛性发作和失神性发作；NCL表现为非常严重的肌阵挛性癫痫、癫痫持续状态发作；LD还可有伴视觉症状的局灶性癫痫发作。

老年神经退行性疾病合并癫痫发作多以局灶性发作伴知觉损害为主，可见于90%的AD患者；CJD最常见非惊厥性癫痫持续状态，前期癫痫发作时可没有明显的运动症状，易被误认为痴呆状态，故难以识别。

遗传代谢性癫痫患者头皮脑电图发作间期可记录到爆发性和间歇性广泛性棘波；部分具有光敏性，如ULD和LD光刺激可促进棘波放电；DS患者记录到光阵发性脑电图反应。

老年神经退行性疾病合并癫痫者头皮脑电图主要为θ波或δ波，癫痫样放电检出率较低。DLB患者可有后头部α和θ波交替出现，使用卵圆孔电极曾记录到AD发作间期痫样放电和临床上发作。

PME相关癫痫早期，丙戊酸盐对全身性癫痫发作和光敏性有效；丙戊酸盐、托吡酯、左乙拉西坦、吡仑帕奈抗肌阵挛有效。卡马西平、苯妥英钠和加巴喷丁可加重肌阵挛性发作。有报道称拉莫三嗪可能加重PSEN-1突变AD患者的肌阵挛发作。

老年退行性疾病患者常合并多种系统性疾病，抗癫痫药物选择需要考虑机体代谢能力、药物相互作用、药物不良反应等，常用抗癫痫药物包括左乙拉西坦、拉莫三嗪、拉考沙胺、布瓦西坦等，也可选择加巴喷丁或普瑞巴林。

遗传代谢相关性癫痫常需多药联合治疗，最终会导致药物难治；CJD中大多数病例对ASM无反应，其非惊厥性癫痫持续状态，二线和三线药物难治；老年退行性疾病相关癫痫多数对抗癫痫药物反应良好，治疗或者预防癫痫可能减缓AD患者认知能力的下降。

总体而言，明确癫痫的病因对于治疗方案的选择和判断预后有重要意义。对于所有癫痫患者，尤其是药物难治性癫痫患者，应该不断努力争取明确其病因，从而使治疗更有针对性，达到提高治疗效果和改善预后的目的。

第二节 癫痫发病机制研究进展

当我们谈论癫痫时，一个有关神经系统功能紊乱的领域逐渐向我们展开，它神秘而复杂，背后隐藏着许多未解之谜。在中枢神经系统中，神经元之间通过突触联系形成神经网络，并通过产生神经信号，对信息进行编码和处理，从而介导并调控我们的感觉运动、学习记忆、语言思维等各种行为。神经信号主要是电信号，包括神经元产生的动作电位（action potential，AP）、通过突触传递产生的突触前和突触后电位，以及局部群体神经元产生的局部场电位（local field potential，LFP）与各种节律的网络振荡（network oscillation）。然而，在癫痫的情况下，这个过程变得异常并失去了控制，导致了癫痫发作，包括感觉异常、肢体抽搐，甚至意识丧失等。

在癫痫发作期间，大脑的正常功能受到严重干扰，患者处于一种失去控制的状态，无法控制自己的行为或感受。除了这种失控的电信号之外，还有其他因素可能参与到癫痫发作的过程中。神经元作为大脑通讯的基本单元，其表面分布的大量的离子通道（如钠、钾、钙通道）控制着神经元的兴奋并进行信息传递，因此离子通道的突变也会导致神经元的兴奋失调，进而诱发癫痫。此外，神经递质是一种在神经元之间传递信号的化学物质，尤其是兴奋性的谷氨酸（glutamic acid，Glu）和抑制性的 γ-氨基丁酸（γ-aminobutyric acid，GABA）在大脑的兴奋性调节中至关重要，它们的不平衡可能会导致神经元异常活动，从而诱发癫痫发作。此外，神经元之间的突触连接也不是一成不变的，突触强度的改变、新突触的形成，会影响神经元之间的通讯，改变网络的兴奋性。炎症和免疫系统的攻击也导致神经元的损伤或死亡，从而破坏了神经元网络的正常功能。这种损伤可能导致异常的电信号传播，引发癫痫发作。

总的来说，基因突变、离子通道功能异常、神经递质失衡、突触可塑性改变或炎症反应等因素都会影响神经元的功能和稳定性,这些因素相互作用,共同促成了癫痫的发生和发展。当然,癫痫的发病机制异质性强,我们需要进一步的研究来全面理解这些复杂的相互作用。

一、神经元活动与癫痫

大脑是由上千亿个神经元及数量相当的胶质细胞构成的复杂网络系统,神经元之间通过突触连接形成错综复杂的神经环路,实现信息传递和交流,不同类型的神经元承担着特定的功能,参与感知、思维和运动等生理过程。以大脑皮质为例,皮质的各层中分布着种类多样的神经元,主要包括谷氨酸能(glutamatergic)的兴奋性锥体神经元和γ-氨基丁酸能(GABAergic,GABA能)的抑制性中间神经元,其中释放谷氨酸的锥体神经元是皮质中主要的神经元,占70%～80%。尽管释放GABA的抑制性中间神经元数量少,然而其种类繁多,根据表达的分子标识可以将其分为3类:小清蛋白(parvalbumin,PV)阳性神经元、生长抑素(somatostatin,SST)阳性神经元以及5-羟色胺3A受体(5-hydroxytryptamine receptor 3A,5-HT3A)阳性神经元。其中,约40%的5-HT3A阳性神经元同时也表达血管活性肠肽(vasoactive intestinal peptide,VIP)。这些神经元之间的相互联系和信息传递是大脑高级功能的基础,也是我们探索和深入了解癫痫机制的关键。

在神经元中,动作电位是神经信号传导的基本形式,通常具有快速上升和下降的特点。在静息状态下,细胞内外存在离子浓度梯度,主要是Na^+、K^+、Cl^-、Ca^{2+}等离子,这些离子分布的跨膜浓度梯度形成了静息膜电位,细胞内外电位差约为-70mV(内负外正)。当神经元受到足够强度的刺激时,细胞膜上的电压门控Na^+通道打开,Na^+从外向内流入细胞内,导致细胞内电位迅速升高,变为正值,膜电位快速上升到+30mV左右,这个过程被称为去极化。随着膜电位的上升,电压门控K^+通道也被打开,K^+从内向外流出,使得细胞内电位逐渐恢复到负值,这个过程称为复极化(图2-1,见彩图)。一旦动作电位在神经元轴突起始段产生,它会沿着轴突向下传播,通过神经元与神经元之间直接连接形成的电突触传递给下一级神经元,或者到达轴突末梢时激活细胞膜上的电压敏门控Ca^{2+}通道,Ca^{2+}的流入促使突触小泡与细胞膜融合,促使存储在小泡内的神经递质向突触间隙释放,并作用于下一级神经元的递质受体,最终实现神经元之间的信号传递和相互作用。神经递质与突触后受体结合后,产生突触后电位。当多个突触同时或连续地释放神经递质,这些突触后电位会在神经元上累积,最终达到动作电位爆发的阈值,从而产生新的动作电位,实现神经信号的传递和处理。

当神经元受到刺激或接收兴奋性突触输入时会导致膜电位逐渐去极化,到达阈值时，膜电位快速去极化形成去极化相，从峰值电位复极化回落到阈值电位，则为复极化相。动作电位在轴突始段产生，并沿着郎飞结跳跃式传播。

神经系统中除了神经元，还存在大量的神经胶质细胞，它们在维持胞外的化学环境的稳定方面具有重要作用。胶质细胞尽管不能产生动作电位，但某些种类胶质细胞之间可形成电突触。大脑皮质中的胶质细胞可以简单地分为星形胶质细胞（astrocyte）、少突胶质细胞（oligodendrocyte）和小胶质细胞（microglia）3 种。星形胶质细胞具有缓冲胞外钾离子浓度的功能，稳定的胞外钾离子浓度对于动作电位的持续产生是至关重要的。星形胶质细胞还表达大量的转运体，包括谷氨酸转运体和 GABA 转运体，实现对胞外谷氨酸和 GABA 的快速吸收清除，保证突触传递的正常进行。少突胶质细胞包绕神经元的轴突，形成髓鞘结构，保证动作电位沿轴突快速、可靠地传播。小胶质细胞是中枢的免疫细胞，介导免疫和炎症反应。

在胶质细胞所维持的稳定化学环境中，兴奋性和抑制性神经元之间通过互相形成突触结构而交流信息，两者互相作用，产生各种形式的网络活动。神经网络中的每个神经元都接受一定大小的兴奋性和抑制性突触输入。对于单个神经元而言，兴奋性与抑制性输入的大小比值总是相对固定的：即当兴奋性输入增大时，该增大的兴奋性输入通过激活更多数量的抑制性神经元，导致抑制性输入也同等比例地增大，使得神经元不至于过度兴奋，这一现象即被称为兴奋-抑制平衡（excitation-inhibition balance）。因此，当某种因素的改变影响了兴奋性或抑制性神经元的电活动（即动作电位的发放），则会导致释放的谷氨酸和 GABA 等神经递质分别介导的兴奋和抑制出现失衡。如果其结果是神经网络过度兴奋，则可诱发癫痫发作（图 2-2，见彩图）。

二、遗传因素

癫痫是一种系统性疾病，其发病机制涉及多种因素，包括遗传因素。近年来，随着基因测序技术的进步和研究方法的创新，癫痫遗传学的研究取得了显著进展。癫痫的遗传异质性是其研究的重要特征之一，过去几十年的研究揭示了许多与癫痫相关的基因和遗传变异，这些变异在不同人群中表现出广泛的异质性，这表明了癫痫是一种复杂的遗传性疾病，其发病机制受多种基因的影响。通过大规模基因组测序项目，如儿童癫痫网络-基因组研究（Epi4K）项目，研究者发现了许多与癫痫相关的新发突变。这些突变可能影响神经元的兴奋性、突触传递或神经网络稳定性，从而增加癫痫的发病风险。这些发现为我们理解癫痫的发病机制提供了重要线索，并且强调了遗传因素在癫痫发病机制中的关键作用，也凸显了癫痫的遗传异质性和复杂性。

如上所述，决定神经元上动作电位产生的电压门控 Na^+ 通道和 K^+ 通道等编码基因的突变通过改变神经元的兴奋性而可能导致网络的过度兴奋和癫痫发作。如编码 Na$^+$ 通道 Nav1.1 的 *SCN1A* 基因，是儿童癫痫中常发生的单基因突变之一，尤其在儿童癫痫综合征（Dravet 综合征）中尤为突出；编码 Nav1.2 的 *SCN2A* 基因突变在儿童癫痫中也相对常见，尤其在良性家族性新生儿婴儿癫痫发作中较为突出。编码 K$^+$ 通道的 *KCNQ2* 和 *KCNQ3* 基因突变在早发性癫痫中较为常见，尤其在新生儿癫痫中发病率较高。*CDKL5* 基因编码的蛋白在大脑中行使着激酶功能，在神经元的发育和功能中发挥重要作用，突变可能影响神经元的发育和突触连接，导致神经元网络的异常，从而增加了癫痫的易感性。*CDKL5* 基因突变主要与发育性癫痫性脑病相关。*STXBP1* 基因编码囊泡与突触前膜融合相关的蛋白，对突触传递过程中神经递质的释放起调节作用，而该基因突变可能导致突触功能紊乱，从而导致癫痫发作。*STXBP1* 基因突变与儿童癫痫综合征和其他癫痫类型密切相关，尤其在儿童癫痫患者中检出率较高。*SYNGAP1* 基因编码突触相关蛋白，对突触形成和功能调节至关重要。*TSC1* 和 *TSC2* 基因分别编码错构瘤蛋白和结节蛋白，在细胞内，这两种蛋白质协同工作，调节细胞增殖和生长，*TSC1* 和 *TSC2* 突变是导致结节性硬化症的主要病因，而神经系统疾病是结节性硬化症（tuberous sclerosis，TSC）的重要表现，主要包括癫痫，多动和攻击等行为异常，以及智力障碍或学习障碍。

随着遗传学和基因组学研究的不断深入，科学家们发现越来越多与癫痫相关的新的潜在突变基因。*DEPDC5* 基因突变与颞叶癫痫、儿童癫痫等癫痫类型密切相关，*DEPDC5* 编码的蛋白质在 mTOR 信号通路中起重要作用，其突变可能导致细胞增殖异常。*PNPO* 编码的蛋白参与维生素 B$_6$ 的代谢和合成，其突变可能导致维生素 B$_6$ 水平异常，影响神经元的正常功能。LGI1 编码神经元极化蛋白，参与神经元的突触形成和功能，突变可能导致突触功能紊乱。*PRRT2* 编码的蛋白通过调节电压门控 Na$^+$ 通道来控制神经元的兴奋性和网络稳定性，突变可能影响正常的突触传递过程。这些基因的突变可能影响神经元的兴奋性、抑制性调节、突触传递和信号传导等关键生物过程，从而增加了癫痫的发作风险。

家族性癫痫与遗传因素密切相关，导致一些家族性癫痫综合征的发生。家族性颞叶癫痫是一种常见的家族性癫痫综合征，其发病受到遗传因素的影响，一些研究已经发现了家族性颞叶癫痫与多个基因的关联，包括 *CHRNA4*、*CHRNB2*、*CHRNA2*、*CACNA1H* 等。这些基因编码的蛋白在神经元的兴奋性调节和突触传递中发挥着重要作用。家族性癫痫大发作是一组以遗传性为主要特征的癫痫综合征，研究表明，家族性癫痫大发作可能与多个基因的突变相关，包括 *GABRA1*、*GABRB3*、*GABRG2* 等编码 GABA 受体的基因，以及 *ADGRV1*、*EFHC1* 等。家族性良性癫痫是一组常见的遗传性癫痫综合征，包括良性家族性颞叶癫痫、良性家族性新生儿婴儿癫痫发作等，可能与 *KCNQ2*、*KCNQ3* 等编码钾通道的基因突变相关。这些家族性癫痫综合征往往在家族中呈现出明显的遗传倾向，具有明显的家族聚集性。通过对这些家族性癫痫综合征患者家系的遗传学研究，可以更好地理解其遗传机制，为癫痫的诊断、治疗和预后提供更为准确的指导。

综上所述，癫痫相关的基因突变可能导致神经元异常兴奋性、突触传递紊乱和神经元网络稳定性下降，从而增加了癫痫的发作风险。深入理解这些基因的作用机制对于癫痫的预防、诊断和治疗具有重要意义。药物基因组学的发展为个体化治疗策略的实施提供了可能，通过了解患者的遗传背景，医师可以更准确地选择合适的药物和剂量，从而在提高治疗效果的同时减少药物不良反应。癫痫遗传学的研究为我们深入了解癫痫的发病机制提供了重要线索，同时也为个体化治疗策略的实现奠定了基础。

三、离子通道功能异常

离子通道是负责调节神经元兴奋性和电信号传递的关键组成部分，这些通道主要包括钠离子通道、钾离子通道、钙离子通道和氯离子通道，它们在神经元之间的信息传递和神经元的生长发育过程中扮演着不同的角色。钠离子通道位于神经元的轴突和神经元体上，是产生和传播动作电位的关键。当神经元受到刺激时，钠通道打开，钠离子进入细胞内，导致细胞内部产生正电荷，从而触发动作电位的形成。钾离子通道也广泛分布在神经元膜上，主要负责调节细胞内外钾离子的浓度差，维持静息状态下的膜电位，在动作电位产生期间，钾通道打开，允许钾离子从细胞内流出，促使细胞重新极化并恢复到静息状态。钙离子通道则在神经元的突触前端和某些特定区域上表达，它们在神经递质释放和细胞内信号传导中起着重要作用。钙通道的开放导致细胞内钙离子浓度升高，触发神经递质释放，从而促进神经元之间的信息传递。氯离子通道在神经元膜上也有所表达，但相对其他离子通道而言，它的表达较少，氯通道的开放导致氯离子流入或流出细胞，在调节细胞内外的电位平衡和调节神经元的兴奋性中发挥作用。这些离子通道的正常功能对于维持神经元的正常活动和网络活动至关重要，任何与这些通道相关的异常都可能导致神经元异常兴奋，引发癫痫。下面我们将分别从不同种类离子通道的角度描述其结构异常如何引发癫痫发作。

（一）钠离子通道

哺乳动物的电压门控钠离子通道根据编码α亚基基因的不同可分为9类，从 *SCN1A* 到 *SCN11A*（其中 *SCN6A* 和 *SCN7A* 代表编码非电压门控钠离子通道的同一基因），这些基因编码了9种不同的亚型，分别称为 Nav1.1 到 Nav1.9。其中 Nav1.1、Nav1.2、Nav1.3 和 Nav1.6 这四种亚型在中枢神经系统中表达水平较高，Nav1.6、Nav1.7、Nav1.8和Nav1.9这4种亚型在外周神经系统中表达水平较高，Nav1.4主要在成人骨骼肌中表达，Nav1.5在胚胎骨骼肌和心肌中表达。1998年，Wallace等对一个患有全面性痫伴热性惊厥附加症的家族进行连锁分析，鉴定出了Nav1.1辅助亚基β亚基的突变，该突变改变了一个保守的半胱氨酸残基，破坏了一个可能维持蛋白结构的二硫键，影响了Nav1.1的功能，在非洲爪蟾卵母细胞中共表达突变型β亚基和正常功能的α亚基，钠电流的记录表明该突变干扰了亚基调节通道开关动力学的能力，通道的关闭时间延长了近1倍。这项研究首次揭示了Nav1.1结构异常与遗传性癫痫之间的关联，为后续的研究提供了重要的基础，并提出了其他钠通道亚基可能参与发热性癫痫和全身性癫痫的可能性。另一个Nav1.1异常而导致癫痫的典型的例子是Dravet综合征（Dravet syndrome）。Dravet综合征，又称婴儿癫痫和癫痫性脑瘫综合征，是一种罕见的、严重的婴幼儿癫痫综合征，通常于婴儿期起病，其特点是难以控制的癫痫发作，通常伴随认知和发育延迟。Nav1.1主要表达在抑制性神经元的轴突上，介导抑制性细胞动作电位的产生，抑制性神经元钠通道的功能下调导致动作电位发放频率下降，神经元的抑制性突触传递受损，导致癫痫发作。

良性家族性新生儿癫痫，通常在生命的第2天或第3天出现，表现为阵挛性癫痫，其中5%的个体会出现发热性癫痫，11%会发展为强直性癫痫，通常在1岁前恢复正常，良性家族性新生儿癫痫主要与Nav1.2功能异常相关。通过对两个澳大利亚和犹太家庭的单链构象分析，发现了Nav1.2的α亚基外显子上一个移码突变，尽管样本量较小，但该结果为研究Nav1.2在癫痫发病机制中的作用提供了重要的初步证据。与Nav1.1主要表达在抑制性神经元不同，Nav1.2主要表达在兴奋性谷氨酸能神经元。在HEK-293细胞上表达来自大鼠的野生型（rNav1.2）和突变的Nav1.2，并利用全细胞膜片钳记录发现突变Nav1.2通道的失活速度与野生型相比显著减慢，而其电导不受影响，突变通道在开放状态下的失活时间的延长可能引起Na^+流入增加，从而导致神经元的高度兴奋性，引发癫痫活动。

Nav1.6是人类大脑中最丰富的钠通道之一，在兴奋性和抑制性神经元中都普遍存在，Nav1.6通道广泛表达在髓鞘轴突的郎飞结和轴突起始段（axon initial segment，AIS）的远端部分，调节动作电位的起始及神经传导速度。2012年首次在一名15岁的女性癫痫患者上检测出了Nav1.6的错义突变，这种突变改变了一个在Nav1.6中演化上保守的残基，导致钠通道持续开放。另外，研究者们发现同等强度电流注入转染野生型和突变Nav1.6的培养海马神经元，在突变神经元上能够引起两倍于野生型神经元的动作电位发放，而在小鼠AIS过表达Nav1.6能够导致神经元自发放电频率增加，并且神经元受到足够的刺激时产生连续的动作电位的能力也有所增强，表明Nav1.6突变能够显著增加神经元兴奋性，进而导致癫痫发作。随着基因组测序技术的进步，与 Nav1.6 突变相关的癫痫患者的确诊数显著增加，发现了近 200 个不同的突变位点。目前也有专门的网站（www.scn8a.net）用于收集 Nav1.6 结构或功能异常导致的癫痫及其他疾病，为患者、临床医师和研究人员提供信息。

除了 Nav1.1、Nav1.2 和 Nav1.6 以外，其他类型的钠离子通道也与癫痫发作相关。Nav1.3 由 *SCN3A* 基因编码，其表达水平在不同发育阶段有所变化，人脑中 Nav1.3 的表达在胎儿期较为丰富，但在发育过程中表达逐渐减少，在成年人皮质中只能检测到低水平的 Nav1.3 表达，因此 *SCN3A* 可能在神经系统的初期发育中起着作用。相对于上述 3 种离子通道而言，Nav1.3 突变导致癫痫的报道较少，主要与一些婴儿期和儿童期的癫痫发作相关，且通常伴随着皮质发育不良。大多数 Nav1.3 结构异常属于功能获得性（gain of channel function, GOF）突变，引起钠电流增加，神经元兴奋阈值降低，进而导致网络过度兴奋，引发癫痫。

（二）钾离子通道

相较钠离子通道而言，中枢神经系统中钾离子通道的结构和功能更复杂，根据激活方式和跨膜结构的数量主要分为 6 次或 7 次的跨膜钙激活钾通道、6 次跨膜的电压门控钾离子通道、4 次跨膜的双孔钾通道及 2 次跨膜的内向整流钾通道。

钙激活的钾通道在钙离子信号通路中起调节作用。这类通道的活化与细胞内钙离子浓度变化密切相关，根据其电导率的不同主要分为大电导钾通道（BK channel）、中间电导钙激活钾通道（IK channel）及小电导钙激活钾通道（SK channel）。IK 通道主要在分泌器官的内皮细胞和上皮细胞中表达，包括结肠、肺和唾液腺等，IK 通道参与红细胞的容积调控，与镰状细胞病密切相关。IK 通道也参与 T 淋巴细胞的激活，较少有文献报道其与癫痫发作的关系。当细胞内钙离子浓度升高时，BK 通道打开，允许钾离子从细胞内流出，在调节细胞的静息电位、动作电位的形成和重复发放中发挥重要作用，且 BK 通道具有高的电导率，使得它能够迅速地调节神经元的膜电位，影响细胞的兴奋性和兴奋传导。毛果芸香碱诱导的大鼠癫痫模型的海马和皮质中的 BK 通道表达明显减少，这可能会影响神经元的兴奋性和谷氨酸的释放，这种下调可能是导致额颞叶癫痫发作的原因之一。海马颗粒细胞中 BK 通道的辅助亚基 β_4 能够阻止 BK 通道参与膜的复极化，从而延长动作电位，这种延长的动作电位会进一步激活 SK 通道，降低神经元的放电频率，β_4 敲除小鼠的颗粒细胞动作电位半宽更窄，发放频率更高，并且该小鼠存在与颞叶癫痫相似的传播模式。SK 通道仅由细胞内 Ca^{2+} 激活，其激活导致钾外流，从而复极化/超极化膜电位，毛果芸香碱诱导的大鼠癫痫模型中，海马 CA1 区域的 SK-2 和 SK-3 通道的表达量显著降低。此外，通过对毛果芸香碱造模的大鼠急性分离的 CA1 脑薄片进行全细胞膜片钳记录，发现 SK 通道介导的内向电流明显降低，而 SK 通道的抑制剂能够增加神经元的兴奋性，从而增加癫痫发作的概率。因此，SK 通道的活性降低或通道数目减少，可能会导致神经元兴奋性增加，从而促使癫痫的发生和发展。

电压门控钾离子（Kv）通道是其中最大的家族亚群，由 4 个 α 亚基组成。根据 α 亚单位的结构和功能，可以进一步分为多个亚型，从 Kv1 到 Kv12。细胞内外存在 K^+ 浓度梯度，Kv 通道的开放导致正电荷外流，在神经元或心脏肌细胞等可激动细胞中，Kv 通道负责动作电位发放后的复极化。因此，当某些突变导致通道功能的降低，或者细胞膜上电压门控钾通道的数量减少，均可导致细胞膜上的钾离子外流减少，影响通道对细胞膜电位的调节，使得神经元更易于兴奋或难以恢复到静息水平，从而促进癫痫的发作。

双孔钾通道的结构中包含两个孔区域，根据基因家族和结构特征可分为两个亚型：TASK（TWIK-related acid-sensitive K^+）通道和 TREK（TWIK-related K^+）通道。这类通道参与调节细胞的静息电位以及神经元的兴奋性和神经信号的传导等生理过程，对细胞的稳态和适应性具有重要作用。虽然目前尚未有足够的研究证据表明双孔钾通道异常与癫痫的发生直接相关，但有研究者发现对于癫痫敏感的沙漠鼠（gerbils）海马区的星形胶质细胞中 TASK-1 通道的表达明显上调，且抗癫痫药物能够抑制 TASK-1 通道的活性，降低癫痫的发作频率和严重程度，表明 TASK-1 通道在癫痫发作中可能发挥了一定的作用。另一项研究通过基因组测序和功能分析发现在遗传性失神癫痫模型中 *TASK-3* 通道发生了基因突变，这可能导致通道功能的改变，从而影响神经元的电活动和网络稳定性，但具体的分子机制和通道在癫痫发作中的作用还需要进一步的研究来阐明。

内向整流钾通道是一类特殊的钾通道，在细胞处于静息状态时通常向内整流，在细胞兴奋时则通常关闭，根据通道的亚单位结构和功能，可分为多个亚型，如 Kir1～Kir7，每个亚型在不同组织和细胞类型中具有特定的表达模式和功能。Kir 通道有助于调节细胞外钾离子浓度，对维持神经元的静息膜电位至关重要，能够维持神经元的正常兴奋性，当这些通道功能受损时，可能导致细胞外钾离子浓度升高，增加神经元网络的兴奋性，从而导致癫痫发作，但也有学者认为单独 Kir 通道异常可能不足以导致癫痫发作。

总的来说，钾离子通道在调节神经元的兴奋性和维持大脑电活动平衡中起着关键作用。在癫痫发作中，不同类型的钾离子通道通过调节细胞内外钾离子的流动，从而影响神经元的活动状态。电压门控钾离子通道参与动作电位后的快速复极化，有助于限制神经元的重复激活。它们的异常可能导致兴奋性神经元的过度放电或抑制性神经元的电活动减少，增加癫痫发作的可能性。双孔钾离子通道调节神经元的静息膜电位与输入阻抗，从而影响神经元的兴奋性和对突触输入的反应性。同样，双孔钾离子通道的改变如果导致兴奋性神经元过度兴奋或抑制性神经元放电减少，则可促进癫痫发作。钙激活钾离子通道通过钙离子的浓度来调节其开放状态，从而影响神经元的兴奋性，它们在调节神经元的后超极化和动作电位的频率方面起着重要作用，这些通道的功能障碍可能导致神经元放电活动的改变和兴奋抑制失衡，最终促进癫痫发作。内向整流钾离子通道参与重置神经元的活动状态，以终止动作电位的发放，Kir 通道功能的异常可能导致细胞过度兴奋，增加癫痫发作的风险。

（三）钙离子通道

钙离子通道是调节钙离子（Ca^{2+}）流入神经细胞的重要途径，对于神经信号传递、神经元兴奋性及许多细胞内过程都至关重要。1958 年，现代细胞神经科学的创始人 Paul Fatt 发现了小龙虾肌肉中存在介导钙离子流动的离子通道，之后的研究表明这些通道存在于包括骨骼、心脏肌肉和所有可兴奋细胞在内的各种哺乳动物细胞类型中。这些钙通道最初根据它们的激活电压和电导率被分类为两种类型，即高电压激活（high voltage-activated，HVA）和低电压激活（low voltage-activated，LVA）钙通道，这两类通道具有不同的门控特性和药理特征。Hess 等发现 HVA 通道对 1,4-二氢吡啶（DHP）敏感，而 DHP 有助于 HVA 通道在开放状态下稳定地保持较长时间，因此被称为 DHP 通道或 L 型钙通道（L type calcium channel，LTCC）。ω-AGA 敏感通道最初在小脑的浦肯野细胞中被发现，因此被命名为 P 型钙通道，*CACNA1A* 基因可变剪接产生的 P 型钙通道的另一个近缘同源物被称为 Q 型钙通道。ω-CTX（一种毒性较强的海蜇毒）敏感的钙通道以其在神经系统中的作用而闻名，因此被分类为 N 型（non-L or neuronal）钙通道。除了这 3 种 HVA 类型，还发现了一些对这些拮抗剂都不敏感的钙通道，被归类为 R 型（resistant）钙通道。在 LVA 通道中，只报告了一种类型的钙通道，即瞬时开放钙通道（也称为 T 型通道）。在 P/Q 型、N 型和 R 型通道普遍存在于神经元中，L 型和 T 型通道则广泛存在于各种细胞类群。

L 型 Ca^{2+} 通道主要表达在肌肉和心脏中，但在大脑中也有表达，位于神经元的细胞体后突触部位以及树突棘和轴突上。尽管 L 型 Ca^{2+} 通道与癫痫的直接联系较少，但它们在调控神经元兴奋性和可塑性方面可能间接影响癫痫的发生和发展。此外，L 型 Ca^{2+} 通道在缺氧诱导的神经元过度兴奋和刺激海马神经元诱发癫痫样放电的过程中起着重要作用，而 L 型 Ca^{2+} 通道拮抗剂二氢吡啶类化合物可通过抑制慢性后超极化电流减少这类癫痫样活动。

P/Q 型 Ca^{2+} 通道在哺乳动物大脑的小脑、海马和皮质中高度表达，在中枢和外周神经末梢的突触传递中起着重要作用。*CACNA1A* 基因编码电压门控 P/Q

型 Ca^{2+} 通道亚单位 α1，该基因突变常为常染色显性遗传，与周期性和进行性小脑共济失调、家族性偏瘫型偏头痛、眩晕和癫痫有关，该突变会导致钙电流显著降低，可能会改变兴奋和抑制的平衡，这在丘脑皮质环路中尤为重要，因为该环路内的振荡对兴奋或抑制的微小变化非常敏感，这可能导致异常的网络同步，进而促进癫痫发作。

N 型 Ca^{2+} 通道同样参与调控神经递质的释放，其主要分布在皮质、海马、下丘脑、蓝斑核、背侧被盖核、丘脑核团和皮质颗粒层等部位，其中一些区域早已被认为与代谢和警觉状态控制有关，而选择性阻断 N 型 Ca^{2+} 通道会导致昼夜节律紊乱。虽然目前关于 N 型 Ca^{2+} 通道与癫痫的直接联系的证据并不多，但也有研究者发现 N 型 Ca^{2+} 通道 α1B 亚单位敲除小鼠表现出多动的症状，这可能与神经元异常兴奋相关。

R 型 Ca^{2+} 通道广泛分布于外周和中枢神经系统中。在中枢神经系统中，R 型 Ca^{2+} 通道主要参与神经递质释放、突触前可塑性和髓鞘生成。在海马 CA1 神经元中，R 型 Ca^{2+} 通道可以通过在胆碱能刺激后诱发平台电位来触发癫痫样网络活动。M1/M3 胆碱能受体激活可以增强 R 型 Ca^{2+} 通道电流，在 M1 受体敲除小鼠腹腔注射毛果芸香碱后癫痫易感性降低，进一步表明了 R 型 Ca^{2+} 通道的激活能够诱发癫痫活动。

T 型 Ca^{2+} 通道广泛分布在全身，包括心脏、中枢和外周神经系统、肾脏、平滑肌、生殖器官和内分泌器官。虽然 HVA 钙通道的表达及生物物理特性可以受到多种辅助蛋白（β、α2δ 和 γ 亚基）的调节，但目前很少有证据表明功能性的 T 型 Ca^{2+} 通道需要辅助亚基。在神经系统中，3 种亚型（Cav 3.1、Cav 3.2、Cav 3.3）的 T 型 Ca^{2+} 通道在同一类型的细胞中其表达程度存在差异，并且不同的 T 型 Ca^{2+} 通道亚型在神经元亚细胞区域的分布也有所不同。一般来说，Cav 3.1 主要分布于细胞体 / 近端树突区域，Cav 3.2 在细胞体和近端 - 中段树突中，Cav 3.3 则在特定细胞类型的胞体和树突棘，这表明它们通过亚细胞区域的生物调节相互作用，对兴奋性和细胞信号输出做出贡献。毛果芸香碱诱导癫痫后，海马 CA1 锥体神经元中 Cav3.2 mRNA 表达选择性增加，且伴随着 Ca^{2+} 电流的上调；Cav3.2 敲除小鼠对毛果芸香碱诱导的慢性癫痫发作具有抵抗力，并且不会产生颞叶硬化和苔藓纤维出芽。编码人类 Cav3.2 的基因突变与各种遗传性癫痫（genetic generalized epilepsy，GGE）相关，特别是儿童失神性癫痫，体外研究表明这些突变影响了 Cav3.2 的动力学、门控特性和膜表达，导致了过度兴奋。在 WAG/Rij 大鼠的侧膝状核和中央侧核、成年 GAERS 的腹后丘脑传递核中 Cav3.1 mRNA 表达增加，WAG/Rij 大鼠和 GAERS 中丘脑 Cav3.1 和 Cav3.2 mRNA 表达增加，WAG/Rij 大鼠中丘脑网状核和中央侧核中 Cav3.3 mRNA 表达也增加。综上所述，任何 T 型 Ca^{2+} 通道的功能获得性突变都与这些动物模型的癫痫表型有重要关系。

不同类型的钙通道在癫痫发生中可能发挥不同的作用，因此深入研究各种钙通道亚型在不同类型癫痫中的具体作用机制将有助于癫痫患者的精准治疗。目前已经有一些钙通道拮抗剂（如依索酮、唑尼酰胺等）用于抗癫痫治疗，但随着基因组学和个体化医疗的发展，未来的研究可能会致力于开发更具选择性和效果更好的钙通道拮抗剂，以减少不良反应并改善治疗效果。此外，靶向钙通道的药物还可与其他治疗方法结合，如光疗法、神经调控技术等，以提高治疗效果并减少药物副作用。

（四）氯离子通道

氯离子通道是一类允许氯离子（Cl⁻）通过细胞膜的蛋白质通道，它们在调节细胞内外氯离子浓度、维持细胞内环境稳定、调控细胞体积及参与神经信号传导等方面发挥重要作用。与其他对特定离子具有高选择性的阳离子通道不同，氯离子通道也对其他阴离子具有透过性，包括其他卤素离子、伪卤离子 SCN^- 和碳酸氢根离子。

GABA-A 受体是主要的抑制性神经递质 γ-氨基丁酸（GABA）的受体之一，它是大脑中广泛存在一种配体门控的氯离子通道。GABA-A 受体的功能下调，包括受体亚基的基因突变或表达下调，这会减弱神经元的抑制性信号传递，导致神经系统过度兴奋，从而增加癫痫发作的风险。KCC2 是一种钾-氯共转运蛋白，负责将神经元内的 K^+ 和 Cl^- 转运出去，以维持内部低 Cl^- 浓度，从而保证 GABA-A 受体激活时氯离子的流入能产生抑制性效应。KCC2 功能的减弱会导致神经元内 Cl^- 浓度升高，这可能导致 GABA-A 受体激活时产生异常的兴奋性效应，而不是正常的抑制性效应，从而促进癫痫发作的发生。NKCC1 是一种在细胞膜上表达的电中性共转运蛋白，它能够将细胞外的 Na^+、K^+ 和 Cl^- 一起转运至细胞内。在发育早期的大脑中，NKCC1 的活性较高，这促使神经元内的氯离子浓度升高。正常情况下，抑制性神经递质 GABA 通过 GABA-A 受体激活时，会导致氯离子流入神经元，产生抑制性后电位，抑制神经元的兴奋性。然而，如果 NKCC1 的活性异常增强，导致神经元内氯离子浓度过高，GABA 的作用则可能会被逆转，从而导致神经元去极化（即变得更兴奋），而不是产生抑制性效应。因此，NKCC1 的异常活性和调节可能导致儿童特别容易发生癫痫。

虽然目前对于其他氯离子通道如 ClC 家族（电压门控氯离子通道，参与维持细胞内外电解质平衡和调节细胞体积）、ANO/TMEM16 家族（钙激活氯离子通道，参与平滑肌收缩、神经信号传递和感觉传导）在癫痫中的作用的了解较少，但不排除它们在特定情况下也可能通过影响神经元的兴奋性或抑制性信号传递参与到癫痫发生的过程中。总的来说，氯离子通道通过调节神经元的抑制性信号传递对维持大脑的正常电活动至关重要。氯离子通道的功能异常可能导致抑制性信号传递减弱，从而增加神经系统的兴奋性，导致癫痫发作。因此，这些通道也是癫痫研究和治疗的重要靶点。

四、神经递质失衡

神经递质是神经系统中用于神经元之间传递信号的化学物质，它们可以是兴奋性的，也可以是抑制性的。正常情况下，兴奋性和抑制性神经递质之间保持一种平衡状态，以维持大脑功能的正常运作。然而，当这种平衡被打破时，就可能导致癫痫发作。目前普遍认为癫痫产生的根本原因在于兴奋 - 抑制失衡。谷氨酸是中枢神经系统中最常见的兴奋性神经递质。谷氨酸通过与特定的受体结合，兴奋下游神经元，促进神经信号的传递。如果谷氨酸的释放过度或其受体过度激活，会导致神经元异常兴奋，增加癫痫发作的风险。

关于谷氨酸释放增加导致癫痫发作的理论，最早的研究可以追溯到20世纪70年代，在这一时期，科学家们开始关注神经递质，尤其是谷氨酸在癫痫发作中的作用。标志性的研究是由Olney在1969年发表的，他们的工作表明，谷氨酸能够引起大脑中的神经细胞损伤，这种现象后来被称为谷氨酸毒性（glutamate toxicity），为后续探索谷氨酸与癫痫之间的联系奠定了基础。随后Olney等在1986年首次提出癫痫可能是谷氨酸功能改变导致神经元兴奋性增加，以及大脑中持续高水平的兴奋性神经递质可以产生神经毒性，破坏神经元兴奋与抑制之间的平衡，标志着谷氨酸与癫痫关系研究的一个重要起点。1933年在6名将要接受手术的癫痫患者进行的研究中发现癫痫发作前海马区的细胞外谷氨酸浓度较高，而GABA浓度较低，在发作期间，海马区的谷氨酸浓度持续升高至产生神经毒性，这表明细胞外谷氨酸的增加可能会引起癫痫发作，高浓度的谷氨酸甚至会导致细胞死亡，为谷氨酸在癫痫中的作用提供了直接证据。在某些情况下，如脑缺血，神经元可能释放过多的谷氨酸，导致其在突触间隙中的浓度增加，这种过度释放导致的神经元兴奋性增加可能和癫痫发作有关。谷氨酸受体突变导致的谷氨酸受体过度活化，这样的功能异常可能导致神经元的过度兴奋和异常放电，从而影响神经元的兴奋性和稳定性。神经元内部的谷氨酸代谢出现异常，导致谷氨酸的合成速率增加或降解速率减慢，也会引起谷氨酸浓度的增加，增加癫痫发作的风险。谷氨酰胺合成酶（glutamine synthetase，GS）是一种基于星形胶质细胞的代谢酶，这种酶胺化谷氨酸将其转化为谷氨酰胺，谷氨酰胺又被转运到抑制性神经元转化为GABA，或转运到兴奋性神经元还原为谷氨酸。因此，GS在调节谷氨酸和GABA的平衡中起着重要的作用。GS活性的丧失可导致癫痫发作，并通过增加星形胶质细胞释放的细胞外谷氨酸促进癫痫发生。谷氨酸转运蛋白1（glutamate transporter 1，GLT1）的下调也会减弱星形胶质细胞对于谷氨酸的再回收能力，从而进一步加剧癫痫患者的细胞外谷氨酸失调。

γ-氨基丁酸（GABA）是大脑中最重要的抑制性神经递质，GABA 通过与其受体结合，促进氯离子流入神经元，使神经元的电位更加超极化，从而抑制神经元的活动。如果 GABA 的作用减弱，则会减弱其对神经元的抑制作用，导致神经系统过度兴奋，增加癫痫发作的可能性。GABA 的合成依赖于谷氨酸脱羧酶（glutamic acid decarboxylase，GAD），如果 GAD 的功能异常或受到抑制，可能导致 GABA 合成不足，进而降低 GABA 水平，增加神经元的兴奋性。GABA 受体包括 GABA-A 受体和 GABA-B 受体，如果 GABA 受体功能异常，例如受体数量减少、亚基组成改变等，都会导致 GABA 的抑制作用减弱，从而增加神经元的兴奋性。也有观点认为如果细胞过度激活 GABA-A/GABA-B 受体，将会导致大量钾离子从胞内流向胞外，这些钾离子来不及被清除，便造成胞外钾离子的累积，胞内外钾离子浓度的改变导致钾离子的反转电位去极化，使得静息膜电位去极化，进一步提高了细胞的兴奋性，形成恶性循环，最终导致癫痫发作。

综上所述，谷氨酸和 GABA 的合成以及释放过程受到影响都可能导致神经元兴奋性增加，最终促进癫痫的发作。

除了谷氨酸和 GABA 这两个直接参与调节神经系统兴奋性和抑制性平衡的主要神经递质外，其他一些神经递质也与癫痫发作的机制有关。这些关系可能不像谷氨酸和 GABA 那样直接，但这些神经递质通过各种途径间接影响癫痫的发生和发展。5-HT 在调节情绪、睡眠、疼痛感知等多个方面发挥作用，而 5-HT 可能通过增强 GABA 能的抑制性途径间接影响癫痫发作的阈值。5-HT 再摄取抑制剂等药物一定程度上能够抑制局灶性癫痫或全身强直性癫痫的发作。多巴胺是另一种对情绪和运动控制有重要作用的神经递质，多巴胺与癫痫的关系较为复杂，一方面，多巴胺能系统的激活可能具有一定的抗癫痫作用；另一方面，某些情况下多巴胺能活动的异常也可能促进癫痫发作的发生，多巴胺与癫痫之间的确切关系还需进一步研究。乙酰胆碱的主要作用是调节肌肉收缩和松弛以及参与学习、记忆和注意力等认知功能，此外，乙酰胆碱还在自主神经系统中起到调节心率、消化和呼吸等生理功能的作用。毛果芸香碱是 M 型乙酰胆碱受体激动剂，常用于癫痫动物模型的构建，并可在癫痫发作后可引起海马谷氨酸水平升高及 N-甲基-D-天冬氨酸（N-methyl-D-aspartate，NMDA）受体激活，从而维持癫痫发作。通过腹腔注射毛果芸香碱或红藻氨酸诱导的癫痫大鼠模型的内嗅皮质进行电生理记录，低剂量的乙酰胆碱或乙酰胆碱水解酶抑制剂就能诱发癫痫样电活动出现，表明乙酰胆碱的过度释放能够促进癫痫发作。

总的来说，这些神经递质通过复杂的神经网络相互作用，共同维持大脑功能的平衡，当这种平衡被打破时，可能导致癫痫发作。因此，理解这些神经递质在癫痫中的作用不仅对揭示癫痫的病理机制至关重要，也为开发新的治疗方法提供了可能的方向。随着研究技术的不断发展，单细胞转录组学、脑功能成像、神经网络模拟等新技术在神经科学领域的应用将为我们更深入的理解提供可能，特别是基于大数据和人工智能的方法将有助于挖掘复杂的神经递质网络，并揭示其在癫痫发作中的精细调节机制。探索神经递质合成、释放和受体信号通路调控新的分子机制也将是未来研究的重点，对关键调控因子的研究将为开发新的治疗方法提供理论支持。将基础研究成果转化为临床应用是癫痫研究的重要目标，未来我们可能会看到更多基于患者的神经递质异常模式制订个性化的治疗方案。除了神经递质本身，癫痫的发作还受到基因、环境、免疫系统等多种因素的影响，未来的研究应该更加关注这些因素之间的相互作用，以全面理解癫痫的发病机制。

五、炎症和免疫系统

动物模型和各种药物难治性癫痫患者的人脑标本的各项证据显示，癫痫发作会激活大脑特别是癫痫灶附近脑区的先天性和获得性免疫系统，并诱导相关的炎症反应。免疫系统的活动也会对癫痫的产生和传播有不同程度的影响，促肾上腺皮质激素通过刺激肾上腺皮质激素的产生来调节免疫系统的功能，主要用于治疗免疫系统疾病，如肾上腺皮质功能减退症和婴儿先天性肾上腺皮质增生症，但也可用于婴儿难治性癫痫的治疗。免疫系统的激活可能导致炎症反应，释放促炎细胞因子和介质，如白细胞介素-1β（interleukin-1β，IL-1β）、肿瘤坏死因子-α（tumor necrosis factor-α，TNF-α）和白细胞介素-6（IL-6）等。这些炎症因子可以直接影响神经元的兴奋性和突触传递，从而增加癫痫的发作风险。免疫系统的活动使得免疫细胞（如巨噬细胞、T细胞等）活化，这些免疫细胞可以穿越血脑屏障进入大脑，释放细胞因子和毒素，对神经元产生直接的损伤作用，进而促进癫痫的发生。此外，一些自身免疫性疾病，如自身免疫性脑炎和自身免疫性脑膜脑炎，可能导致免疫系统攻击自身神经元和突触，进而引起癫痫发作。

星形胶质细胞、神经元和其他非神经元细胞（特别是小胶质细胞和微血管系统）之间的相互作用在炎症环境的产生、遗传性和获得性癫痫。以及与神经胶质肿瘤相关的癫痫发生中的过度兴奋和癫痫产生中起重要作用。因此这些炎症反应也被定义为"神经炎症"。在人类颞叶癫痫和相关动物模型中，炎性星形胶质细胞在转化生长因子-β受体（transforming growth factor-β receptor，TGFβR）和IL-1β信号转导的控制下表达高水平的基质金属蛋白酶（matrix metalloproteinase，MMP），从而诱导细胞外基质重塑和病理性突触可塑性。体外和体内研究表明，星形胶质细胞在癫痫发作前通过激活TGFβR信号通路介导兴奋性突触形成，并且它们可能参与轴突发芽。这些改变与神经元过度兴奋和自发性癫痫发作有关，并可以通过TGFβR信号阻断剂来预防。神经炎症与氧化应激密切联系，氧化还原蛋白质组与免疫反应密切相关。与其他器官相比，大脑最重要的特征之一是其超高的代谢需求，因此需要消耗大量氧气，同时产生大量的活性氧化物（reactive oxygen species，ROS）。这些潜在的有毒分子会引起氧化应激。这与许多神经系统疾病相关。在中枢神经系统中氧化应激水平不断增加的情况下，ROS可能会推动异常的信号转导以及氧化还原调控的转录因子的激活。过氧化氢（hydrogen peroxide，H_2O_2）是核因子-κB（nuclear factor κB，NF-κB）的高效激活剂，可实现核转位并转录激活免疫调节靶基因。例如TNF-α、IL-1β和IL-6，促进神经元的兴奋性增加和癫痫发作。热惊厥是一种急性癫痫发作类型，通常发生在婴幼儿和幼儿期，主要是由于高热引起的神经元异常放电所致。热惊厥的典型特征是在高热（体温超过39℃）的情况下突然发生癫痫发作。在热惊厥发作过程中，高热会导致机体炎症反应加剧，促使免疫系统释放炎性介质，影响神经元之间的信号传导，进而引发癫痫发作。

自身免疫性癫痫是一种罕见但重要的癫痫类型，自身免疫性癫痫是指免疫系统错误地攻击并损害大脑神经元，导致癫痫发作。具体来说，它是由于某些原因，免疫系统产生了错误识别大脑组织为外来抗原的自身抗体，这些自身抗体会结合到大脑神经元上，激活补体系统和细胞毒性T细胞，从而破坏神经元结构和功能，神经元受损，其电活动失调，从而引发癫痫发作。自身免疫性癫痫可以表现为不同类型的癫痫发作，包括部分性癫痫发作、全面性癫痫发作及新发难治性癫痫持续状态等。自身免疫性癫痫患者可能会出现反复发作的癫痫发作，以及其他神经系统功能障碍，如认知障碍、行为异常等。典型的自身免疫性癫痫病例常伴有脑部炎症，如拉瑟森脑炎等。诊断自身免疫性癫痫通常需要详细的临床评估、神经影像学检查、脑脊液分析及免疫学检测等，常规抗癫痫药物可能无法有效控制自身免疫性癫痫发作，因此其治疗方案通常需要联合应用免疫调节治疗或其他治疗方法。

深入了解免疫系统在癫痫发作中的具体作用可能揭示新的治疗靶点。这些靶点可能包括特定的免疫通路、炎症因子或细胞类型，针对这些靶点的治疗策略可能可以给患者带来更有效的治疗选择。随着我们对癫痫发作机制的深入理解，个体化治疗策略也将得到发展。通过分析患者的免疫系统状态、遗传背景和病因，我们可以制订针对性的治疗方案，提高治疗的针对性和有效性。新技术的不断发展为癫痫的诊断和治疗带来了新的可能性。例如，单细胞转录组学和蛋白组学技术的应用可以帮助我们更全面地了解癫痫发作过程中免疫系统的作用，从而指导治疗的选择和调整。由于癫痫是一种复杂的疾病，其发病机制涉及神经科学、免疫学、分子生物学等多个学科领域，未来的研究需要加强跨学科的合作，共同探索癫痫发作的机制，以及免疫系统在其中的作用。总的来说，未来的研究将继续深入探索免疫系统与癫痫之间的关系及免疫性癫痫的特点。通过合作研究和技术创新，我们有望为癫痫患者提供更有效的治疗方案，改善其生活质量。

六、大脑结构异常

脑结构发育异常，如脑发育畸形、脑缺陷、皮质发育不良等，都可能导致神经元发育异常或神经环路异常，增加癫痫发作的风险。1971年，Taylor等学者对10例接受手术治疗的难治性癫痫患者进行了脑组织病理学检查，首次发现并描述了皮质中的大而畸形的神经元，并将该疾病定义为局灶性皮质发育不良（FCD）。FCD是儿童和成人难治性癫痫的常见病因之一，患病率相对较高，约50%的癫痫患者由各种不同类别的局灶性皮质发育不良引起，不到75%的儿童癫痫和约20%的成人癫痫都存在皮质发育不良。脑外伤、脑血管畸形、脑卒中或创伤性脑损伤（traumatic brain injury，TBI）也会导致脑部某个区域的神经元受损或死亡，从而干扰正常的神经元活动，也是引发癫痫发作的常见原因。单侧TBI大鼠模型表明，在TBI后的5周，脑损伤大鼠的脑电记录仅出现癫痫样网络活动，而无癫痫大发作，然而在TBI后33周，几乎所有脑损伤的大鼠都表现出自发性癫痫发作，包括抽搐性癫痫大发作。流行病学调查显示，在退伍军人中，将近60%的癫痫发作与TBI相关，不仅在TBI后的早期阶段会出现癫痫发作，而且在TBI后数年癫痫仍然是导致患者死亡的主要原因。胶质细胞（尤其是星形胶质细胞和小胶质细胞）在TBI后会发生形态和分子水平的变化，并最终形成瘢痕组织，称为"胶质瘢痕"，胶质瘢痕是慢性局灶性癫痫最突出的特征之一。海马硬化也被称为中颞叶硬化，在难治性颞叶癫痫的患者中很普遍，中颞叶硬化的特征之一便是海马区域胶质瘢痕的出现。脑肿瘤是一种脑结构异常，它的生长可能对周围神经元产生压迫或影响，导致神经元异常兴奋性，从而引发癫痫发作。多形性胶质母细胞瘤作为最常见的恶性中枢神经系统脑肿瘤，通常具有侵袭性，并且能和神经元直接形成电化学突触，融入肿瘤侵袭的神经环路中，影响整个神经网络的兴奋性，导致癫痫发作。

随着现代医学技术的不断创新和提升，对于脑结构病变的检测水平也在逐步提高。先进的成像技术如磁共振成像可以提供高分辨率的大脑图像，用于检测脑结构的异常，如肿瘤、脑积水、脑囊肿等，帮助确定癫痫的病因；计算机断层扫描可以快速获取大脑的X射线图像，用于检测颅内病变，如颅内出血、颅内肿瘤脑等，有助于确定可能引起癫痫的病变；磁共振波谱学可以测量大脑中特定代谢物的浓度，用于评估神经递质水平和脑化学成分的变化，为癫痫的诊断和治疗提供辅助信息。这些技术不仅可以帮助医师及时发现和诊断大脑结构的异常，还可以为癫痫的研究提供更深入的了解，这些诊断方法结合使用，可以帮助医师确定癫痫的类型、定位病变部位、排除其他病因，并为制订个性化的治疗方案提供重要依据。通过综合应用这些检测技术，提高癫痫的确诊率和治疗效果。

七、总结与展望

癫痫的发作机制是一个涉及多种因素的复杂过程，其中包括遗传因素、炎症反应及脑结构异常等，这些因素作用于离子通道或者神经递质及其受体，导致兴奋性神经元的过度放电或抑制性神经元的放电减弱，最终导致神经网络的失衡和癫痫的发作。然而，除了我们已知的这些机制外，癫痫可能还存在其他尚未完全揭示的发病机制，特别是抑制性中间神经元在其中的作用。不同类型的中间神经元不仅分子表达不同，其电生理特性也千差万别，在癫痫放电活动中可能扮演不同的角色。因此，未来研究的一个重点将是揭示这些新的机制，并寻找治疗癫痫的新靶点。

近年来，越来越多的研究表明，肠道微生物群落与神经系统疾病之间存在联系，肠道菌群的失衡可能影响大脑功能，进而影响癫痫的发作。因此，调节肠道菌群可能成为治疗癫痫的新途径之一，益生菌、益生元等方法可能有助于维持肠道菌群的平衡，为改善癫痫患者的治疗效果提供新思路。此外，神经营养因子在神经元的生存和功能维持中起着重要作用，某些神经营养因子的缺乏或异常可能导致神经元功能异常，从而促进癫痫的发作，因此研究神经营养因子的变化及其调节机制对于揭示癫痫的新机制具有重要意义。一些代谢紊乱，如低血糖、电解质失衡（如钠、钾、钙等）、酮症酸中毒等，都可能诱发或加重癫痫发作。激素水平的变化可能对癫痫的发病和病情有一定影响。激素在神经系统中扮演着重要的调节作用，而激素水平的异常变化可能引起神经元兴奋性的改变，从而影响癫痫的发作。一些研究表明，女性患者在月经周期不同阶段癫痫发作的频率可能会有所变化，这与雌激素和孕激素水平的波动有关，雌激素和孕激素可能对神经元的兴奋性和抑制性产生影响，因此在患有癫痫的女性中，月经周期、妊娠和更年期等生理状态的变化可能会影响癫痫的发作。

随着生活节奏的加快，部分人对精神活性物质的需求增加，他们希望通过其来缓解压力、焦虑和抑郁等心理问题，以应对快节奏生活带来的种种挑战。然而，药物滥用可能会诱发癫痫发作，尤其是当某些药物具有神经系统抑制或兴奋作用时。某些精神活性物质，如酒精、镇静剂、催眠药等，如果患者长期滥用后突然停止使用，可能引发戒断症状，引发癫痫发作。此外，某些精神活性物质本身也是一种神经系统抑制剂，例如长期酗酒，会损害神经元功能，增加癫痫发作的风险。因此，精神活性物质滥用可能会对神经系统产生不良影响，增加癫痫发作的风险，对于癫痫患者来说，精神活性物质滥用可能会加重病情，甚至诱发癫痫发作。

抗癫痫药物是治疗癫痫的主要手段之一，这些药物通常作用于离子通道或受体，以降低神经网络的兴奋性，从而减少癫痫的发作次数，降低严重程度。通过外科手术切除癫痫致痫灶也是一种常见的治疗方法。尽管这些治疗手段在一定程度上可以控制癫痫的症状，但在治疗癫痫方面仍然没有实质性的突破。在未来的治疗中，针对新的靶点进行干预可能会带来更好的治疗效果。例如，针对免疫系统、肠道菌群及神经营养因子的调节可能成为治疗癫痫的新策略。同时，基因编辑技术的发展也为治疗癫痫提供了新的途径，可以通过修正相关基因的突变来减少癫痫的发作。另外，神经调控技术如脑-机接口技术的应用也为癫痫治疗带来了新的可能性，有望为癫痫患者带来更有效的治疗方案，减少癫痫的发作频率，降低严重程度。随着科学技术的不断进步，相信未来对于癫痫的研究和治疗将会迎来新的突破和进展。

（王　爽　舒友生）

第 3 章
癫痫诊断与临床分类

第一节 癫痫西医诊断标准与分类诊断

一、基本概念

（一）癫痫发作

癫痫发作是指脑神经元异常过度、同步化放电活动所造成的一过性临床表现。临床表现可多种多样，如感觉、运动、自主神经、意识、情感、记忆、认知及行为等障碍。一般具有突发突止、一过性、自限性的共同特点。

按照有无诱因，癫痫发作大致可分为诱发性发作和非诱发性发作。诱发性发作最常见于中枢神经系统疾病（感染、脑出血、脑梗死、脑外伤、颅内肿瘤等）或全身系统性疾病（血糖异常、电解质紊乱、代谢异常、中毒、发热等）的急性期。非诱发性发作则找不到明确的急性诱因。例如，病毒性脑炎急性期出现的癫痫发作是诱发性发作，而脑炎数年后出现的癫痫发作则为非诱发性发作。

（二）癫痫

癫痫是一种以具有持久性的致痫倾向为特征的脑部疾病。癫痫不是单一的疾病实体，而是一种有着不同病因基础、临床表现各异但以反复癫痫发作为共同特征的慢性脑部疾病状态。

既往通常采用 2005 年国际抗癫痫联盟（ILAE）对癫痫的定义，即临床出现两次（间隔至少 24 小时）非诱发性癫痫发作则可诊断癫痫。目前通常采用 2014 年 ILAE 推出的新的癫痫临床实用性定义（表 3-1），除两次非诱发性癫痫发作外，脑部存在持久性致痫倾向的前提下，一次癫痫发作就能诊断癫痫。重要的是，2014 年 ILAE 提出年龄依赖性癫痫综合征，现在已经过了癫痫发作的年龄或停抗发作药物至少 5 年，过去 10 年仍无发作者可认为癫痫已治愈。

表 3-1　2014 年 ILAE 提出的临床实用性定义

1. 至少两次间隔大于 24 小时的非诱发性（或反射性）发作
2. 一次非诱发性（或反射性）发作，且未来 10 年再发风险与两次非诱发性发展再发风险相当（至少 60%）
既往脑损伤
脑电图提示癫痫样异常
头颅影像学提示结构性损害
夜间发作
3. 诊断为某种癫痫综合征

（三）癫痫综合征

癫痫综合征（epileptic syndrome）是指由一组特定的临床表现和脑电图改变组成的癫痫疾病。临床上常结合发病年龄、发作类型、病因学、解剖基础、发作时间规律、诱发因素、发作严重程度、其他伴随症状、脑电图及影像学结果、既往史、家族史、对药物的反应及转归等资料，做出某种癫痫综合征的诊断。诊断癫痫综合征对于治疗选择、判断预后等方面具有一定指导意义。

（四）癫痫性脑病

癫痫性脑病（epileptic encephalopathy）是指由频繁癫痫发作和（或）癫痫样放电造成的进行性神经精神功能障碍或退化，如认知、语言、感觉、运动及行为等方面。大多为新生儿、婴幼儿或儿童期发病，脑电图明显异常，药物治疗效果差，临床总体表现为慢性进行性神经功能衰退。如 West 综合征、Lennox-Gastaut 综合征及 Dravet 综合征等。

二、癫痫的诊断

（一）癫痫的诊断步骤

癫痫的诊断可分为以下 5 个步骤（图 3-1）。
（1）确定发作性事件是否为癫痫发作。
（2）确定癫痫发作的类型。
（3）确定癫痫及癫痫综合征的类型。
（4）确定病因。
（5）确定共患病。

（二）癫痫的诊断方法

1. **病史资料**　病史询问是癫痫诊断中最重要的环节。应包括首次发作年龄、发作前状态或促发因素（觉醒、清醒、睡眠、饮酒、少眠、过度疲劳、心理压力、精神刺激、发热、体位、运动、前驱症状及与月经的关系等）、发作最初时的症状/体征（先兆、运动性表现等）、发作时表现（睁眼、闭眼、姿势、肌张力、

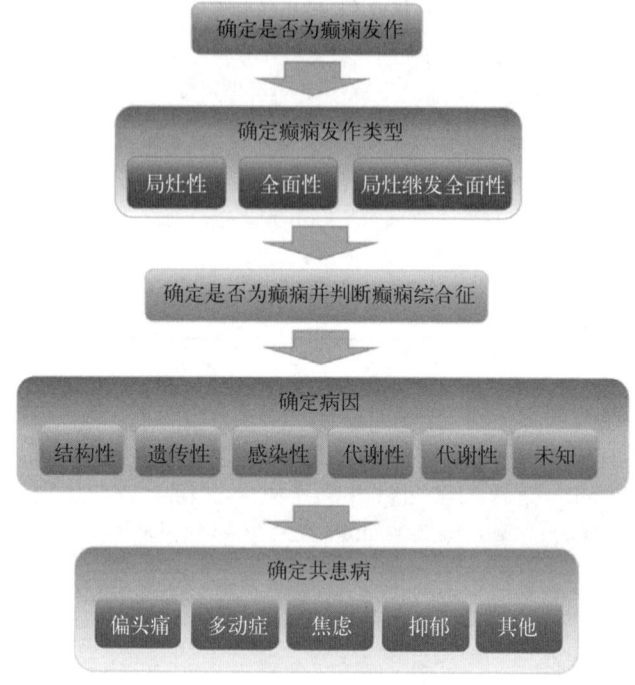

```
                    确定是否为癫痫发作
                            ↓
                    确定癫痫发作类型
              [局灶性] [全面性] [局灶继发全面性]
                            ↓
              确定是否为癫痫并判断癫痫综合征
                            ↓
                         确定病因
        [结构性] [遗传性] [感染性] [代谢性] [代谢性] [未知]
                            ↓
                         确定共患病
           [偏头痛] [多动症] [焦虑] [抑郁] [其他]
```

图 3-1　癫痫诊断步骤

运动症状、自主神经症状、自动症、意识状态、舌咬伤、尿失禁等）、发作演变过程、发作持续时间、发作后表现（清醒、烦躁、嗜睡、朦胧状态、Todd 麻痹、失语、遗忘、头痛、肌肉酸痛等）、发作频率和严重程度。同时还需要询问患者既往检查、诊断、治疗等情况。

癫痫患者既往史中，应重点询问围产史（早产、难产、缺氧窒息、产伤、颅内出血等）、中枢神经系统其他病史（感染、外伤、卒中等）、生长发育史、有无新生儿惊厥及热惊厥史、家族史等。

2.体格检查　全身检查，应重点检查患者意识状态、精神状态、认知功能、局灶体征（偏瘫/偏盲等）、各种反射及病理征等，还需排查某些神经皮肤综合征。

3.辅助检查

（1）脑电图（EEG）：是诊断癫痫发作、确定发作和癫痫的类型最重要的辅助手段，为癫痫的常规检查，必要时可延长监测时间或多次检查。

（2）神经影像学：磁共振成像（MRI）对于发现脑部结构性异常有很高的价值。随着技术的进步，7T-MRI 检查、单光子发射计算机断层扫描（SPECT）、正电子发射断层扫描（PET）及结合人工智能技术能大大提高癫痫病灶的检出率。

此外，血液、脑脊液、心电图检查、基因检查等对癫痫的诊断、鉴别诊断、癫痫综合征的判断等具有重要作用，临床上应结合患者进行必要的辅助检查。

（三）癫痫发作的分类

目前，世界范围内普遍应用的仍是 ILAE 在 1981 年推出的癫痫发作分类。2017 年，ILAE 分类工作报告对癫痫发作的概念和分类进行了部分修订，该分类在临床工作中的应用也逐渐增多。两者对比见图 3-2。

A

部分性发作
　单纯部分性发作
　复杂部分性发作
　部分性继发全面性

全面性发作
　失神发作
　肌阵挛性发作
　阵挛性发作
　强直性发作
　强直-阵挛性发作
　失张力性发作

不能分类的发作

B

局灶性起源
　意识清楚　意识受损
　运动性
　　自动症
　　失张力发作
　　阵挛发作
　　癫痫样痉挛发作
　　过度运动发作
　　肌阵挛发作
　　强直发作
　非运动性发作
　　自主神经性发作
　　行为终止
　　认知性发作
　　情绪性发作
　　感觉性发作

局灶性进展为
双侧强直-阵挛性

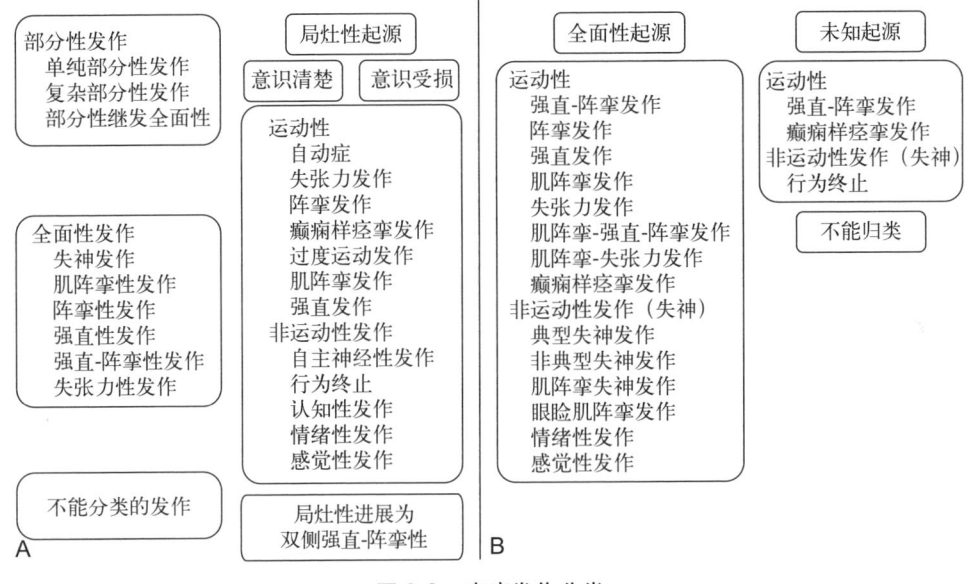

全面性起源
　运动性
　　强直-阵挛发作
　　阵挛发作
　　强直发作
　　肌阵挛发作
　　失张力发作
　　肌阵挛-强直-阵挛发作
　　肌阵挛-失张力发作
　　癫痫样痉挛发作
　非运动性发作（失神）
　　典型失神发作
　　非典型失神发作
　　肌阵挛失神发作
　　眼睑肌阵挛发作
　　情绪性发作
　　感觉性发作

未知起源
　运动性
　　强直-阵挛发作
　　癫痫样痉挛发作
　非运动性发作（失神）
　　行为终止

不能归类

图 3-2　癫痫发作分类
A. 1981 年癫痫发作分类；B. 2017 年癫痫发作分类

1981 年，ILAE 癫痫发作分类以临床表现和 EEG 改变（发作间期及发作期）作为分类依据，将癫痫发作分为以下几种。①部分性癫痫发作：最初的临床发作表现和 EEG 改变提示"一侧大脑半球内的一组神经元首先受累"，按照有无意识障碍，将部分性发作进一步分为简单部分发作、复杂部分发作和继发全面性发作；②全面性癫痫发作：最初的临床发作表现及 EEG 改变提示"双侧大脑半球同时受累"；③不能分类的发作。

2017 年癫痫发作分类较 1981 年版变化如下。

（1）将"部分性"改为"局灶性"。

（2）某些发作类型可以是局灶性、全面性或未知的发作。

（3）不明原因的癫痫发作可能具有可分类的特征。

（4）意识被用作局灶性癫痫发作的分类。

（5）取消了认知障碍、单纯部分性、复杂部分性、精神性和继发全面性的术语。

(6）新的局灶性癫痫发作类型包括自动症、自主神经发作、行为终止、认知性发作、情绪性发作、过度运动、感觉性发作及局灶性进展为双侧强直阵挛性癫痫发作，失张力性发作、阵挛性发作、癫痫性痉挛、肌阵挛性发作和强直性癫痫发作可以是局灶性起源，也可以是全面性起源。

（7）新的全面性起源的癫痫发作类型包括眼睑肌阵挛伴失神、肌阵挛失神、肌阵挛-强直-阵挛、肌阵挛-失张力和癫痫性阵挛。

（四）常见癫痫发作类型及诊断要点

1. **全身强直阵挛发作**（generalized tonic-clonic seizure，GTCS）　全身强直阵挛发作既往也称为大发作（grand mal），以意识丧失、双侧对称强直后紧跟有阵挛动作并通常伴有自主神经受累表现为主要临床特征。

2. **失神发作**

（1）典型失神：发作突发突止，表现为动作突然中止或明显变慢，意识障碍，不伴有或伴有轻微的运动症状（如阵挛、肌阵挛、强直、自动症等）。发作通常持续5～20秒（＜30秒）。发作时 EEG 呈双侧对称同步、3Hz（2.5～4Hz）的棘慢综合波爆发。约90%的典型失神患者可被过度换气诱发，主要见于儿童和青少年，如儿童失神癫痫和青少年失神癫痫，罕见于成人。

（2）不典型失神：发作起始和结束均较典型失神缓慢，意识障碍程度较轻，伴随的运动症状（如自动症）也较复杂，肌张力通常减低，发作持续可能超过20秒。发作时 EEG 表现为慢的（＜2.5Hz）棘慢波综合节律，主要见于严重神经精神障碍的患者，如 Lennox-Gastaut 综合征。

3. **强直发作**　表现为躯体中轴、双侧肢体近端或全身肌肉持续性的收缩，肌肉僵直，没有阵挛成分。通常持续2～10秒，偶尔可达数分钟。发作时 EEG 显示双侧性波幅渐增的棘波节律（20Hz±5Hz）或低波幅约10Hz节律性放电活动，主要见于 Lennox-Gastaut 综合征。

4. **阵挛发作**　表现为双侧肢体节律性（1～3Hz）的抽动，伴有或不伴有意识障碍，多持续数分钟。发作时 EEG 为全面性（多）棘波或（多）棘-慢波综合。

5. **肌阵挛发作**　表现为不自主、快速短暂、电击样肌肉抽动，每次抽动历时10～50毫秒，很少超过100毫秒。可累及全身，也可限于某局部肌肉或肌群。可非节律性反复出现。发作期典型的 EEG 表现为爆发性出现的全面性多棘慢波综合。

6. **失张力发作**　表现为头部、躯干或肢体肌肉张力突然丧失或减低，发作之前没有明显的肌阵挛或强直成分。发作持续1～2秒或更长。临床表现轻重不一，轻者可仅有点头动作，重者则可导致站立时突然跌倒。发作时 EEG 表现为短暂全面性2～3Hz（多）棘-慢波综合发放或突然电压降低。

7. **简单部分性发作**　发作时无意识障碍。根据放电起源和累及的部位不同，简单部分性发作可表现为运动性、感觉性、自主神经性和精神性发作4类，后两者较少单独出现，常发展为复杂部分性发作。

8.复杂部分性发作　发作时有不同程度的意识障碍，可伴有一种或多种简单部分性发作的内容。

9.继发全面性发作　简单或复杂部分性发作均可继发全面性发作，可继发为全面强直-阵挛、强直或阵挛发作。本质上仍为部分性发作。

此外，癫痫的诊断还包括癫痫及癫痫综合征的分类、癫痫共患病的诊断等内容，对癫痫患者进行综合判断和评估对治疗及预后判断具有非常重要的作用。这些内容不作为本书的重点，读者可参照国内外癫痫指南进一步学习。

（彭安娇）

第二节　癫痫中医诊断与中医证型分类

癫痫俗称"羊角风"。临床以突然意识丧失，甚则仆倒，不省人事，强直抽搐，口吐涎沫，两目上视或口中怪叫，移时苏醒，一如常人为特征。发作前可伴眩晕、胸闷等先兆，发作后常有疲倦乏力等症状。

痫病首见于《黄帝内经》，《素问·奇病论》曰："人生而有病巅疾者……病名为胎病，此得之在母腹中时，其母有所大惊，气上而不下，精气并居，故令子发为巅疾也。"不仅提出"胎病""巅疾"的病名，并指出发病与先天因素有关。对于本病的临床表现，前人已有确切的描述，如《古今医鉴·五痫》曰："发则猝然倒仆，口眼相引，手足搐搦，背脊强直，口吐涎沫，声类畜叫，食顷乃苏。"《证治准绳·癫狂痫总论》曰："痫病发则昏不知人，眩仆倒地，不省高下，甚而瘛疭抽掣，目上视，或口眼㖞斜，或口作六畜之声。"前人进一步总结了痫病的发病病因，其中隋代巢元方《诸病源候论·痫》根据不同病因将痫病分为风痫、惊痫、食痫、痰痫等。《古今医鉴·五痫》曰："原其所由，或因七情之气郁结，或为六淫之邪所干，或因受大惊恐，神气不守，或自幼受惊，感触而成，皆由迷心窍，如痴如愚。"强调七情、六淫及惊恐等均可导致本病。宋金时代，对本病的发病机制进行了较为深刻的阐述，陈无择《三因极一病证方论·癫痫叙论》曰："癫痫病，皆由惊动，使脏气不平，郁而生涎，闭塞诸经，厥而乃成。或在母胎中受惊，或少小感风寒暑湿，或饮食不节，逆于脏气。"指出多种因素导致脏气不平，阴阳失调，神乱而病。朱丹溪《丹溪心法·痫》曰："无非痰涎壅塞，迷闷孔窍。"强调痰迷心窍引发痫病。对于本病的治疗，《临证指南医案·癫痫》龚商年按语说："痫之实者，用五痫丸以攻风，控涎丸以劫痰，龙荟丸以泻火；虚者，当补益气血，调摄阴阳，养营汤、河车丸之类主之。"王清任则认为痫病的发生与元气虚，"不能上转入脑髓"，和脑髓瘀血有关，并创龙马自来丹、黄芪赤风汤治之。现代医家在总结前人经验的基础上，将定痫丸、龙胆泻肝汤、涤痰汤、通窍活血汤、左归丸、六君子汤、归脾汤等应用到"风、火、痰、瘀、虚"等所导致的痫病的治疗中。

一、中医病因病机

痫病的发生，大多由于先天因素、七情失调、脑部外伤、饮食不节、劳累过度，或患他病之后，造成脏腑失调，痰浊阻滞，气机逆乱，风阳内动所致，而尤以痰邪作祟最为重要。

（一）中医病因

1. **先天因素**　痫病之始于幼年者多见，与先天因素有密切关系，所谓"病从胎气而得之"。《黄帝内经》认为多因"在母腹中时，其母有所大惊"所致。若母体突受惊恐，一则导致气机逆乱，一则导致精伤而肾亏，所谓"恐则精却"。母体精气之耗伤，必使胎儿发育异常，出生后，遂易发生痫病。而妊娠期间，母体多病，服药不当，损及胎儿，尤易成为发病的潜在因素。

2. **七情失调**　主要责之于惊恐。《素问·举痛论》认为，恐则气下，惊则气乱。历代医家持此论者颇多。由于突受大惊大恐，造成气机逆乱，进而损伤脏腑，肝肾受损，则易致阴不敛阳而生热生风。脾胃受损，则易致精微不布，痰浊内聚，经久失调，一遇诱因，痰浊或随气逆，或随火炎，或随风动，蒙蔽心神清窍，是以痫病作矣。

    小儿脏腑娇嫩，元气未充，神气怯弱，或素蕴风痰，更易因惊忤而发生本病，正如《景岳全书·癫狂痴呆》云："盖小儿神气尚弱，惊则肝胆夺气而神不守舍，舍空则正气不能主，而痰邪足以乱之。"

3. **脑部外伤**　跌仆撞击，或出生时难产，均能导致脑窍受损，瘀血阻络，经脉不畅，脑神失养，使神志逆乱，昏不知人，遂发痫病。《读医随笔·证治类》指出："癫痫之病，其伤在血……杂然凝滞于血脉，血脉通心，故发昏闷，而又有抽掣叫呼者，皆心肝气为血困之象。"

4. **其他**　或因六淫之邪所干，或因饮食失调，或因患他病后，脏腑受损，均可导致积痰内伏。一遇劳累过度，生活起居失于调摄，遂致气机逆乱，触动积痰，生热动风，壅塞经络，闭塞心窍，上扰脑神，发为痫病。

（二）中医病机

痫之为病，病理因素总以痰为主，每由风、火触动，痰瘀内阻，蒙蔽清窍而发病。以心脑神机失用为本，风、火、痰、瘀致病为标。其中痰浊内阻，脏气不平，阴阳偏胜，神机受累，元神失控是病机的关键所在。而痫病之痰，具有随风气而聚散和胶固难化两大特点，痫病之所以久发难愈，反复不止，正是胶固于心胸的"顽痰"所致。痰聚气逆闭阻，闭阻清窍，则痫证发作；痰降气顺，则发作休止；若风阳痰火逆而不降，则见痫证大发作。至于发作时间的久暂，间歇期的长短，则与气机顺逆和痰浊内聚程度有密切关系。

痫病与五脏均有关联，但主要责之于心肝，顽痰闭阻心窍，肝经风火内动是痫病的主要病机特点。久发耗伤精气，可致心肾亏虚；或气血不足，而见心脾两虚。

痫病的病机转化决定于正气的盛衰及痰邪深浅。发病初期，痰瘀阻窍，肝郁化火生风，风痰闭阻，或痰火炽盛等，以实证为主，因正气尚足，痰浊尚浅，易于康复；若日久不愈，损伤正气，首伤心脾，继损肝肾，加之痰瘀凝结胶固，表现为虚实夹杂，则治愈较难，甚至神情呆滞，智力减退。

二、中医诊断依据与鉴别诊断

（一）中医诊断依据

1. 典型发作时表现为突然昏倒，不省人事，两目上视，四肢抽搐，口吐涎沫，或有异常叫声等，或仅有突然呆木，两眼瞪视，呼之不应，或头部下垂，肢软无力，面色苍白等。局限性发作可见多种形式，如口、眼、手等局部抽搐而无突然昏倒，或凝视，或语言障碍，或无意识动作等。多数数秒至数分钟恢复。发作突然，醒后如常人，醒后对发作时情况不知，反复发作。

2. 发作前可有眩晕、胸闷等先兆症状。

3. 任何年龄、性别均可发病，但多在儿童期、青春期或青年期发病，可有家族史或外伤史，多因惊恐、劳累、情志过极等诱发。

（二）中医鉴别诊断

1. **痫病与中风** 典型发作的痫病与中风均有突然仆倒、昏不知人等表现，但痫病有反复发作史，发时伴有口吐涎沫，两目上视，四肢抽搐，或口中怪叫，可自行苏醒，无半身不遂、口舌㖞斜等症状，而中风则倒地无声，昏迷持续时间长，醒后常有半身不遂、口舌㖞斜等症状。

2. **痫病与厥证** 厥证除了可见突然仆倒、昏不知人等症状外，还伴有面色苍白，四肢厥冷，或见口噤，握拳，手指拘急，而无口吐涎沫，两目上视，四肢抽搐和口中怪叫之症状。

3. **痫病与痉证** 两者均具有四肢抽搐等症状，但痫病仅见于发作之时，并伴有口吐涎沫，口中怪叫，醒后如常人。而痉证多见持续发作，伴有角弓反张，身体强直，经治疗恢复后，或仍有原发疾病的存在。

三、证型分类

（一）风痰闭阻证

发病前常有眩晕，头昏，胸闷，乏力，痰多，心情不悦。发作可呈多样性，或见突然仆倒，神志不清，四肢抽搐，口吐涎沫，或伴怪叫及二便失禁，或短暂神志不清，双目发呆，茫然所失，谈话中断，持物落地，或精神恍惚而无抽搐，舌质红，苔白腻，脉弦滑有力。

证机概要：痰浊素盛，肝阳化风，痰随风动，风痰闭阻，上干清窍。

治法：涤痰息风，开窍定痫。

代表方：定痫丸加减。

常用药：天麻、全蝎、僵蚕平肝息风镇痉；川贝母、胆南星、姜半夏、竹沥、石菖蒲涤痰开窍而降逆；琥珀、茯神、远志、朱砂镇心安神定痫；茯苓、陈皮健脾益气化痰；丹参活血化瘀通络。

眩晕、目斜视者，加生龙骨、生牡蛎、磁石、珍珠母重镇安神。

（二）痰火扰神证

发作时昏仆抽搐，吐涎，或伴有口中怪叫，平时急躁易怒，心烦失眠，咳痰不爽，口苦咽干，便秘溲黄，病发后，症状加重，彻夜难眠，目赤，舌红，苔黄腻，脉弦滑而数。

证机概要：痰浊蕴结，气郁化火，痰火内盛，上扰脑神。

治法：清热泻火，化痰开窍。

代表方：龙胆泻肝汤合涤痰汤加减。前方以清泻肝火、调气开窍为主，后方以涤痰开窍见长。

常用药：龙胆、青黛、芦荟直入肝经而泻肝火；大黄、黄芩、栀子通泻上中下三焦之火；姜半夏、胆南星、木香、枳实理气涤痰；茯苓、橘红、人参健脾益气化痰；石菖蒲、麝香走窜，清心开窍；当归和血养肝。

有肝火动风之势者，加天麻、石决明、钩藤、地龙、全蝎以平肝息风。

（三）瘀阻脑络证

平素头晕头痛，痛有定处，常伴单侧肢体抽搐，或一侧面部抽动，颜面口唇青紫，舌质暗红或有瘀斑，舌苔薄白，脉涩或弦。多继发于颅脑外伤、产伤、颅内感染性疾病后，或见于先天脑发育不全者。

证机概要：瘀血阻窍，脑络闭塞，脑神失养而风动。

治法：活血化瘀，息风通络。

代表方：通窍活血汤加减。

常用药：赤芍、川芎、桃仁、红花活血化瘀；麝香、老葱通阳开窍，活血通络；地龙、僵蚕、全蝎息风定痫。

痰涎偏盛者，加半夏、胆南星、竹茹以化痰。

（四）心脾两虚证

反复发痫，神疲乏力，心悸气短，失眠多梦，面色苍白，体瘦纳呆，大便溏薄，舌质淡，苔白腻，脉沉细而弱。

证机概要：痫发日久，耗伤气血，心脾两伤，心神失养。

治法：补益气血，健脾宁心。

代表方：六君子汤合归脾汤加减。前方健脾益气，化痰降逆；后方益气养血，补心安神。

常用药：人参、茯苓、白术、炙甘草健脾益气助运；陈皮、姜半夏理气化痰降逆；当归、丹参、熟地黄养血和血；酸枣仁养心安神；远志、五味子敛心气，宁心神。

痰浊盛而恶心呕吐痰涎者，加胆南星、姜竹茹、瓜蒌、石菖蒲、旋覆花化痰降浊；便溏者，加炒薏苡仁、炒扁豆、炮姜等健脾止泻；夜游者，加生龙骨、生牡蛎、生铁落等镇心安神。

（五）心肾亏虚证

痫病频发，神思恍惚，心悸，健忘失眠，头晕目眩，两目干涩，面色晦暗，耳轮焦枯不泽，腰膝酸软，大便干燥，舌质淡红，脉沉细而数。

证机概要：痫病日久，心肾精血亏虚，髓海不足，脑失所养。

治法：补益心肾，潜阳安神。

代表方：左归丸合天王补心丹加减。前方滋补肝肾，填精益髓；后方滋阴养血，安神宁心。

常用药：熟地黄、山药、山萸肉、菟丝子、枸杞子补益肝肾；鹿角胶、龟甲胶峻补精血；川牛膝补肾强腰；生牡蛎、鳖甲滋阴潜阳。

神思恍惚，持续时间长者，加阿胶补益心血；心中烦热者，加焦山栀、莲子心清心除烦；大便干燥者，加玄参、天花粉、当归、火麻仁养阴润肠通便。

四、中医辨证分型的相关研究

王永炎等将癫痫的病机概括为"虚气留滞"，认为癫痫以元气亏虚（虚气）为本，脾肾亏虚、髓海不足、脑络失养为要；以气血津液留滞不畅（留滞）为标，气郁痰阻、血瘀毒聚、闭窍动风为关键。虚气为本，脾肾亏虚、髓空络损为要，分为肾虚、脾虚、髓空络损。以留滞为标，郁痰瘀毒、窍闭风动关键，主要分为气郁、痰阻、血瘀、毒聚及窍闭风动。虚气与留滞互为因果，主要分为肝肾阴虚、气血两虚、气郁血瘀、痰瘀互结、痰热上扰、气虚痰阻、气虚血瘀、阳虚痰滞、阴虚风动等。癫痫发作与先天因素（禀赋体质、孕期保健）、后天因素（惊、风、痰、食、热、瘀、虫、伏邪）均有关，病因病机不外乎虚、实及虚实夹杂。

杨道平等将癫痫的辨证分型概括为实证和虚证两大类。实证可细分为以下几种。①痰火扰神证：急躁易怒，心烦失眠，咳痰不爽，口苦咽干，便秘溲黄。治疗以清肝泻火、化痰开窍为主，方以龙胆泻肝汤加减。②风痰闭窍证：发病前多有眩晕，胸闷，乏力，痰多，心情不悦，脉多弦滑有力。治疗以涤痰息风镇痫为主，方以定痫丸加减。③瘀阻脑络证：头部刺痛，精神恍惚，心中烦急，头晕气短，唇舌紫暗或舌有瘀斑瘀点，脉弦而涩。治疗以补气化瘀、定风止痫为主，方以黄芪赤风汤加减。虚证可细分为以下几种。①心脾两虚证：反复发作不愈，神疲乏力，面色苍白，体瘦，纳呆，大便溏薄，舌质淡，苔白腻，脉沉弱。治疗以补益心脾为主，方以归脾汤加减。②肝肾阴虚证：神思恍惚，面色晦暗，头晕目眩，两目干涩，耳轮焦枯不泽，健忘失眠，腰膝酸软，大便干燥，舌红苔薄黄，脉沉细而数。治疗以滋养肝肾为主，方以大补元煎加减。③痰阻清窍证：发作时口吐涎沫，一般口不怪叫，或声音微小，醒后周身疲乏，或如常人，舌质淡，苔白腻，脉多沉细或沉迟。治疗以理气化痰为主，方以温胆汤加减。

《中医儿科学》根据病因将小儿癫痫分为惊痫、痰痫、风痫、瘀痫、虚痫。其中惊痫多因胎中受惊或后天暴受惊恐，导致神气溃乱或肝风内动而出现惊叫、神志恍惚、四肢抽搐等惊恐之症状。痰痫常表现为眩晕昏仆，肢体抽搐，并伴有喉中痰鸣、口黏多痰、胸中呕恶等痰涎壅盛之症状。风痫则常见突然昏仆、两目上视或斜视、牙关紧闭、口吐白沫等症状，多因外感高热诱发或惊风频发所致。瘀痫常见头晕昏仆、单侧或双侧肢体抽搐，抽搐部位较为固定，多伴有头痛、脉涩等瘀血之象，多由外伤、难产等原因导致。虚痫常有肢体抽搐、腰膝酸软、头晕乏力等症状，多伴有智力发育迟缓、记忆力差等虚证表现。

曾榕将113例卒中后癫痫患者分为5个中医证型，其中气虚血瘀证31例＞风痰阻络证26例＞脾虚痰盛证21例＞痰火扰神证19例＞肝肾阴虚证16例。病位以心神（脑）、经络、肝和脾为主；病性以本虚标实为主，即以气虚、阴虚为本，以痰、血瘀、动风为标。

中医的痫病常对应西医学中各种类型的癫痫，如部分性发作、全面性发作等。根据古代医籍的记载，结合现代临床的应用，将痫病病因病机归纳为"风、火、痰、瘀、虚"，总体分为虚实两端，虚证因先后天因素，导致脾肾亏虚、髓海失养；实证多因风火痰瘀上扰清窍，脑窍闭塞，元神失用。临床中常用的经典方剂，如定痫丸、龙胆泻肝汤、涤痰汤、通窍活血汤、归脾汤、左归丸等，在痫病的治疗中得到广泛的应用。

第三节　癫痫共患病诊断

共患病（comorbidity）是指同一患者同时患有非因果关联的两种及以上疾病，分别达到各自疾病的诊断标准。共患病患者的发病率高于一般人群，提示两种疾病可能存在共同的病因病理机制。癫痫共患病非常常见，可以分为神经系统疾病、精神心理疾病和躯体疾病三大类，不同年龄段和不同类型癫痫患者也有不同。癫痫较为常见的神经精神系统共患病包括偏头痛、睡眠障碍、认知障碍、抑郁障碍、焦虑障碍、双相情感障碍、精神病性障碍、注意缺陷多动障碍、孤独症谱系障碍。

精神共患病是癫痫成人患者中最常见的共患病，其中抑郁症和焦虑症的发生率分别为23.1%和20.2%，远高于全球一般人群的4.4%和3.6%。此外，癫痫也可能是进行性神经变性疾病的一部分，尤其在老年人群中较为常见，其中65岁以上人群中癫痫占新发病例的10%，特别是在阿尔茨海默病晚期或严重阶段，甚至在早期也可能出现。除此之外，约19%的癫痫患者患有偏头痛，而智力残疾在癫痫患者中的总体患病率约为26%。

由于产伤是儿童癫痫的一个重要原因，约70%的癫痫儿童存在共患病，这些共患病可分为神经/认知类、心理/行为类和躯体类。在神经共患病方面，癫痫儿童普遍存在智力残疾、语言障碍、偏头痛和睡眠问题，其中智力残疾（智商低于70且有适应行为缺陷）是最常见的，发生率在30%～40%。此外，癫痫儿童中常见的精神/行为障碍包括孤独症谱系障碍（autism spectrum disorder，ASD）、注意缺陷多动障碍（attention deficit hyperactivity disorder，ADHD）、抑郁症和焦虑症。

一、癫痫共患偏头痛

癫痫与偏头痛（migraine）是神经科常见的慢性发作性疾病，皆具有发作性、短暂性、重复性及刻板性的临床特点。偏头痛患者的癫痫发病率和癫痫患者的偏头痛发病率均高于普通人群，这种关联性可由直接因果关系、环境风险因素、遗传易感性或其他因素所造成。Ottman和Lipton于1996年首次提出癫痫与偏头痛之间存在共病关系这一假说至今，人们对于癫痫和偏头痛的共病关系的研究越来越深入。中国大型流行病学研究显示，成人癫痫共患偏头痛的比例为9.3%～12.53%。合并癫痫时，偏头痛症状往往更严重，发生视觉先兆和畏光畏声的现象也更频繁。美国成人癫痫患者偏头痛发病率显著高于一般人群，欧洲的数据显示，其共患率可达34.7%。癫痫患儿共患偏头痛也不少见，国外研究显示，癫痫患儿偏头痛患病率为14.7%，明显高于一般儿童（2.7%～11%）。在儿童及青少年中，偏头痛易与良性癫痫伴中央颞区棘波、良性枕叶癫痫、青少年肌阵挛癫痫、皮质网状系统癫痫伴失神发作等癫痫共病，且患病率高达25%～48%。一项Meta分析结果显示，癫痫患者的偏头痛患病率为1.7%～33.6%，较非癫痫人群增加52%；而偏头痛患者的癫痫患病率为0.7%～2.3%，较无偏头痛人群增加79%。癫痫共患偏头痛会增加癫痫发作频率，降低药物治疗反应性，增加难治性癫痫比例和致残率，显著降低患者的生活质量。

癫痫共患偏头痛的危险因素包括夜间睡眠质量差、头部外伤史、新生儿疾病史、平素情绪状态差、癫痫发作频率、血清C反应蛋白水平等，其中夜间睡眠差、癫痫发作频繁为癫痫共患偏头痛的独立危险因素。

癫痫共患偏头痛的发病机制复杂，目前尚不完全清楚，有研究表明其可能的机制与神经生物学因素、遗传学因素和环境因素等有关，神经生物学因素包括神经递质功能异常、皮质扩布性抑制（cortical spreading depression，CSD）及内分泌因素等。

（一）神经生物学因素

1. 神经递质功能异常　神经递质的改变在癫痫和偏头痛中常见。癫痫的发作与谷氨酸和γ-氨基丁酸（GABA）等神经递质的相互作用有关，兴奋和抑制失衡导致神经元过度兴奋和异常放电；而偏头痛发作的病理机制中同样存在神经递质介导的神经元过度兴奋与发作阈值降低，尤其是先兆偏头痛。

2. 皮质扩布性抑制（CSD）　CSD是一种伴有细胞膜去极化短暂而可逆的电活动抑制，即神经元兴奋性过度增高后导致皮质电活动的持续抑制，并由神经元兴奋性过度增高的起始部位向周围组织扩展的一种脑电生理现象。CSD被认为与癫痫和偏头痛发病密切相关，皮质神经元过度兴奋可进展为神经元同步电活动，达到一定阈值后可触发癫痫发作，亦可进展为CSD，引起偏头痛先兆。Laeo首次提出CSD理论，当皮质受到有害刺激时，枕叶脑电活动下降，降至2～5mm/min时形成神经电活动抑制带，向周围皮质扩散，并伴随跨膜离子梯度改变，大量Na^+、Ca^{2+}内流，K^+、谷氨酸等神经递质外流。CSD可触发三叉神经血管系统，引起降钙素基因相关肽、P物质等神经肽释放，激活中枢敏感和疼痛通路。与偏头痛诱发的癫痫患者相比，癫痫患者更易出现发作期或发作后偏头痛，更好地支持这一观点。

3. 内分泌因素　研究表明，部分癫痫共患偏头痛的女性偏头痛发作与月经周期和激素水平相关，特别是月经周期中雌激素水平突然下降，对偏头痛发作有影响。也有研究表明，雌激素"撤退"是无先兆偏头痛月经期发作的诱因，而高雌激素水平可诱发偏头痛先兆。此外，雌激素还能提高兴奋性神经递质如谷氨酸和天冬氨酸的水平，同时降低抑制性神经递质如甘氨酸和牛磺酸的水平。一般认为与月经有关的激素水平变化通过神经递质或神经炎症通路影响皮质的兴奋性。

（二）遗传学因素

癫痫和偏头痛都是高度遗传性疾病，特别是特发性癫痫和先兆偏头痛。两者之间的遗传联系在家族性偏瘫型偏头痛（familial hemiplegic migraine，FHM）中尤为明显。研究表明，FHM中共有3个基因突变与癫痫相关，分别为 *CACN1A*（FHM1型）、*ATP1A2*（FHM2型）、SCN1A（FHM3型）。*CACN1A* 基因编码P/Q钙离子通道的α1亚基位于19号染色体上，通过增加钙离子流动刺激突触前膜调节神经递质释放，同时参与 5- 羟色胺和谷氨酸的释放。*CACNA1A* 基因突变可能损害钙通道功能，导致癫痫发作。*ATP1A2* 基因位于 1 号染色体，编码 Na$^+$/K$^+$-ATP 酶 α2 亚基，*ATP1A2* 基因突变时 Na$^+$/K$^+$-ATP 酶与 K$^+$ 亲和力下降，通过增加细胞外 K$^+$ 浓度增加神经元兴奋性，同时影响谷氨酸的清除，导致 CSD 和癫痫发作。*SCN1A* 基因位于 2 号染色体，编码电压门控钠通道的 α1 亚基，主要位于脊髓和大脑皮质，与动作电位调节密切相关。*SCN1A* 基因突变在所有类型的癫痫中都很常见，不同的突变类型对通道功能的影响不同。现有研究发现，9 种 *SCN1A* 基因错义突变可引发 FHM3，其中 *Q1489K*、*L1649Q*、*I1498M*、*F1661L*、L1624P 基因突变仅与 FHM3 有关，而 *L263Q*、*T1174S*、*Q1489H*、*L263V* 基因突变与 FHM3 和癫痫相关。*SCN1A* 基因突变导致钠通道功能增强，加速钠通道失活的恢复，延长动作电位时间，进而提高神经元兴奋性。近年研究发现，*PRRT2* 基因突变在良性家族性婴儿癫痫患者中很常见，可能是引发癫痫共患偏头痛的致病基因。*PRRT2* 基因突变可能会损害 *SNAP25*，进而影响 Cav2.1 通道活性，引起神经元兴奋性增高，进而导致癫痫及偏瘫型偏头痛。

（三）环境因素

癫痫与偏头痛均与环境因素相关，如劳累、压力、睡眠剥夺、光刺激、酒精或饮食因素等对两者的发作都有诱发作用。一些脑部病变，如颅脑外伤、脑膜炎、脑卒中均是两者共同的发病因素。此外，有研究显示，偏头痛和癫痫患者均存在免疫功能紊乱，两者的发病均可能有 TNF-α 的参与。

癫痫与偏头痛有许多相似之处，这两种疾病之间具有症状的重叠性：①都是具有多种发作表现形式的反复发作性疾病；②具有相似的发作危险因子，如女性生理周期变化、天气变化、情绪异常、吸烟、饮酒及睡眠障碍等危险因子；③均可有自限性，但癫痫持续时间短暂，多为数分钟，而偏头痛发作时间多较长，约数小时至数天；④癫痫发作后可以出现偏头痛样的头痛，偏头痛先兆期可出现癫痫样发作的抽搐，两者可以在同一患者身上同时或者相继发生；⑤两者的发作频率和发作严重程度均随着疾病的发展而增加；⑥两者存在共病关系，即癫痫人群中偏头痛发病率和偏头痛人群中癫痫发病率均高于普通人群中患一种病症的发病率；⑦都可通过应用某些 ASM 而减少发作。

癫痫共患偏头痛的诊断应同时符合癫痫和偏头痛诊断。国际头痛疾病的分类第三版（ICHD-3）对偏头痛的定义：①持续 4～72 小时；②至少有下列表现的两项：头痛为一侧性，搏动性，中度或重度，日常活动（如走路、上楼梯）使之加重；③应有下列症状之一：恶心呕吐，畏光畏声；④排外其他原因引起的头痛。典型的偏头痛发作先兆症状为双侧视野缺损或视幻觉，如暗点、闪光、双侧视物模糊或全盲等，也可表现为脑干症状，如眩晕、复试、耳鸣等，严重时可发生跌倒，甚至意识丧失。若癫痫患者的偏头痛发作＞72 小时，可诊断为癫痫合并偏头痛持续状态。ICHD-3 头痛疾病分类中介绍了 3 种与癫痫相关的头痛疾病类型：偏头痛先兆诱发的痫样发作（偏头痛癫痫）、癫痫发作期头痛和痫性发作后头痛。在门诊中可使用 ID Migraine 量表快速筛查偏头痛。临床也可根据头痛症状在癫痫病程中的发生时间进行分类，分为发作前期、发作期、发作后期、发作间期头痛。发作前期头痛开始于癫痫发作前 24 小时，且持续至癫痫发作；发作期头痛在一次单纯部分性发作期间出现；发作后期头痛始于癫痫发作后 3 小时内，且在发作后 72 小时内消失；发作间期头痛始发时间不早于癫痫发作后 3 小时，或者与癫痫发作时间无直接关系。

眼动在偏头痛诊断中的作用是一个备受关注的研究领域，虽然它仍然在发展阶段，但已经显示出一些潜在的用途和作用。偏头痛是一种神经系统疾病，通常伴随着头痛、恶心、呕吐和光、声、气味敏感等症状。以下是关于眼动在偏头痛诊断中的作用的一些观点。

1. 眼动与偏头痛触发因素的关联　一些研究表明，眼动模式可能与偏头痛的触发因素之间存在关联。例如，某些视觉刺激，如闪烁的光、强烈的对比度和快速移动的物体，可能会诱发偏头痛发作。通过研究患者在这些刺激下的眼动模式，可以了解哪些视觉刺激可能导致偏头痛发作。

2. 眼动在偏头痛诱发因素的评估中的应用　研究人员可以使用眼动追踪技术来记录患者在不同视觉刺激下的眼动模式。这些数据可以帮助医师评估哪些视觉刺激对于特定患者可能是偏头痛的触发因素。这种信息可以用来制订个性化的预防策略，帮助患者避免可能导致偏头痛的环境或刺激。

3. 眼动在偏头痛诊断中的潜在用途　尽管眼动模式不能直接诊断偏头痛，但它可以作为诊断的辅助工具。偏头痛的确诊通常是基于症状描述和排除其他潜在原因，但眼动数据可能有助于提供更多的客观信息。例如，通过分析患者在偏头痛发作期间和非发作期间的眼动模式，可以寻找可能的差异，这有助于支持临床诊断。

4. 治疗反馈和评估　在治疗偏头痛的过程中，眼动追踪技术还可以用来评估治疗效果。通过比较治疗前后的眼动模式，可以确定治疗是否减轻了偏头痛的症状，并帮助医师调整治疗方案，以提供更好的结果。

总的来说，眼动在偏头痛诊断和管理中具有潜在的作用，尤其是在评估偏头痛的触发因素和治疗效果方面。然而，需要更多的研究来验证其在偏头痛诊断中的准确性和可靠性。眼动数据的分析结合其他临床信息可能有助于更好地理解偏头痛的机制，并为患者提供更个性化的治疗和预防策略。

二、癫痫共患睡眠障碍

癫痫与各种睡眠障碍相关，睡眠障碍是癫痫患者经常合并出现的症状，与健康人群相比，癫痫患者合并睡眠障碍的患病率较高。一项基于问卷的研究显示，局灶性癫痫患者主观睡眠障碍（失眠、睡眠相关呼吸系统疾病、异态睡眠、白天过度嗜睡）的患病率为36.8%，约为普通人群的3倍，并且与癫痫患者的生活质量受损程度呈正相关。其中癫痫意外猝死占癫痫患者死亡原因的8%～17%。在成人中，癫痫意外猝死的患病率约为每年1.2/1000。失眠和阻塞性睡眠呼吸暂停（obstructive sleep apnea，OSA）是癫痫患者最常见的共患睡眠障碍类型，据目前研究报道，癫痫共患OSAS的患病率为33%～80%。45%的癫痫在睡眠期发作。反之，癫痫患者失眠的发病率亦较高，截至2021年的统计结果显示，成人癫痫患者失眠的患病率为36%～74%，而中至重度失眠症状的患病率为15%～51%。癫痫患者可表现为多种形式的睡眠障碍：失眠、异态睡眠、阻塞性睡眠呼吸暂停、日间过度嗜睡、发作性睡病、不宁腿综合征等。

癫痫与睡眠相互影响，一方面，癫痫发作、发作间期癫痫放电和ASM可导致睡眠质量受损。另一方面，睡眠障碍也能导致癫痫发作难以控制，癫痫发作导致的睡眠碎片化反过来又降低癫痫发作阈值。

癫痫发作对睡眠的影响主要表现为：①睡眠质量下降及睡眠结构紊乱，癫痫扰乱睡眠结构，包括发作期及发作间歇期癫痫样放电导致的睡眠中断，导致癫痫患者的睡眠结构异常。癫痫患者的睡眠结构异常包括总睡眠时间缩短、睡眠质量显著下降[非快速眼动（non-rapid eye movement，NREM）睡眠期明显延长、快速眼动（rapid eye movement，REM）睡眠期缩短]、睡眠潜伏期延长，睡眠碎片化伴频繁的睡眠时相转换及觉醒。睡眠质量下降的主要原因可能与浅睡眠期（NREM睡眠期Ⅰ～Ⅱ期）癫痫放电易被活化、睡眠时相转换频繁有关。②一些ASM在发挥抗癫痫发作作用的同时，也会影响睡眠结构。不同ASM对睡眠结构的影响不同，许多较传统的抗癫痫药物（如苯巴比妥和苯妥英钠）主要产生嗜睡的不良反应，而丙戊酸钠则有失眠的不良反应。此外，抗癫痫药物联合使用及药物不同剂量对睡眠的影响也有差异。

睡眠对癫痫的影响主要表现为：睡眠剥夺是癫痫发作的明确诱因，睡眠不足及睡眠剥夺可诱发癫痫发作并增加发作间期癫痫放电频率；睡眠期癫痫放电主要见于NREM睡眠期，其主要原因是REM睡眠期丘脑皮质的同步化作用受到抑制，半球间冲动通过胼胝体的传播强度减弱，双侧同步性癫痫放电衰减，因此REM睡眠期是睡眠周期中最有效的抗癫痫睡眠时段；而NREM睡眠期的睡眠在生理上是以丘脑皮质传入冲动介导的大脑皮质扩散性同步化为特征，神经元同步化和过度兴奋是将癫痫发作间期状态转化为发作状态的主要因素，因此 NREM 睡眠期对已高度兴奋的皮质具有活化癫痫发作的倾向。睡眠在癫痫疾病管理中具有非常重要的作用，睡眠的昼夜节律可以影响癫痫的发作频率及发作时间。昼夜节律可能影响不同部位起源的癫痫发作的易感性，如额叶癫痫易出现于睡眠中，颞叶癫痫易出现于清晨及午后清醒时。

癫痫和睡眠障碍的症状可能存在重叠，与睡眠相关的癫痫包括伴有中央颞区棘波的儿童良性癫痫、Landau-Kleffner 综合征、Lennox-Gastaut 综合征、青少年肌阵挛癫痫、常染色体显性遗传性夜间额叶癫痫与夜间颞叶癫痫。睡眠期间的动作或行为，包括呼吸紊乱、异态睡眠等，应与睡眠相关癫痫进行鉴别。

癫痫共患睡眠障碍发病机制复杂，目前研究表明，癫痫发作时细胞兴奋性及一系列的神经递质、激素、离子通道发生变化，这些变化可能会作用于睡眠-觉醒周期，引发睡眠结构及昼夜节律发生变化。γ-氨基丁酸（GABA）是一种重要的抑制性神经递质，其作用于不同脑区可能对睡眠影响不同，研究发现，激活面旁核区域内的 GABA 能神经元，小鼠慢波睡眠显著增加，该区域的 GABA 能神经元可能通过抑制觉醒核团-臂旁核而起到启动睡眠的作用；乙酰胆碱（ACh）能神经元对睡眠的影响复杂。已有研究表明，胆碱能神经元在部分脑区对觉醒的调节起了非常重要的作用。褪黑素（melatonin，MLT）是由松果体产生并分泌的一种重要的促睡眠物质，褪黑素一般在夜间分泌较多，白天几乎检测不到。夜间褪黑素分泌水平是白天的 10 倍，褪黑素与控制昼夜节律和抑制中枢神经系统的调节有关，已有研究报道了癫痫对褪黑素分泌的影响。腺苷（adenosine，A）及腺苷受体是体内重要的调节睡眠-觉醒周期的物质，腺苷及腺苷受体在不同的脑区可能对睡眠的影响不同，药理学和遗传学表明，腺苷通过激活 Ca^{2+}-ERK-AP-1 和 CREB/CRTC1-CRE 通路，通过腺苷 A1/C2A 受体信号通路作用于生物钟，从而调控时钟基因 *Per1* 和 *Per2*。腺苷受体在睡眠-觉醒中具有重要的调节作用。此外，炎症反应及遗传因素在癫痫共患睡眠障碍中也发挥了重要作用。

癫痫共患睡眠障碍的诊断需同时满足癫痫及睡眠障碍的诊断标准，据 2014 年国际抗癫痫联盟（ILAE）发布的癫痫诊断标准，符合以下任何一种情况可确诊为癫痫：①存在至少两次非诱发性（或反射性）癫痫发作，且两次发作间隔时间＞24 小时；②存在一次非诱发性（或反射性）癫痫发作，并且在未来 10 年内再次发作风险与两次非诱发性发作后的再发风险相当（至少 60%）；③诊断为某种癫痫综合征。反复的夜间阵发性事件具有广泛的鉴别诊断，包括癫痫发作、睡眠障碍、异态睡眠等。睡眠障碍的诊断可参考国际睡眠障碍分类第三版（ICSD-3），夜间发作的癫痫与睡眠障碍鉴别应结合临床特征、视频脑电图（video-electroencephalography，VEEG）及多导睡眠监测（polysomnography，PSG）等进行鉴别诊断。

眼动在睡眠障碍诊断中的作用是一个备受关注的研究领域，通过分析眼动数据，可以提供有关患者睡眠模式和问题的重要信息。以下是一些关于眼动在睡眠障碍诊断中的作用的观点，包括一些具体的数据和研究结果。

1. 快速眼动（REM）睡眠和非快速眼动（NREM）睡眠　眼动数据通常用于区分睡眠周期中的不同阶段，尤其是 REM 睡眠和 NREM 睡眠。在 REM 睡眠中，患者的眼球会出现快速和不规则的运动，而在 NREM 睡眠中，眼球运动相对较少。通过记录眼动数据，医师可以诊断患者是否在睡眠中经历了正常的 REM 和 NREM 周期。

2. 眼动与睡眠障碍的关联　睡眠障碍通常伴随着异常的眼动模式。例如，研究发现，患有周期性肢体动作障碍（periodic limb movement disorder，PLMD）的患者在 NREM 睡眠期间会显示出不规则的眼动模式。这种异常的眼动模式与 PLMD 的诊断相关。研究还表明，睡眠呼吸暂停综合征（sleep apnea syndrome，SAB）患者在睡眠过程中可能会显示出不同的眼动特征，这有助于诊断 SAB。

3. 睡眠障碍的研究　眼动数据还用于研究不同类型的睡眠障碍。研究人员可以分析睡眠期间的眼动模式，以了解不同睡眠障碍的特征和机制。这有助于更好地理解睡眠障碍的发病机制，并为新的治疗方法的开发提供指导。

需要注意的是，具体的眼动数据和研究结果可能因研究设计、样本规模和睡眠障碍类型的不同而有所差异。然而，眼动数据在睡眠障碍诊断和研究中具有潜在的重要作用，尤其是在 REM 睡眠、NREM 睡眠、PLMD、SAB 和睡眠治疗方面。随着技术的进步和研究的深入，眼动数据的应用将有望提供更多有关睡眠障碍的有用信息。

三、癫痫共患认知障碍

认知功能是指人脑准确获取信息，对其进行加工并做出适当反应和行为的能力。它涉及解决问题、交流、计算、记忆信息、集中注意力、判断事物之间的相似性与差别等方面的能力。认知障碍是指因各种原因导致的不同程度的一个或多个认知域损害，不同程度影响患者的社会功能和生活质量，严重时甚至导致患者死亡。认知域包括定向力、记忆力、计算力、注意力、语言功能、执行功能、推理功能和视空间功能等。认知障碍是癫痫常见共患病之一，在临床中，癫痫患者认知障碍的患病率为 30%～40%。癫痫共患认知障碍可发生于任何年龄段，严重影响癫痫患者的生活质量，目前治疗效果差、诊断率低、治疗率低，因此，对癫痫患者认知功能障碍的早期诊断及治疗显得尤为重要。

影响癫痫患者认知功能的因素很多，其中主要包括癫痫的病因、发病年龄、患病年限、发作频率、发作持续时间、发作类型、脑结构异常、社会心理因素、治疗因素、遗传因素等。ILAE 分类工作组将癫痫病因分为 6 类：遗传性、结构性、代谢性、免疫性、感染性及病因不明。研究表明，遗传性、结构性、代谢性病因除可促进癫痫发生外，对认知功能也会产生影响。此外，免疫性、感染性病因对认知功能也会产生影响。发病年龄越早，患病年限越长，对认知功能的损害可能越严重，在同样具有较长病程的癫痫患者中，早年发病者认知损害严重，而成年期以后发病的患者认知损害轻微。发作频率与认知功能受损程度呈正相关，但其影响程度不如癫痫发作持续时间所起作用明显，癫痫发作频率的增加是言语注意力缺陷的主要原因，频繁的癫痫发作会损害大脑并影响认知功能，尤其是在发育中的儿童。伴有知觉障碍的局灶性发作和由局灶继发全面强直-阵挛发作容易引起认知障碍，后者所引起的认知障碍较严重。人类大脑的功能极其复杂，除运动、感觉功能外，还与认知、情感、语言、行为等高级神经活动有关。不同脑组织结构影响的认知领域及程度不尽相同。此外，癫痫患者常出现焦虑、抑郁、病耻感等负性情感症状，这些症状的出现可能会进一步影响患者的认知功能。癫痫患者长期反复的心理应激影响大脑高级功能，会使学习记忆能力和行为能力下降。

药物治疗或手术治疗也会影响癫痫患者的认知功能。ASM治疗是发生主观认知障碍的第二大危险因素，在第一代ASM中，与苯妥英钠、丙戊酸盐或卡马西平相比，苯巴比妥具有更严重的认知损害。而丙戊酸盐对癫痫患者认知功能的影响要低于其他传统ASM。与第一代ASM相比，第二代ASM对认知的影响更小，其中托吡酯对认知功能的影响相对显著，加巴喷丁、左乙拉西坦等药物对认知功能的影响较轻微，拉莫三嗪、奥卡西平对认知功能无显著影响，甚至有研究表明，拉莫三嗪、左乙拉西坦对癫痫患者的认知功能有一定的改善作用。第三代ASM，如艾司利卡西平、拉考沙胺、吡仑帕奈、瑞替加滨、卢非酰胺等，对认知功能影响的相关研究较少。未来仍然需要进一步探究新型ASM对认知功能的影响，以便临床医师进一步优化治疗方案，减少对癫痫患者认知功能的损害。目前有研究对癫痫患者及其家属进行基因学检查，发现基因突变是癫痫患者发生认知障碍的一个潜在因素。还有研究发现，癫痫患者的文化水平、家庭经济条件、社会生活环境等都可能与癫痫患者认知障碍有一定联系。

癫痫相关认知功能障碍的发病机制目前尚不明确，主要有以下几个主流观点：①神经炎症，炎症在癫痫中的作用非常重要。炎症反应、小胶质细胞活化和炎症因子的释放，抑制脑源性神经营养因子的表达，导致神经元可塑性改变，记忆能力下降。②脑结构异常，脑是高级神经中枢，是意识、精神、语言、学习、记忆及智能等神经活动的物质基础，神经网络系统调控着人体的正常认知。不同起源的癫痫患者的不同脑组织结构受损可能会出现不同认知领域的损害。③基因表达异常，有研究发现，$PIK3C3$、$DCP1B$、$ASNSD1$、$PCDH19$等基因的突变可能与癫痫引起的认知功能障碍相关。④信号通路异常，在颞叶癫痫小鼠认知障碍的研究中发现,环磷酸腺苷反应元件结合蛋白(cAMP response element binding protein,CREB)及其下游信号通路产生的介质表达降低,CREB抑制加重了颞叶癫痫相关的氧化神经元凋亡和记忆衰退。⑤神经递质异常、氧化应激、代谢障碍和线粒体功能障碍也是导致认知功能障碍的因素。

大多数癫痫共患认知障碍的患者临床表现为注意力缺陷、智力低下、记忆力下降、执行功能下降、找词困难和精神运动速度下降等。而不同的致痫灶常常有不同的临床表现。颞叶癫痫(temporal lobe epilepsy,TLE)是最常见的癫痫类型,以记忆障碍和语言功能受损为主要表现,病程越长,认知障碍可能越严重。颞叶不同部位受损临床表现也不尽相同。记忆障碍主要与海马受损有关,其中内侧颞叶(medial temporal lobe,MTL)是海马参与处理新信息和创造新记忆的重要结构,当双侧MTL受损,会导致创造新记忆并进行回忆的能力明显下降。海马亚区还与视觉记忆功能有关,双侧海马CA2/3区萎缩及右侧海马CA4区萎缩可引起视觉情景记忆功能降低。动态面部特征敏感度下降与颞上沟和额下回受损有关,而枕下回、梭状回和前颞叶形成腹侧通路受损时,会导致对静态的面部特征敏感度下降。约49%的颞叶癫痫患者会出现语言障碍。命名和找词困难与脑白质损伤导致颞叶与内侧颞叶功能连通性受损有关;双侧前颞叶、额叶下叶和枕叶皮质的功能连接受损会导致听觉和图片命名功能下降。

额叶主要与随意运动和高级精神活动有关,故额叶癫痫对患者认知功能的影响较为广泛,且多涉及高级神经功能,同时与额叶相关联的脑网络功能异常表现也可出现在额叶癫痫患者中。额叶癫痫患者主要表现为执行、注意力、语言流利性、认知灵活性、工作记忆和意志控制等能力下降。额叶癫痫(frontal lobe epilepsy,FLE)患儿注意力或执行功能缺陷导致特定智力较正常儿童差。有研究表明,决策能力下降与内侧额叶皮质与背侧额叶皮质受损有关,内侧额叶病变还可以导致心境及情感障碍,可以出现抑郁症、强迫症等精神行为异常。前额叶和枕部区域,顶叶和颞叶关联皮质,扣带和边缘区域及皮质下结构等相关脑网络损害可影响患者的工作记忆和记忆情节。额叶也参与患者的语言功能,额下回和辅助运动复合体损伤都会导致自发性语言流利性障碍,左侧额侧斜束的病变可导致患者的词汇选择困难,外侧额叶皮质损伤可导致患者词汇检索的灵活性下降。

顶叶癫痫患者的顶叶结构损害及异常脑电活动等可破坏额顶叶网络的信息加工及传递作用,导致注意力、执行功能及完成视觉任务的能力受到不同程度的损害。顶叶内部和顶额叶连接组成的神经网络系统受损会导致眼手协调障碍。枕叶癫痫患者临床常表现为复杂的视空间、延迟图形回忆、长时视觉记忆和执行功能受损。由于大脑各功能区域之间相互连接,并且癫痫患者的异常脑电波可以传递到大脑各个区域,枕叶癫痫对患者认知功能的损害也涉及视觉以外的注意力、记忆和语言能力等方面。

癫痫和认知障碍之间存在双向关系。一方面，癫痫发作可导致暂时性和可逆性认知功能障碍（即发作期和发作后认知功能障碍），发作间期痫样活动也可影响认知功能。另一方面，某些认知或行为活动可导致或抑制癫痫发作。癫痫发作和认知功能障碍也可能是潜在性脑病理性损伤的临床表现。目前临床医师对于认知功能障碍的筛查，仍旧基于临床问诊、问卷和量表等主观评估工具、神经心理认知评估工具，缺乏精准的特异性评估指标与技术。随着认知科学研究的逐渐深入，研究学者开始利用事件相关电位（P300）、神经影像等技术来辅助认知功能的筛查，提高评估的准确性和客观性。

通过眼跳进行阿尔茨海默病的诊断是一个备受关注的研究领域，尽管它仍然处于发展的早期阶段。阿尔茨海默病是一种进行性神经系统退行性疾病，通常伴随认知功能下降和记忆障碍。虽然阿尔茨海默病的确诊通常需要进行临床评估和神经影像学检查，但一些研究表明，眼动可以提供一种潜在的非侵入性方法来辅助该疾病的诊断。以下是通过眼跳进行阿尔茨海默病诊断的一些关键观点。

1. 眼动与认知功能的关联　阿尔茨海默病患者的眼动模式可能与其认知功能下降有关。这些缺陷包括眼跳反应时的延长、精准度的下降及在特定认知任务中的眼动模式异常（如反向眼跳及记忆眼跳的错误率增加）。这些变化可能反映了大脑的认知功能受损情况。

2. 机器学习和数据分析　与帕金森病的情况类似，机器学习和数据分析在眼动数据的处理和解释中扮演重要角色。通过训练算法来识别阿尔茨海默病患者的眼动模式，可以帮助医师进行早期诊断。

3. 挑战和未来方向　虽然眼动在阿尔茨海默病诊断中显示出潜力，但仍然存在一些挑战。这包括确保眼动数据的稳定性和可重复性，以及建立更大规模的研究来验证眼动模式与阿尔茨海默病之间的关系。

总的来说，通过眼跳进行阿尔茨海默病的诊断是一个令人兴奋的领域，但需要进一步的研究来确认其可行性和准确性。眼动数据的分析结合机器学习技术可能有助于提高阿尔茨海默病的早期诊断率，从而为患者提供更早的干预和治疗机会。然而，这仍然需要进一步的临床研究和验证。

四、癫痫共患情绪障碍

研究表明，50%～60%的癫痫患者会产生各种情绪问题，尤其是抑郁和焦虑情绪，其发生率明显高于一般人群，有报道每年因为抑郁症而自杀的癫痫患者数量可达正常人的3倍以上，而癫痫伴抑郁患者的自杀率为普通人群的29倍。抑郁症和焦虑症是最常见的精神疾病，癫痫患者的抑郁症患病率显著高于非癫痫患者。丹麦一项研究表明，如果首次被诊断为癫痫的患者，其患抑郁症的可能性会增加 2 倍。此外，如果首先被诊断患有抑郁症，随后患上癫痫的可能性会增加 2.5 倍。最近的一项系统综述研究了癫痫患者中各种情绪障碍的患病率，其中双相情感障碍的患病率为 6.2%，焦虑症为 25.6%，重度抑郁症为 25.1%。

癫痫伴发的抑郁常为持续性，也可表现为波动性或阵发性加重。根据抑郁发生时间与癫痫发作的先后关系，癫痫共患抑郁可分为围发作期抑郁（发作前、发作后、发作时）和发作间期抑郁。围发作期抑郁与癫痫发作事件相关，25% 的癫痫发作先兆表现为精神症状，15% 与情绪变化有关。发作前抑郁表现为情绪症状在癫痫发作数小时至 3 天前出现，发作前 24 小时症状明显加重并持续至发作后数天至 1 周。发作后抑郁出现在癫痫发作后 72 小时之内，常与发作后焦虑、发作后自主神经功能症状伴随出现。发作间期抑郁独立于癫痫发作，见于 2/3 患者，对生活质量的影响最大。

焦虑同样严重降低了癫痫患者的生活质量，也是癫痫患者自杀率增高的重要原因。成人癫痫患者伴焦虑的患病率为 11.0%～39.4%。癫痫伴焦虑也可根据焦虑与癫痫发作的时间关系分为癫痫发作间期、发作前、发作中和发作后焦虑。发作间期焦虑与癫痫发作无关，症状最易被发现，临床表现多样；发作前焦虑多表现为广泛性焦虑障碍，焦虑症状常出现于癫痫发作前的数小时至数天，随着发作逐渐临近，焦虑的程度越来越重；发作中焦虑实际为癫痫的发作期症状，可表现为惊恐发作（单纯部分性发作）或复杂部分性发作的先兆；发作后焦虑在癫痫发作之后即出现，并可以延续到癫痫发作后 7 天左右。伴有焦虑的癫痫患者通常还可伴有抑郁障碍。伴有焦虑和抑郁障碍的癫痫患者的预后和治疗效果比单独焦虑或抑郁障碍的癫痫患者差。

此外，约 10% 的癫痫患者可以出现双相情感障碍的症状，是正常人群的 7 倍。共患病患者双相情感障碍症状较突出的表现为易激惹、欣快和夸张，情绪稳定性不良和激惹性增高较突出，可有典型的双相情感障碍发作性病程特点，也可自行缓解或慢性化。

癫痫共患情绪障碍危险因素包括心理社会因素、神经生物学因素、治疗因素、疾病因素、遗传因素等。心理社会因素关注的方面包括女性、低教育程度、失业、经济压力、社会孤立和内心自卑、病耻感等。神经生物学因素注重患者脑区的成像异常，显示了几个大脑区域的结构和（或）功能异常，包括海马、杏仁核、眶额皮质和前扣带回皮质等。这与 ASM 治疗和（或）癫痫手术导致癫痫控制不良的风险较高有关，可能是这种双向关系的另一种表现形式。最常见的相关因素是癫痫发作频率，所有研究都表明，癫痫发作频率与抑郁症呈显著正相关，每个月增加一次癫痫发作，即增加 38% 的抑郁发作可能性。此外，还有研究发现，遗传因素的潜在作用，但还需进一步研究。

目前癫痫共患情绪障碍性疾病常见的病理机制主要包括神经炎症、色氨酸代谢、神经发生、下丘脑-垂体-肾上腺轴（hypothalamic-pituitary-adrenal axis, HPA）失调等。一项荟萃分析表明，致痫后神经元、星形胶质细胞和小胶质细胞释放的炎性介质如白细胞介素-1β（interleukin-1β, IL-1β）、转化生长因子-β（transforming growth factor-β, TGF-β）以及环氧合酶-2（cyclooxygenase-2, COX2）/前列腺素E2（prostaglandin E2, PGE2）、高迁移率族蛋白-1（high mobility group protein, HMBG1）/Toll样受体4（Toll-like receptor 4, TLR4）的表达增加，导致癫痫发作和抑郁发生。色氨酸是一种必需的氨基酸，主要通过两条途径在体内进行生物转化，一条途径涉及色氨酸羟化为5-羟色胺，而另一条途径涉及通过双加氧酶的作用将色氨酸转化为犬尿氨酸。神经炎症可扰乱5-羟色胺代谢，导致5-羟色氨酸产生不足，从而会导致抑郁、睡眠障碍和昼夜节律等发生。炎症在癫痫中的重要作用已广泛证实，包括血脑屏障的通透性增加、促炎性细胞因子产生、炎性介质激活、趋化因子的释放都起到重要作用。另一途径中，色氨酸可转化为犬尿氨酸，进一步产生代谢产物犬尿酸或喹啉酸，其中犬尿酸具有抗癫痫和神经保护作用，而喹啉酸是兴奋性的，可能导致癫痫、相关的氧化应激和兴奋性毒性损伤。HPA刺激下丘脑室旁核（paraventricular hypothalamic nucleus, PVN）中的促肾上腺皮质激素释放激素（corticotropin releasing hormone, CRH）神经元，导致肾上腺合成和释放皮质酮/皮质醇。癫痫发作后，CRH神经元的γ-氨基丁酸能控制受损进一步导致HPA过度兴奋。皮质酮水平升高，通过L型Ca^{2+}通道电流振幅的持久增加和海马锥体神经元的兴奋性毒性增强来促进兴奋性神经传递，导致树突萎缩、神经发生减少。癫痫中HPA失调的另一个可能机制是边缘区的神经变性，在慢性癫痫中，这些边缘区域存在严重的神经退行性变，杏仁核和海马对HPA的精细调节受到干扰，这可能导致癫痫和抑郁发生。据报道，皮质酮/皮质醇水平升高会诱导人类单胺氧化酶（monoamine oxidase, MAO）活性，从而导致去甲肾上腺素和血清素水平下降，这可能解释了癫痫共患抑郁症的机制。神经发生在海马齿状回的颗粒下区和室下区，颗粒下区中的成熟神经元形成突触连接，整合到现有的海马回路中。在一系列致癫痫损伤因素后，颗粒下区的异常神经发生急剧增加。此外，在癫痫与精神疾病的研究中发现，*ATP1A2*、*SCN1A*和*CACNA1A*基因的突变为共患病提供可能依据。有研究通过基因关联分析和通路富集策略发现，癫痫和抑郁症共病的潜在多效基因*CD3G*和*SLCO3A1*在两种疾病中共享功能通路。目前遗传方向研究有限，有待进一步深入研究。

癫痫患者中的抑郁症常常未被充分诊断和治疗。有研究测试了4种广泛使用的工具，即简明国际神经精神访谈（mini-international neuropsychiatric interview, MINI）、汉密尔顿焦虑和抑郁量表（Hamilton anxiety and depression scale, HADS）、癫痫神经障碍抑郁量表（neurological disorders depression inventory for epilepsy，NDDI-E)、9 项患者健康问卷（patient health questionnaire-9，PHQ-9)，以 MINI 作为参考标准得出，除 NDDI-E 之外的所有量表在癫痫患者抑郁症患病率中有相似的结论，但 NDDI-E 可以对高危患者进行初步筛查。近年来也有学者提出，当临床医师给药时，PHQ-9 会受到回答项目呈现方式的影响，这可能会导致抑郁的严重程度降低或升级。严格意义的癫痫共患抑郁障碍不包括以抑郁症状为表现形式的癫痫发作。

ILAE 推荐广泛性焦虑障碍量表（generalized anxiety disorder-7，GAD-7)，作为癫痫伴广泛性焦虑障碍的初筛量表。因其不包含可能与抗癫痫药物不良反应产生混淆的躯体症状条目，也不包含与癫痫相关的认知症状或潜在神经系统障碍的条目，因此是适宜癫痫伴焦虑患者的初筛工具。HADS 被证明是识别焦虑的有效且可靠的评估工具。GAD-7 是一种检测 GAD 的筛查问卷，HADS 和 GAD-7 都可以最大限度地减少假阳性的发生。有时候精神症状会被当作癫痫发作前的先兆，癫痫患者的焦虑可能在发作期间表现为癫痫发作症状学的一部分，例如发作前的前驱症状或之前称为"先兆"的癫痫发作的一部分，焦虑在癫痫患者中表现的具体形式及如何评估它仍是目前争论的话题。

癫痫共患情绪障碍的诊断应同时符合癫痫和情绪障碍的诊断标准。情绪障碍的诊断标准符合国际疾病分类（第十版）（International Classification of Diseases，10th Revision，ICD-10）精神与行为障碍分类或《精神障碍诊断与统计手册（第五版）》（Diagnostic and Statistical Manual of Mental Disorders，5th Edition，DSM-V）精神障碍诊断标准。抑郁障碍及焦虑障碍应由精神科医师诊断，未达具体诊断标准者可以由神经科医师诊断抑郁状态。

在抑郁症的诊断中，眼动追踪技术的应用表现在以下几个方面。

(1) 眼动追踪技术：使用眼动追踪技术，研究人员能够详细记录个体的眼动模式，包括眼睛的快速移动、注视的时长、眨眼频率等。

(2) 不同的眼动模式：抑郁症患者的眼动模式可能与健康个体存在显著差异。例如，抑郁症患者在处理情绪信息时的眼动模式，如对负面刺激的凝视时间更长，与非抑郁个体有所不同。

(3) 反映认知过程：眼动模式能够反映个体的注意力分配、信息处理和记忆等认知过程。在抑郁症患者中，这些过程可能受到影响，从而在眼动模式中体现出来。

总体来说，基于眼动的抑郁症诊断是一个有前景的研究领域，但目前还处于初步探索阶段。未来的研究需要进一步明确眼动模式与抑郁症之间的关系，以及如何将这一技术有效地融入临床实践中。其中，"抑郁症患者负面刺激的凝视时间更长"为抑郁症有特征性的眼动行为学标志物。在心理学和神经科学的领域中，关于抑郁症患者的眼动研究发现了一个重要现象：当面对负面情绪刺激（如悲伤或痛苦的面孔、场景）时，抑郁症患者倾向于比非抑郁个体凝视这些刺激更长时间。这一现象与抑郁症患者的认知偏差和信息处理方式密切相关。例如，一些研究表明，抑郁症患者的平均凝视时间在面对负面情绪图片时比非抑郁个体长20%～30%，对负面词汇的凝视时间则平均长约50毫秒。认知偏差理论解释了这一现象，指出抑郁症患者通常对负面信息过度关注，并在情绪调节方面存在困难。这可能导致他们在面对负面情绪时难以从中抽离，从而增加对这些刺激的凝视时间。此外，抑郁症患者在情绪加工方面的特点可能导致他们更倾向于深入思考负面信息，或在心理上更难以从负面情绪中恢复。

在焦虑症的诊断中，眼动追踪技术的应用表现在以下几个方面。

（1）注意偏向的识别：焦虑症患者通常会表现出对威胁性刺激的过度关注，这被称为"注意偏向"。通过眼动追踪技术，研究者可以观察个体在面对不同类型刺激（如威胁性、中性或积极刺激）时的注视模式和反应时间。这种方法能够帮助识别焦虑症患者的注意偏向，从而为诊断提供依据。

（2）反应时间的测量：在处理情绪信息时，焦虑症患者的眼动反应时间可能会有所不同。通过测量他们在注视不同类型刺激时的反应时间，可以帮助识别和评估他们的认知加工特点。

（3）瞳孔反应的分析：瞳孔大小变化也是一个重要的指标，它可以反映个体对刺激的情绪反应。研究表明，在面对威胁性刺激时，焦虑症患者的瞳孔可能会出现不同寻常的扩张。

（4）眼动模式的分析：通过分析焦虑症患者在观看不同图片或视频时的眼动路径和注视点，可以揭示他们在信息处理上的特点，如注视时长和频率，这些信息有助于了解他们如何处理和解读环境信息。

总的来说，眼动追踪技术在焦虑症的诊断中提供了一种非侵入性、客观和精确的测量方法，有助于更好地理解焦虑症患者的认知和情绪处理特点。

"注意偏向"的识别是眼动研究在焦虑症诊断中的一个重要应用。这个概念基于认知心理学的理论，指的是个体对特定类型刺激（在焦虑症中通常是威胁性刺激）的过度关注。眼动追踪技术在这里的应用主要体现在以下几个方面。

（1）实验设计：研究者通常会设计特定的视觉搜索任务或者情绪刺激呈现任务来测试个体的注意偏向。例如，在一个典型的实验中，参与者可能被要求观看一系列图片，这些图片中既包含威胁性（如愤怒的面孔），又包含非威胁性（如中性或快乐的面孔）元素。

（2）眼动数据的采集：通过眼动追踪技术，研究者可以准确地记录参与者在观看这些图片时的眼动路径、注视点、注视时长和眼动跳跃频率。这些数据提供了观察和分析注意偏向的基础。

（3）数据分析：焦虑症患者在面对威胁性刺激时，往往会表现出更快的注视定向反应和更长的注视时长。例如，一项研究显示，焦虑症患者在识别愤怒面孔上的反应时间明显短于对快乐或中性面孔的反应时间。此外，他们在威胁性刺激上的注视持续时间也更长，这表明了一种对威胁信息的过度关注和难以从中脱离的趋势。

(4) 与心理测量的结合：眼动数据往往与传统的心理测量工具（如自报问卷）结合使用，以增强对焦虑症的诊断和理解。通过比较心理测量结果和眼动数据，研究者可以更全面地理解焦虑症患者的认知偏差。

(5) 研究结果的意义：这些研究结果不仅对诊断焦虑症至关重要，也为开发针对性的治疗方法提供了线索。了解焦虑症患者的注意偏向可以帮助开发认知行为疗法中的干预措施，如注意力训练技术，以减轻这种偏向。

五、癫痫共患精神病性障碍

癫痫共患精神病性障碍是指癫痫患者同时患有以精神病性症状为主要临床表现的精神疾病或综合征。以精神病性症状为表现形式的癫痫发作不属于癫痫共病。精神病性障碍属于癫痫患者相对少见但严重的共病。与许多其他精神合并症一样，癫痫和精神障碍之间存在双向联系。

精神分裂症及其他原发性精神病性障碍是常见的精神疾病。2019 年发布的中国精神卫生调查（CHMS）结果显示，我国精神分裂症及其他精神病性障碍的加权终身患病率为 7.46‰，30 天患病率为 6.13‰。3%～5.7% 的癫痫患者共患精神病性障碍，颞叶癫痫患者达 7%。总体而言，癫痫患者共患精神病性障碍的风险为一般人群的 7.8 倍，而精神分裂症患者患癫痫的风险高出 6 倍。

根据精神症状与癫痫发作的时间关系，一般将癫痫共患精神病性障碍分为围发作期（发作前、发作中、发作后）精神病、发作间歇期精神病和替代性（强迫正常化性）精神病。发作前精神障碍多见于全身强直阵挛发作前，可表现为先兆或前驱症状，先兆发生在癫痫发作前数秒到数分钟，而前驱症状多出现在癫痫发作前数小时到数天，临床主要表现为情感（焦虑、紧张、易激惹、冲动、抑郁、淡漠、面色苍白、潮红等）和认知改变。发作中精神障碍多与非惊厥性癫痫持续状态有关，临床表现为以知觉（看见火光、闪光、黑矇，单调的听幻觉，耳鸣，眩晕，嗅到难闻的气味、烧焦了的胶皮味，尝到某些不愉快或特殊的味道）、记忆（表现"似曾相识症"或"旧事如新症"）、思维（思维中断、强迫性思维）、情感障碍（恐怖、抑郁、喜悦及愤怒）、自主神经功能障碍（头痛、头胀、腹痛、恶心、流涎、呕吐、心悸、脉快、出汗、面色苍白、体温改变等）或自动症（如神游症、睡行症或朦胧状态）为主的精神运动性发作。发作后精神障碍常见于一系列癫痫发作后或减/停抗癫痫药使癫痫发作频繁的患者，临床主要表现为情感障碍、妄想症、紧张症等。发作间歇期精神病和替代性精神病与癫痫发作没有直接关系，常被误诊为精神分裂症，被称为"癫痫的分裂症样精神病（schizophrenia-like psychosis of epilepsy，SLPE）"。发作间歇期精神障碍是一组无意识障碍，但持续时间较长（几个月到几年，甚至长久存在）的精神障碍。在癫痫所致精神障碍的患者中，主要的临床症状表现在思维、情感、感知觉、行为、认知、人格等方面的异常改变，同精神分裂症的某些临床症状具有较高的相似性，因此临床误诊率较高。既往有学者发现，65%的癫痫性精神障碍患者在首次发病时被误诊为精神分裂症，反映出该种精神障碍的复杂性、多样性及隐秘性。

所有的ASM均可引发精神方面的正性或负性反应。某些药物如托吡酯、左乙拉西坦、替加宾及氨己烯酸等可能有致精神障碍的不良反应，而苯巴比妥和苯妥英钠被证明与自杀风险有关。传统抗精神病药物可引起较严重的锥体外系不良反应及对心血管系统、血液系统等都有较严重的不良反应，甚至可引起不可逆性迟发性运动障碍等严重不良反应。然而，一些抗精神病药会在一定程度上降低患者的惊厥阈值，增加癫痫发作的概率，进而对治疗效果产生不良影响。可根据患者发作形式及病程特点个性化选择抗癫痫药物，在此基础上根据精神障碍的不同选择合适的抗精神病药物。其中卡马西平的应用较为广泛，其能够对颞叶边缘系统进行选择性抑制，进而阻止该部位异常电活动的发生，对抑制颞叶癫痫的发生发展具有良好的效果，并可防止病程发展至后期出现精神障碍。

癫痫共患精神障碍可能受到以下几个方面的影响，颞叶癫痫、癫痫发作控制不佳、左侧颞叶致痫灶、海马硬化、神经发育障碍、癫痫起病年龄早等。既往研究发现，与普通人群相比，癫痫患者的精神分裂症样精神障碍的发病率明显增高，进一步的研究发现，癫痫的家族史及精神疾病的家族史均是癫痫患者合并精神分裂症的危险因素。此外，癫痫起病年龄大，因癫痫住院次数多，均增加合并精神分裂症的可能性。但是，不同的癫痫发作类型合并精神分裂症的发病率之间差异无统计学意义。有证据表明，癫痫和精神障碍之间存在复杂的双向关系。癫痫患者患精神障碍的风险更大，精神障碍患者患癫痫的风险也会增加。这种关系可以通过两种情况下存在共同的致病机制来解释，包括神经解剖学的变化、神经迁移功能障碍、遗传易感性或环境因素。

癫痫患者精神障碍的诊断需要符合神经病学及精神病学有关癫痫及精神障碍的诊断标准。依据国际抗癫痫联盟（ILAE）推荐的癫痫诊断标准做出癫痫诊断，还需要根据美国精神协会第五版的《精神疾病诊断与统计手册（DSM-5）》进行判断，精神障碍的诊断必须包括幻觉及妄想两个核心症状之一，以及异常的思维或语言、行为紊乱、阴性症状。

（张鸣沙　荣培晶　李　云）

第 4 章
癫痫的药物和手术治疗

第一节 抗癫痫治疗西药

一、药物治疗原则

ASM 治疗是为了尽可能地达到癫痫无发作的状态,同时没有或者很少不良反应。经过 ASM 治疗后,有 60%～70% 的癫痫患者可以实现无发作。全面性癫痫的患者比局灶性癫痫的患者更易达到无发作的状态。

目前已有 20 余种 ASM 在临床上使用。20 世纪 80 年代之前共有 7 种主要的 ASM,习惯上称为传统 ASM。20 世纪 80 年代以后,国外陆续开发并上市了多种新型 ASM(表 4-1),按获批时间先后划分为第二代(1980—2003 年)和第三代 ASM(2004 年以后)。

表 4-1 目前临床使用的 ASM

第一代 ASM	卡马西平(CBZ)、氯硝西泮(CNZ)、乙琥胺(ESM)、苯巴比妥(PB)、苯妥英钠(PHT)、丙戊酸盐(VPA)、扑痫酮(PRM)
第二代 ASM	氯巴占(CLB)、非尔氨酯(FBM)、加巴喷丁(GBP)、拉莫三嗪(LTG)、左乙拉西坦(LEV)、奥卡西平(OXC)、托吡酯(TBM)、氨己烯酸(VGB)、唑尼沙胺(ZNS)
第三代 ASM	拉考沙胺(LCM)、吡仑帕奈(PER)、普瑞巴林(PGB)、卢非酰胺(RUF)、替加宾(TGB)

(一)ASM 选择的基本原则

1. 根据发作类型和综合征分类选择药物是治疗癫痫的基本原则,同时还需要考虑共患病、共用药、药物不良反应、患者的年龄及性别、患者或监护人的意愿等进行个体化。

2. 尽可能单药治疗。一般从低剂量开始,逐渐加量滴定获得最适剂量。

3. 如果第一种单药治疗失败，可尝试用第二种单药，加量至足够剂量后，将第一种单药逐渐减量。如果第二种单药仍无效，推荐合理的联合用药。如果合理使用一线 ASM 仍有发作，需严格评估癫痫的诊断。

4. 尽量固定使用同一生产厂家的药品，尤其是苯妥英钠、苯巴比妥、扑痫酮和卡马西平。

5. 对治疗困难的癫痫综合征及难治性癫痫，建议转诊至癫痫专科诊治。

（二）开始药物治疗的时机

1. 开始 ASM 治疗需要与患者或其监护人进行充分的讨论，衡量风险和收益后决定，讨论时要考虑到癫痫综合征的类型及预后。

2. 通常情况下，第二次非诱发性癫痫发作后推荐开始 ASM 治疗。

3. 虽然已有两次发作，但发作间隔期在 1 年以上，可以暂时推迟药物治疗；反射性癫痫也符合癫痫的诊断，但治疗上首先考虑去除诱发因素。

4. 以下情况之一在第一次非诱发性发作后即可开始 ASM 治疗，并与患者或监护人进行商议。

（1）有预示再发风险增高的相关因素：患者有脑功能缺陷或既往有脑损伤史；脑电图提示明确的痫样放电；头颅影像显示脑结构损害；出现夜间强直阵挛发作时。

（2）虽然为首次发作，但是符合某些难治性癫痫综合征的诊断。

（3）患者或监护人认为不能承受再发一次的风险。

（4）并非真正的首次发作。

（三）停药原则

通常情况下，癫痫患者如果持续无发作两年以上，即存在减停药的可能性，但是否减停、如何减停，还需要综合考虑患者的癫痫类型（病因、发作类型、综合征分类）、既往治疗反应、脑电图及个人情况，仔细评估停药复发风险。

一般情况下，停药前无发作时间短、局灶性癫痫、脑电图有发作间期放电、肌阵挛发作或多种形式发作、开始治疗时对药物反应差、有癫痫家族史、颞叶内侧硬化、发病起始年龄晚（＞50岁）的患者在停药后再发的风险较高。患者或者其监护人应当知晓减药过程中或者停药后癫痫有复发的风险。

减停药物时的注意事项如下。

1. 脑电图对减停 ASM 有参考价值，减药前建议复查脑电图，减药过程中亦建议定期（每 3～6 个月）复查。

2. 更长时间的癫痫无发作可以增加减药后癫痫缓解的可能性。局灶性癫痫患者如无发作 5 年以上可以尝试减药。少数年龄相关性癫痫综合征 [如伴中央颞区棘波的儿童良性癫痫（BECT）]，超过患病年龄，并不完全要求减停药前复查脑电图正常。存在脑结构性异常者或一些特殊综合征（如青少年肌阵挛性癫痫等）减药应当延长到 3～5 年无发作。

3. 减药过程宜缓慢逐渐减量；单药治疗时减药过程应当不少于 6 个月；多药治疗时每种 ASM 减停时间不少于 3 个月，一次只减停种药；在减停苯二氮䓬类药物与巴比妥药物时，减停时间应当不少于 6 个月。

4. 停药后短期内出现癫痫复发，应恢复既往药物治疗并随访；在停药 1 年后出现有诱因的发作可以观察，注意避免诱发因素，可以暂不应用 ASM；如有每年 2 次以上的发作，应再次评估确定治疗方案。

5. 减药开始后需评估患者 2 年和 5 年的再发风险，再发风险高的患者在此期间不推荐驾驶车辆。

二、抗癫痫发作药物的作用机制和药代动力学特征

ASM 的作用机制复杂，了解 ASM 的作用机制是恰当选择药物的基础，有助于合理的联合用药及避免增加不良反应。

药代动力学特征是了解药物的疗效、不良反应及药物之间相互作用的基础。传统 ASM 如苯妥英钠（phenytoin，PHT）的代谢过程存在限速或饱和现象，在小剂量时，PHT 代谢呈一级动力学过程，而大剂量、血药浓度较高时，则为零级动力学过程，此时即使增加很小的剂量，血药浓度也会非线性急剧增加，有中毒危险。因此强调服用 PHT 时应当进行血药浓度监测，根据测定结果合理调整剂量，以免发生毒性反应。而新型 ASM 口服生物利用度高，对肝酶无明显诱导或抑制作用，药物之间的相互作用更少。

临床上常用 ASM 的主要作用机制和药代动力学特征见表 4-2。

表 4-2　临床上常用 ASM 的主要作用机制和药代动力学特征

ASM	主要作用机制	口服生物利用度	蛋白结合率	代谢/清除	半衰期（成人）	药代动力学相互作用
卡马西平	钠通道阻滞剂	好	中等	大部分肝脏	12～17 小时（自身诱导后）	高
苯巴比妥	加强 GABA	好	低	>70% 肝脏代谢，20%～25% 以原型从肾脏清除	80～100 小时	高
苯妥英钠	钠通道阻滞剂	多样的	高	大部分肝脏代谢，非线性	平均 22 小时	高
扑米酮	加强 GABA	好	低	25% 转化为苯巴比妥，40% 以原型随尿液排出	10～15 小时	高

续表

ASM	主要作用机制	口服生物利用度	蛋白结合率	代谢/清除	半衰期（成人）	药代动力学相互作用
丙戊酸盐	钠通道阻滞剂，加强 GABA，T 型钙通道阻滞剂	好	高	大部分肝脏	13～16 小时	高
乙琥胺	T 型钙通道阻滞剂	好	低	大部分肝脏代谢	30～60 小时	中等
氯巴占	加强 GABA	好	高	大部分肝脏代谢	36～42 小时，71～82 小时（代谢产物 N-去甲基氯巴占）	高
氨己烯酸	加强 GABA	好	低	代谢不明显	10.5 小时	无/轻微
普瑞巴林	结合 α2δ 型钙通道	好	低	98% 以原型随尿液排出	6 小时	无/轻微
非尔氨酯	NMDA 拮抗剂，钠通道拮抗剂，加强 GABA	好	低	50% 肝脏代谢，40%～50% 以原型随尿液排出	20～23 小时	高
加巴喷丁	结合 α2δ 型钙通道	低	低	代谢不明显，以原型随尿液排出	5～7 小时	无/轻微
唑尼沙胺	钠通道阻滞剂、T 型钙通道阻滞剂	好	低	65%	60 小时	中等
托吡酯	钠通道阻滞剂，AMPA/谷氨酸拮抗剂，加强 GABA	好	低	30% 肝脏，70% 以原型随尿液排出	21 小时	无/轻微
拉莫三嗪	钠通道阻滞剂	好	中等	大部分肝脏代谢	24 小时	中等
左乙拉西坦	结合突触泡蛋白 2A 抗体(SV2A)	好	低	30% 非肝脏代谢，66% 原型从肾脏排出	6～8 小时	无/轻微
奥卡西平	钠通道阻滞剂	好	低	大部分肝脏代谢	8～10 小时（活性代谢产物）	中等
拉考沙胺	钠通道阻滞剂	好	低	60% 肝脏代谢，40% 以原型随尿液排出	13 小时	无/轻微

续表

ASM	主要作用机制	口服生物利用度	蛋白结合率	代谢/清除	半衰期（成人）	药代动力学相互作用
吡仑帕奈	AMPA受体拮抗剂	好	高	大部分肝脏代谢	105小时	中等
艾司利卡西平	钠通道阻滞剂	好	低	40%肝脏代谢，60%原型从肾脏排出	13～20小时	中等
布瓦西坦	与SV2A结合	好	低	大部分肝脏代谢	7～8小时	中等

三、常用抗癫痫发作药物的用法、用量

见表4-3。

表4-3 目前临床上常用的ASM的用法用量及血药浓度范围

ASM	开始剂量（/天）	增加剂量	目标剂量；最大剂量（某些ASM）	有效浓度
卡马西平	200mg	每3天增加200mg	400～800mg	4～12mg/L
苯巴比妥	30～60mg	如果需要，每1～2周增加30～60mg	120～180mg	15～40mg/L
苯妥英钠	200～400mg	如果需要，可增加30～60mg	200～400mg	10～20mg/L
扑米酮	50～125mg	每3～7天增加50～125mg	750～1000mg	
丙戊酸盐	500mg	如果需要，可每周增加250～500mg	1000～2000mg	50～100mg/L
乙琥胺	500mg	每周加量250mg	750mg；最大1500mg	
氯巴占	10mg	每2周加量10mg	20～40mg	
氨己烯酸	1000mg	每周加量500mg	3000mg；最大6000mg	
普瑞巴林	75～150mg	每周加量75～150mg	300mg；最大600mg	
非尔氨酯	1200mg	每周加量600～1200mg	3600mg	
加巴喷丁	300～400mg	每天加量300～400mg	1200mg；最大4800mg	
唑尼沙胺	100mg	每1～2周加量100mg	200mg；最大600mg	
托吡酯	25mg	每周加量25mg	100mg；最大400mg	
拉莫三嗪	单药；25mg	每周加量25mg	200～300mg	
左乙拉西坦	500mg	如果需要，每周加量500mg	1000mg，最大4000mg	
奥卡西平	300～600mg	如果需要，每周加量300mg	600～1200mg；最大2400mg	

续表

ASM	开始剂量（/天）	增加剂量	目标剂量；最大剂量（某些 ASM）	有效浓度
拉考沙胺	100mg	如果需要，每周加量 100mg	200mg；最大 600mg	
吡仑帕奈	2mg	每 3 周加量 2mg	4mg；最大 12mg	
艾司利卡西平	400mg	如果需要，每周加量 400mg	800～1200mg；最大 1600mg	
布瓦西坦	50～100mg	如果需要，可加 50mg	100mg；最大 200mg	

四、抗癫痫发作药物的不良反应

所有的 ASM 都可能产生不良反应。大部分不良反应是轻微的，但也有少数会危及生命。ASM 的不良反应一般可以分为以下 4 类。

1. 剂量相关的不良反应　这是最常见的不良反应，主要包括镇静、思睡、头晕、头痛、共济失调等。可以从小剂量开始缓慢增加剂量，尽量不要超过说明书推荐的最大治疗剂量，可以减轻这类不良反应。

2. 特异体质的不良反应　一般出现在治疗开始的前几周，与剂量无关。部分特异体质不良反应虽然罕见，但有可能危及生命。特异体质的不良反应主要有皮肤损害、严重的肝毒性、血液系统损害。出现特异体质的不良反应一般应立刻停药，并积极对症处理。

3. 长期治疗的不良反应　这与累积剂量有关。应给予患者能够控制发作的最小剂量，并注意监测不良反应，尽可能在合适情况下逐渐减量停药。

4. 致畸作用　患有癫痫的女性后代的畸形发生率是正常女性的 2 倍左右。造成后代畸形的原因是多方面的，包括遗传、癫痫发作、服用 ASM 等。ASM 对妊娠的影响参考表 4-4。

五、抗癫痫发作药物的选药原则

根据发作类型和综合征分类选择药物是癫痫治疗的基本原则。同时还需要考虑以下因素：禁忌证、可能的不良反应、达到治疗剂量的时间、服药次数及恰当的剂型、特殊治疗人群（如儿童、育龄妇女、老年人等）的需要、药物之间的相互作用，以及药物来源和费用等。目前有 20 余种 ASM 在临床上使用，有些药物可作为单药控制癫痫发作，有些药物则仅能作为添加用药（表 4-5）。在选择 ASM 时，应根据其抗痫谱来仔细选择（表 4-6）。

表 4-4 抗癫痫发作药物的不良反应

药物	剂量相关的不良反应	长期治疗的不良反应	特异体质的不良反应	对妊娠的影响*
卡马西平	复视、头晕、视物模糊、恶心、困倦（成人比儿童更常见）、中性粒细胞减少、低钠血症	低钠血症	皮疹、再生障碍性贫血、Stevens-Johnson 综合征、肝损害	妊娠期使用卡马西平与后代先天畸形（口面裂、心脏畸形等）和发育迟缓有关
氯硝西泮	镇静、攻击行为、多动（儿童），共济失调	易激惹、攻击行为、多动（儿童）	少见，偶见白细胞减少	目前尚缺乏妊娠期使用氯硝西泮后母婴风险相关数据
苯巴比妥	疲劳、嗜睡、抑郁、注意力涣散、多动、易激惹（见于儿童）、攻击行为，记忆力下降	少见皮肤粗糙，性欲下降，突然停药可出现戒断症状、焦虑、失眠等	皮疹、中毒性表皮坏死松解症、肝炎	妊娠期服用苯巴比妥与后代先天畸形有关，妊娠晚期服用此药物可导致新生儿戒断症状
苯妥英钠	眼球震颤、共济失调、厌食、恶心、呕吐、攻击行为、巨幼红细胞性贫血	痤疮、牙龈增生、面部粗糙、多毛、骨质疏松、小脑及脑干萎缩（长期大量使用）、性欲缺乏、维生素K和叶酸缺乏	皮疹、周围神经病、Stevens-Johnson 综合征、肝毒性	妊娠期服用苯妥英钠可增加后代出现主要先天畸形（包括口面裂和心脏畸形）的风险，也可引起胎儿乙内酰脲综合征。此外，妊娠期服用苯妥英钠也有后代出现恶性肿瘤的报道
扑痫酮	同苯巴比妥	同苯巴比妥	皮疹、血小板减少、狼疮样综合征	目前尚缺乏妊娠期使用扑米酮后母婴风险相关数据
丙戊酸钠	震颤、厌食、恶心、呕吐、困倦	体重增加、脱发、月经失调或闭经、多囊卵巢综合征	肝毒性（尤其2岁以下的儿童）、血小板减少、急性胰腺炎（罕见）、丙戊酸钠脑病	妊娠期使用丙戊酸钠可增加后代先天畸形的风险，特别是神经管缺陷，也包括其他器官系统的畸形，目此风险呈剂量依赖性。妊娠早期使用丙戊酸引起后代畸形的风险最大，而长期使用丙戊酸可能在整个妊娠期使用丙戊酸也可能影响后代生长发育

续表

药物	剂量相关的不良反应	长期治疗的不良反应	特异体质的不良反应	对妊娠的影响*
加巴喷丁	嗜睡、头晕、疲劳、复视、感觉异常、健忘	较少	罕见	目前尚缺乏妊娠期使用加巴喷丁后母婴风险相关数据，而动物实验显示，加巴喷丁具有发育毒性（可引起胎儿骨骼和内脏异常，并增加胎儿死亡率）
拉莫三嗪	复视、头晕、头痛、恶心、呕吐、困倦、共济失调、嗜睡	攻击行为，易激惹	皮疹，Stevens-Johnson综合征，中毒性表皮坏死松解症，肝衰竭，再生障碍性贫血	前瞻性妊娠登记研究和妊娠流行病学研究的数据提示，拉莫三嗪不会增加后代先天畸形的风险
拉考沙胺	头晕、头痛、恶心、复视，PR间期延长	较少	无报告	有限的数据不足以发现妊娠期使用拉考沙胺与后代先天畸形的相关性，而动物实验提示，拉考沙胺有一定的发育毒性（增加胚胎-胎儿死亡率和新生儿发育缺陷）
左乙拉西坦	头痛、困倦、易激惹、感染、流感综合征	较少	无报告	目前已有研究未发现妊娠期使用左乙拉西坦后代先天畸形或流产的相关性
奥卡西平	疲劳、困倦、复视、头晕、失调、恶心	低钠血症	皮疹	目前妊娠期使用奥卡西平后母婴风险数据尚不充分，有限的数据表明，奥卡西平与后代先天畸形（口面裂和心脏畸形）有关
吡仑帕奈	嗜睡、头痛、疲劳、易怒、恶心、跌倒	较少	无报告	目前尚缺乏妊娠期使用吡仑帕奈后母婴风险相关数据，但动物实验显示，临床剂量下的吡仑帕奈具有一定的发育毒性
托吡酯	厌食、注意力障碍、语言障碍、记忆障碍、感觉异常、无汗	肾结石、体重下降	急性闭角型青光眼（罕见）	妊娠登记研究的数据表明，妊娠期使用托吡酯可增加后代唇腭裂和小于胎龄儿的风险

注：*基于 FDA 发布的 Pregnancy and Lactation Labeling Rule (PLLR)。此处仅列举了 PLLR 中 ASM 风险概要相关部分。

表 4-5　常用 ASM 适应证

批准可用于单药和添加治疗		仅用于添加治疗	
卡马西平	艾司利卡西平	乙酰唑胺	布瓦西坦
加巴喷丁	拉考沙胺	氯巴占	氯硝西泮
拉莫三嗪	左乙拉西坦	非尔氨酯	普瑞巴林
奥卡西平	吡仑帕奈	扑米酮	替加宾
苯巴比妥	苯妥英钠	氨己烯酸	
托吡酯	丙戊酸钠		
唑尼沙胺			

表 4-6　常用 ASM 的抗痫谱与应用推荐

ASM	局灶性发作	全面强直-阵挛发作	全面性失神发作	全面性肌阵挛发作	Lennox-Gastaut 综合征/婴儿痉挛症/Dravet 综合征/结节性硬化症
布瓦西坦*	Ⅰ级证据	不确定	不确定	不确定	
卡马西平	Ⅰ级证据	推荐（但不是Ⅰ级证据）	无效	无效	
大麻二酚*	Ⅳ级证据	不确定	不确定	不确定	在 LGS 综合征、Dravet 综合征和结节性硬化症中有Ⅰ级证据
氯巴占	推荐（但不是Ⅰ级证据）	推荐（但不是Ⅰ级证据）	推荐（但不是Ⅰ级证据）	推荐（但不是Ⅰ级证据）	在 LGS 综合征中有Ⅰ级证据
艾司利卡西平*	Ⅰ级证据	不确定	无效	无效	
乙琥胺*	无效	无效	Ⅰ级证据	无效	
非尔氨酯*	Ⅰ级证据	推荐（但不是Ⅰ级证据）	不确定	不确定	在 LGS 综合征中有Ⅰ级证据
加巴喷丁	Ⅰ级证据	无效	无效	无效	
拉考沙胺	Ⅰ级证据	不确定	无效	无效	
拉莫三嗪	Ⅰ级证据	Ⅰ级证据	推荐（但不是Ⅰ级证据）	有争议	在 LGS 综合征中有Ⅰ级证据
左乙拉西坦	Ⅰ级证据	Ⅰ级证据	推荐（但不是Ⅰ级证据）	Ⅰ级证据	
奥卡西平	Ⅰ级证据	不确定	无效	无效	

续表

ASM	局灶性发作	全面强直-阵挛发作	全面性失神发作	全面性肌阵挛发作	Lennox-Gastaut综合征/婴儿痉挛症/Dravet综合征/结节性硬化症
吡仑帕奈	Ⅰ级证据	Ⅰ级证据	不确定	Ⅳ级证据	
苯巴比妥	Ⅰ级证据	推荐（但不是Ⅰ级证据）	无效	Ⅳ级证据	
苯妥英钠	Ⅰ级证据	推荐（但不是Ⅰ级证据）	无效	无效	
普瑞巴林	Ⅰ级证据	无效	无效	无效	
卢非酰胺*	Ⅰ级证据（非FDA批准）	推荐（但不是Ⅰ级证据）	不确定	不确定	在LGS综合征中有Ⅰ级证据
替加宾*	Ⅰ级证据	无效	无效	无效	
托吡酯	Ⅰ级证据	Ⅰ级推荐	在1项证据中无效	不确定	在LGS综合征中有Ⅰ级证据
丙戊酸盐	Ⅰ级证据	推荐（但不是Ⅰ级证据）	Ⅰ级证据	推荐（但不是Ⅰ级证据）	推荐（但不是Ⅰ级证据）
氨己烯酸*	Ⅰ级证据	无效	无效	无效	在婴儿痉挛症中有Ⅰ级证据
唑尼沙胺	Ⅰ级证据	推荐（但不是Ⅰ级证据）	推荐（但不是Ⅰ级证据）	推荐（但不是Ⅰ级证据）	

注：按照英文名称排序；标注*者为目前国内市场尚没有的抗癫痫药。

六、特殊人群抗癫痫发作药物的选择注意事项

（一）儿童癫痫患者

儿童选用抗癫痫药物治疗的原则与成人基本相同，但要注意以下特点。

1. 儿童期生长发育快，在标准体重范围内应按千克体重计算每日给药量，对于体重高于或低于标准体重的儿童，应参照标准体重给药，并结合临床疗效和血药浓度调整给药剂量。

2. 新生儿和小婴儿肝脏和肾脏功能发育尚未完全成熟，对药物的代谢和排泄能力差；婴幼儿至学龄前期体内药物代谢速率快，半衰期短，因此应在药物血浓度监测下根据临床疗效调整剂量。

3. 注意监测药物不良反应，定期查肝功能、血常规等，尤其应注意丙戊酸

盐在年龄小于 2 岁或有遗传代谢病的儿童中发生肝损害的危险性增加。

4. 儿童首次发作后是否开始抗癫痫药治疗需要考虑癫痫的病因、发作类型、癫痫综合征等。如导致癫痫发作的病因持续存在，首次发作后即应给予 ASM 治疗，如有明确的围生期脑损伤病史。

5. 儿童正处于生长发育和学习的重要阶段，在选择抗癫痫药时，应充分考虑到对患儿认知功能的影响，在用药过程中应注意观察，如药物对患儿认知功能产生严重影响，应权衡利弊，必要时可更换药物。

6. 有些儿童期特殊的癫痫性脑病（如 West 综合征、Lennox-Gastaut 综合征、Landau-Kleffner 综合征等）除 ASM 治疗外，可选用肾上腺皮质激素、生酮饮食等特殊治疗方法。

7. 对于患线粒体病和有机酸血症合并癫痫的患儿，丙戊酸盐易引起肝损害，尽量不选用；对诊断为 Alpers 病合并癫痫的患儿应禁用丙戊酸盐，因丙戊酸盐可引起本病患儿肝衰竭。

8. 目前已确定的遗传性癫痫精准药物治疗：SCN1A 突变相关的 Dravet 综合征已确定盐酸芬氟拉明为精准用药，同时需避免使用钠通道阻滞剂（奥卡西平、卡马西平、拉莫三嗪等）及 GABA 类药物（氨己烯酸、卢非酰胺）；而奥卡西平等钠通道阻滞剂可作为 SCN8A 突变和 KCNQ2 突变相关遗传性癫痫的一线用药；SLC2A1 突变相关的葡萄糖转运体 1 缺陷综合征首选生酮饮食治疗；mTOR 抑制剂依维莫司是一种治疗结节性硬化症（TSC1/TSC2 突变相关）的精准药物。

（二）女性癫痫患者

1. 癫痫女性发生内分泌紊乱、多囊卵巢综合征的概率增加，尤其在服用丙戊酸盐时尤为明显，进而可能导致体重增加、月经紊乱、不育、性功能减退等，使用时应慎重；长期使用苯妥英钠可导致皮肤多毛症和牙龈增生，女性患者应尽可能避免长期使用。

2. 应与育龄期女性癫痫患者（包括青少年女性可能需要治疗到育龄期者）讨论有关 ASM 引起胎儿畸形发生的风险和胎儿可能发生的神经发育损害。传统 ASM 的致畸风险相对新型药物较高，其中丙戊酸盐的致畸风险最高（高达 11% 左右），可能造成中枢神经系统、心脏、泌尿系统和面部的畸形等，并且这种风险是剂量依赖性的。此外，宫内暴露于丙戊酸盐的儿童在 6 岁时的智力评分较使用其他 ASM 的评分要低。因此，应尽量避免在育龄期女性中使用丙戊酸盐，除非没有其他的药物选择，若必须使用时，尽量使用低剂量（低于 650mg/d）。拉莫三嗪和左乙拉西坦的致畸风险相对最小（拉莫三嗪 2%～2.9%，左乙拉西坦 2.4%～2.8%），与不服用 ASM 的健康孕妇的致畸风险相当；奥卡西平次之（2.2%～3%）。第三代 ASM 的数据尚不充分，有关第三代 ASM 对于胎儿可能造成风险的相关数据报道还比较有限。多药联合使用的致畸风险更大，应尽量考虑单药治疗。

3. ASM 的代谢在孕期会发生改变，比如拉莫三嗪的清除率在孕期前 3 个月增加 76%，中 3 个月增加 153%，后 3 个月增加 219%。因此建议条件许可下在孕期进行药物浓度的监测，从而调整药物剂量。

（三）老年癫痫患者

老年癫痫患者选择 ASM 治疗的基本原则与青年人一致，但应该特别注意以下几点。

1. 由于生理或病理变化对药效学和药代动力学的影响，老年人通常对 ASM 较敏感，应当从低剂量开始，尽可能缓慢加量、维持较低的有效治疗剂量，加强必要的血浓度监测。一经确诊，尽早开始治疗。应考虑选择对认知、记忆、情绪、睡眠等影响小的药物。

2. 老年癫痫患者合并慢性病（高血压、糖尿病、心脏病、高脂血症等）需服用其他药物的情况很常见，应系统性考虑患者服用的其他药物与 ASM 的相互作用及多种 ASM 联合应用的相互作用。

3. 老年癫痫患者，尤其是绝经后女性癫痫患者容易出现骨质疏松，建议尽可能避免使用有肝酶诱导作用的 ASM，并补充维生素 D 和钙剂。

总体来说，有关老年人 ASM 治疗的临床研究样本较少。拉莫三嗪和加巴喷丁单药治疗显示，在老年人中的安全性、耐受性和疗效较好，唑尼沙胺和左乙拉西坦也可以降低癫痫发作频率。

（四）难治性癫痫患者

使用第一种 ASM 治疗后，约 45.7% 的患者可以达到无发作的状态，换用第 2 种 ASM 单药治疗后，只有 11.6% 的患者可以获得无发作，再尝试第 3 种或者更多种单药获得无发作的可能性微乎其微。因此难治性癫痫定义为尝试过 2 次合理选择的且合适剂量的药物治疗（单药或者多药）后仍然控制不佳的癫痫，占所有癫痫患者的 30%～40%。相对于全面性癫痫而言，局灶性癫痫中难治性的比例更高（约 40%）。

难治性癫痫通常需要试验不同作用机制的 ASM 及使用更新的药物，比如吡仑帕奈、大麻二酚和苯巴那酯等。添加第二代或者第三代 ASM 可以使 30%～40% 的难治性患者发作减少一半左右。氯巴占是一种长效苯二氮䓬类药物，增加 GABA-A 配体门控氯通道的开放频率，用于 2 岁及以上的儿童 Lennox-Gastaut 综合征癫痫发作的联合治疗。常见不良反应包括共济失调、嗜睡等。2018 年，FDA 批准了第一个大麻衍生物 Epidyolex（Cannabidiol, CBD），用于治疗 2 岁及以上患者的 Lennox-Gastaut 综合征或 Dravet 综合征及结节性硬化症相关的癫痫发作。在真实世界中，除上述几种类型以外的难治性癫痫，在使用 CBD 后，癫痫发作中位减少百分比、癫痫发作减少 50% 的比率及癫痫无发作的比率分别能达到 67.8%、68.8% 和 11.5%。由此认为，CBD 可以作为难治性癫痫的添加治疗。CBD 属于大麻中的非精神活性成分，与主要的精神活性成分四氢大麻酚（tetrahydrocannabinol，THC）不同，不会引起欣快感。常见的不良反应包括嗜睡、食欲缺乏、腹泻呕吐、发热、疲劳。2019 年，FDA 批准苯巴那酯用于成人局灶性癫痫发作，它具有双重作用机制：钠通道拮抗剂、GABA-A 通道正变构调节剂。使用 200mg/d 的维持剂量时，可以使患者的癫痫发作频率减少 55%。常见不良反应包括嗜睡、头晕、头痛、疲劳、复视等；严重不良反应包括嗜酸性粒细胞增多症等。

七、癫痫共患病的药物治疗

约 30% 的癫痫患者可能合并情绪障碍等相关疾病，在药物选择时要尽量选择具有情绪稳定作用（卡马西平、丙戊酸盐、拉莫三嗪、奥卡西平等）、抗抑郁（拉莫三嗪）或者抗焦虑作用（加巴喷丁、普瑞巴林、苯二氮䓬类）的 ASM。突然减停这些药物可能造成原有疾病的加重。另外一些药物可能造成精神症状相关不良反应（抑郁、焦虑、激越、冲动行为等），比如扑米酮、左乙拉西坦、吡仑帕奈等，尤其是在既往有精神疾病史或者家族史的患者中，在此类患者中使用相应药物要注意观察不良反应。

癫痫患者合并其他疾病的概率是普通人群的 2～8 倍，50% 的癫痫患者至少合并一种其他疾病。因此 ASM 的选择不仅要考虑到患者的发作类型和综合征类型，也要兼顾患者的共患病。共患病使用的药物与 ASM 之间存在相互作用，也是需要考虑的因素。见表 4-7。

表 4-7 癫痫共患疾病的药物治疗

共患病	推荐	慎重使用	注意事项
情绪障碍	拉莫三嗪、奥卡西平、丙戊酸、氯硝西泮	左乙拉西坦、托吡酯、唑尼沙胺、PER	在有精神疾病个人史或家族史的患者中使用要注意
焦虑障碍	丙戊酸盐、加巴喷丁、普瑞巴林、氯硝西泮	拉莫三嗪、左乙拉西坦、托吡酯、唑尼沙胺	在有精神疾病个人史或家族史的患者中使用要注意
认知障碍	拉莫三嗪、拉考沙胺、奥卡西平、艾司利卡西平、丙戊酸盐	托吡酯、唑尼沙胺、苯二氮䓬类、巴比妥类、左乙拉西坦	丙戊酸盐：从小剂量滴定；拉莫三嗪：可能导致认知受损的孤独症患者出现躁动；艾司利卡西平和左乙拉西坦：监测精神症状

续表

共患病	推荐	慎重使用	注意事项
肥胖（可合并糖尿病）	TPM、ZNS	VPA、PGB、GBP、PER	
偏头痛	TPM、VPA、ZNS、PGB、GBP		
皮疹	LEV、GBP、PGB、TPM、VPA、PER、LCM	LTG、OXC、CBZ、PHT、PB	
神经痛	PGB、GBP、CBZ、OXC、PHT		
血液系统疾病		CBZ、VPA	
低钠血症		OXC、ESL、CBZ	
肾结石		TPM、ZNS	
肝脏疾病	新型ASM	VPA	
肾脏疾病	传统ASM		
骨质疏松症	LTG、LEV	酶诱导型ASM、TPM、VPA、ZNS	
震颤	TPM、PER	VPA	
帕金森病	ZNS		
心律失常		CBZ、LTG、LCM及其他钠通道阻滞剂	
癌症	VPA、LEV、PER	酶诱导型ASM	
动脉粥样硬化		酶诱导型ASM	

第二节 抗癫痫治疗中药

一、概述

中医治疗癫痫具有长久的历史，"痫病"始见于《五十二病方》，书中有"婴儿瘛者，目斜然，胁痛，息嘤嘤然"的描述。而"癫痫"一名首见于巢元方所著的《养生方》，书中提到"风利吹人，必发癫痫及体重"。对于该病的治疗，西医主要以药物干预和手术进行治疗，然而药物干预大多只能控制病情，不能根除，存在依从性差、病程较长等问题，中医药治疗癫痫具有药效持久、不良反应小等优势，一定程度上可弥补西医治疗的不足。

二、癫痫中医辨证论治的原则

癫痫的中药治疗以中医方剂为载体，而后者离不开中医辨证论治之纲领，结合癫痫发病之病因病机，以痰为主，每由风、火触动，痰瘀内阻，蒙蔽清窍而发病。以心脑神机失用为本，风、火、痰、瘀致病为标。临床上癫痫的主要中医证型包括风痰闭阻证、痰火扰神证、瘀阻脑络证、心脾两虚证、心肾亏虚证等。

目前中医临床上常用的治疗方法包括开窍醒神、息风止痉、清肝泻火、祛邪补虚、健脾化痰、活血化瘀、养心安神、滋养肝肾等，常用方剂包括定痫丸、龙胆泻肝汤、六君子汤等。

三、基于"心脑同治"理论的治疗思路

心的主要生理功能是主血脉、主神明，而脑的主要生理功能是主宰生命活动、精神活动和主感觉运动。"神明"作为纽带将心和脑紧密联系起来，心、脑共主神明。脑为元神，心为识神，脑中之神，体也；心中识神，用也。脑藏神，心受神明之调控，即脑通过"神明"调控心的功能。正所谓脑神为体、心神为用的体现，共同调控着心，因此脑之神明伤，可累及于心，心之神明伤，可累及于脑，故有"一处神明伤，则两处俱伤"的说法。

此外，心系与脑系疾病还具有共同的病因病机，气、血、津液、气血同病，本虚标实，虚实夹杂，相互转化，久病入络是心脑血管疾病的病理基础。由此可见，心脑同治属于"异病同治"的范畴，由于发病机制相同，两种不同的疾病，可采取相同治法。

在此基础上，明代医家张锡纯辨证地提出心脑相通的理论并将这一理论应用于临床。对于癫痫、癫狂等多种神志疾病的治疗，取得了较好的疗效。近代也越来越多的医家提出心脑同治理论。临床上，许多心脑血管方面的难治性疾病采用心脑同治都取得了较好的疗效，众多医家论举并讨论了成功典型医案。由此可见，心脑同治理论的提出，有利于抓住心脑血管疾病的病因病机，准确进行辨证论治，加以合理、正确的选方用药，从而提高临床疗效。

四、癫痫的中药方剂治疗

根据临床常见症状的不同，癫痫主要分为以下5种证型。

（一）风痰闭阻证

主症：突然跌倒，神志不清，抽搐吐涎，或伴尖叫与二便失禁，或短暂神志不清，双目发呆，茫然若失，谈话中断，持物落地，或精神恍惚而无抽搐。

次症：眩晕，头昏，胸闷，乏力，痰多，心情不悦。

舌脉：舌质红，苔白腻，脉多弦滑有力。

方剂：定痫丸加减。

药物组成：天麻、川贝母、半夏、茯苓、茯神、胆南星、石菖蒲、全蝎、僵蚕、琥珀、陈皮、远志、丹参、麦冬、朱砂。

加减：眩晕、目斜视者，加生龙骨、生牡蛎、磁石、珍珠母重镇安神。

（二）痰火扰神证

主症：昏仆抽搐，吐涎，或有吼叫。

次症：平素急躁易怒，心烦失眠，咳痰不爽，口苦咽干，便秘溲黄，彻夜难眠，目赤。

舌脉：舌红，苔黄腻，脉弦滑而数。

方剂：龙胆泻肝汤合涤痰汤加减。

药物组成：龙胆草、栀子、黄芩、木通、泽泻、车前子、柴胡、甘草、当归、生地黄、天南星、半夏、枳实、茯苓、橘红、石菖蒲、人参、竹茹。

加减：肝火动风之势者，加天麻、石决明、钩藤、地龙、全蝎以平肝息风。

（三）瘀阻脑络证

主症：头晕头痛，痛有定处，伴单侧肢体抽搐，或一侧面部抽动。

次症：颜面口唇青紫。

舌脉：舌质暗红或有瘀斑，舌苔薄白，脉涩或弦。

方剂：通窍活血汤加减。

药物组成：赤芍、川芎、桃仁、红枣、红花、老葱、鲜姜、麝香。

加减：痰涎偏盛者，加半夏、胆南星、竹茹。

（四）心脾两虚证

主症：反复发痫，神疲乏力，心悸气短。

次症：失眠多梦，面色苍白，体瘦纳呆，大便溏薄。

舌脉：舌质淡，苔白腻，脉沉细而弱。

方剂：六君子汤合归脾汤加减。

药物组成：党参、白术、茯苓、炙甘草、陈皮、半夏、茯神、黄芪、龙眼肉、酸枣仁、人参、木香、当归、远志。

加减：痰浊盛而恶心呕吐痰涎者，加胆南星、姜竹茹、瓜蒌、石菖蒲、旋覆花化痰降浊；便溏者，加炒薏苡仁、炒扁豆、炮姜等健脾止泻；夜游者，加生龙骨、生牡蛎、生铁落等镇心安神。

（五）心肾亏虚证

主症：痫病频发，神思恍惚，心悸，健忘失眠，腰膝酸软。

次症：头晕目眩，两目干涩，面色晦暗，耳轮焦枯不泽，大便干燥。

舌脉：舌质淡红，脉沉细而数。

方剂：左归丸合天王补心丹加减。

药物组成：熟地黄、山药、枸杞子、山萸肉、川牛膝、菟丝子、鹿胶、龟甲胶、人参、茯苓、玄参、丹参、桔梗、远志、当归、五味子、麦冬、天冬、柏子仁、酸枣仁、生地黄。

加减：神思恍惚，持续时间长者，加阿胶补益心血；心中烦热者，加焦山栀、莲子心清心除烦；大便干燥者，加玄参、天花粉、当归、火麻仁养阴润肠通便。

五、治疗癫痫的常用中药及作用机制

目前常用的具有抗癫痫作用的中药主要分为以下几类，即平肝息风药、补虚药、开窍药、解表药、清热药及活血化瘀药等。

（一）平肝息风药

1. 天麻　为兰科植物天麻的干燥块茎。天麻素是其主要活性成分之一，研究表明，天麻素具有抗癫痫、抗抑郁、抗惊厥等多种药理作用。

（1）维持氨基酸递质平衡：天麻素可激活海马抑制性神经递质受体 γ-氨基丁酸的活性与表达，降低大脑皮质兴奋性，通过抑制癫痫的形成及发展来发挥抗癫痫作用。

（2）抗神经炎症和抗氧化：天麻素通过抑制 p38 丝裂原活化蛋白激酶（p38 mitogen-activated protein kinase，p38 MAPK）信号通路，抑制神经胶质细胞活化，阻止 TNF-α 和 IL-1β 表达的同时上调白细胞介素 10（interleukin-10，IL-10）的表达，从而抑制炎症反应并减轻癫痫发作。还可通过调控 Nrf2/HO-1 信号通路，使促炎症蛋白还原型一氧化氮合酶（nitric oxide synthase，nNOS）的表达下调，抑制神经胶质细胞激活，从而减轻癫痫炎症反应，发挥神经保护作用。

（3）抗神经元凋亡：天麻素通过提高抗凋亡因子 Bcl-2 表达水平，降低凋亡因子胱天蛋白酶 3 的表达水平，以发挥保护神经元的作用。

（4）抑制神经突触重塑：天麻素能通过降低颅内缝隙连接蛋白的表达，减少突触的数目，降低电传导性，减少通过电突触偶联的神经元数目，缩小神经元同步化放电的范围，抑制癫痫发作。

2. 钩藤　是茜草科植物，其主要活性成分为钩藤碱，可以通过调控神经递质受体、免疫应答、神经质受体及氧化应激来发挥抗癫痫的作用。研究证明，钩藤碱可以通过调节 Toll 样受体（Toll-like receptor，TLR）和神经营养因子信号通路，抑制 IL-1β 和脑源性神经营养因子（brain-derived neurotrophic factor，BDNF）的基因表达，在癫痫发作模型大鼠中表现出抗惊厥作用。此外，钩藤碱可以通过上调神经细胞核周围 NR1 蛋白表达，下调树突干、树突棘和轴突上 NR2B 蛋白表达，选择性抑制 N-甲基-D-天冬氨酸（N-methyl-D-aspartate，

NMDA），发挥抗癫痫作用。

3. 全蝎　别名钳蝎、全虫，味辛，性平，归肝经。全蝎粗提液可以通过抑制前脑啡肽（proenkephalin，PENK）基因表达而抑制大鼠癫痫发作。从全蝎提取物中分离得到的多种化合物均具有优良的抗癫痫活性，例如抗神经兴奋肽（anti-neuroexcitation peptide，ANEP）能明显降低癫痫发作频率，全蝎醇能引起胶质纤维酸性蛋白（glial fibrillary acidic protein，GFAP）mRNA 表达下降而降低慢性癫痫发作级别。

4. 蜈蚣　又名吴公、千足虫、百脚，味辛，性温，有毒，归肝经。蜈蚣的主要成分为多种氨基酸、小分子肽和甾醇等活性物质。蜈蚣提取液能明显抑制癫痫发作时大鼠的异常脑电发放，其抑制强度与氯硝西泮的疗效相当，呈现良好的抗癫痫作用。蜈蚣与全蝎常相须为用，治疗小儿惊风、痉挛抽搐等疾病。实验研究表明，全蝎和蜈蚣组成的复方能够明显缩短大鼠癫痫发作的时间，降低发作程度。

5. 僵蚕　别名白僵蚕、僵虫、天虫，为蚕蛾科昆虫家蚕的幼虫感染（或人工接种）白僵菌而致死的幼虫干燥体，味咸、辛，性平，归肝、肺、胃经。僵蚕水提取物可不同程度上降低小鼠惊厥的发生率，其含大量的草酸铵，草酸铵是抗惊厥的主要成分。研究发现，僵蚕能够通过抑制磷脂酰肌醇 3-激酶（phosphoinositide 3-kinase，PI3K）/蛋白激酶 B（protein kinase B，PKB）通路而抑制氧化应激反应，并且抑制神经元损伤和凋亡而发挥抗癫痫作用。

（二）补虚药

1. 人参　人参皂苷是人参中含量最高的活性成分之一，具有抗炎、镇痛、抗衰老、抗肿瘤等功效，其改善记忆力、抗凋亡、促进缺血后细胞修复等神经保护作用广受关注。研究者运用人参提取物人参皂苷 Rb1 对戊四氮致痫大鼠进行治疗后发现人参皂苷 Rb1 可以增加核转录因子红系 2 相关因子 2（nuclear factor-erythroid 2-related factor 2，Nrf2）、HO-1、Bcl-2 蛋白表达，上调 iNOS、LC3 蛋白表达，表明人参皂苷 Rb1 通过激活 Nrf2 信号通路抑制氧化应激和自噬反应，改善癫痫发作情况。

2. 芍药　主要活性成分为芍药苷，能抑制异常小胶质细胞 NO、TNF-α 和 IL-1β 的产量，并可通过 p38 丝裂原活化蛋白激酶（p38 mitogen-activated protein kinase，p38 MAPK）、细胞外信号调节激酶（extracellular signal-regulated kinase，ERK）和核因子 κB（nuclear factor κB，NF-κB）信号等通路调节抗菌肽人 β-防御素 -2（human β-defensin 2，hBD-2）在人支气管上皮细胞的表达发挥其抗癫痫作用。芍药苷还具有抗抑郁效应及神经元保护活性，对神经元损伤、抑郁等癫痫并发症都具备潜在的治疗效果。

3. 黄芪　具有补气、升阳、固表、托毒、利水之功效，含有黄芪多糖、皂苷、黄酮及氨基酸类物质，其中黄芪多糖是其主要成分。黄芪皂苷对中枢神经系统具有调控作用，具有显著的抗惊厥作用。黄芪甲苷能够降低大鼠炎症因子的表达，通过抑制 MAPK 信号通路、兴奋毒性和神经元死亡而改善青霉素诱导的癫痫。

（三）开窍药

1. 石菖蒲　具有醒神益智、开窍豁痰、化湿开胃等功效，用于治疗神昏癫痫、健忘失眠等神经系统疾病。现有研究表明，石菖蒲挥发油对大、小鼠多种惊厥模型有效，其机制与调控蛋白质激酶 C（protein kinase C，PKC）表达，从而减少神经细胞凋亡有关。此外，石菖蒲挥发油可维持脑内兴奋与抑制性氨基酸的平衡，从而起到抗癫痫的作用。石菖蒲提取物石菖蒲挥发油对癫痫的疗效明确，且具有较长的作用持续时间，这为开发广谱抗癫痫药物提供了有力支持。

2. 冰片　又名片脑、桔片、艾片、龙脑香等，是由菊科艾纳香茎叶或樟科植物龙脑樟枝叶经水蒸气蒸馏并重结晶而得，具有抗痫、保护中枢神经系统、改善学习记忆功能、促透、抑菌和抗炎等作用。冰片能显著抑制戊四氮（pentylenetetrazole，PTZ）点燃小鼠的癫痫发生过程，并抑制大脑神经元的损伤，降低氧化应激和神经炎性标志物胶质纤维酸性蛋白（glial fibrillary acidic protein，GFAP）的表达水平。高剂量天然冰片对戊四唑致惊厥小鼠有较好的拮抗作用，并能提高脑内 GABA 含量，这种抗惊厥作用可能与兴奋性氨基酸与抑制性氨基酸的平衡失调有关。

（四）解表药

柴胡味辛、苦，性微寒，归肝、胆、肺经，其活性成分为柴胡皂苷 a。柴胡皂苷 a 能够明显延长大鼠癫痫发作的潜伏期，降低其发作程度；能降低毛果芸香碱所致难治性癫痫模型中大鼠的 P-gp 表达水平，呈浓度依赖性；能抑制 NMDA 受体的激活，从而发挥抗癫痫的作用。

（五）清热药

1. 黄芩　含多种黄酮类化合物，具有抗氧化、抗焦虑、抗炎、保护神经等作用。实验研究表明，黄芩中的黄酮类化合物黄芩苷可通过激活 GABA 发挥抗惊厥效应。此外，黄芩苷还可通过调节细胞凋亡因子和离子通道使多种癫痫模型大鼠的潜伏期延长，具体机制为上调内向整流性钾离子通道 Kir 4.1 蛋白，减轻 K 外流所致痫性发作；下调 *Bax*、*Caspase-3* 基因表达，上调 *Bcl-2* 基因表达，从而减少神经元细胞的程序性死亡。

2. 黄连　现代药理研究表明，黄连中的主要成分小檗碱具有抗炎、镇静催眠、抗心律失常、降压、抗心肌缺血、抗血小板聚集、抗脑缺血的作用。小檗碱抗癫痫的主要机制为抑制大鼠的氧化应激、神经炎症、细胞凋亡，调节突触融合蛋白 1B（syntaxin1B，STX1B）的浓度而显著降低大鼠的癫痫发作率。黄连中的另一种生物碱小檗碱也具有抗惊厥和抗氧化作用，可抑制 NMDA 受体与谷氨酸的结合力，降低海马组织中丙二醛（malondialdehyde，MDA）及亚硝酸盐的含量，从而抑制大鼠脑中与颞叶癫痫相关的氧化反应和谷氨酸受体的活性，减弱急、慢性痫性发作。

（六）活血化瘀药

1.川芎　其抗癫痫活性成分为川芎嗪，具有舒张血管、对抗血栓、改善微循环、增强血脑屏障通透性等作用，能够通过调节免疫应答及抑制神经炎症而发挥神经保护作用。研究证明，川芎嗪可以通过降低凋亡因子的表达和增强海马神经元细胞黏附分子-140（neural cell adhesion molecule，NCAM-140）表达对神经元产生保护作用，还可以降低白细胞介素-2（interleukin-2，IL-2）、IL-6和TNF-α的表达，拮抗PTZ致痫大鼠癫痫发作。

2.丹参　丹参酮Ⅱ$_A$是丹参中的一种酮类化合物，具有抗惊厥作用。实验研究证明，丹参酮Ⅱ$_A$对多种离子通道具备激活功能，例如增强钙激活钾通道（calcium-activated potassium channel，BKCa）作用，抑制突触前Ca流入和丝裂原活化蛋白激酶（mitogen-activated protein kinase，MEK）的活性，进而抑制谷氨酸的释放，降低神经系统的兴奋性，由此使癫痫大鼠认知功能障碍得到一定改善。

3.姜黄　具有破血行气、通经止痛之功效，姜黄素是姜黄中的主要活性成分，近年来被认为是一种良好的广谱抗癫痫药物，能够通过多种途径、多种机制发挥抗癫痫作用。实验研究发现，姜黄素能够调节自由基和一氧化碳合酶，抑制哺乳动物西罗莫司靶蛋白受体复合物1（mammalian target of rapamycin complex 1，mTORC1）的活性而减轻癫痫大鼠的氧化应激和神经元损伤，降低癫痫发作的频率，发挥抗癫痫作用。姜黄素还能通过抑制乙酰胆碱酯酶，参与单胺能调节作用而改善癫痫造成的认知功能障碍。

六、名医经验

全国名老中医余瀛鳌先生提出了"通治方"的思想，即在辨病与辨证相结合的基础上，对临床诊断明确的癫痫，经过广泛、深入的文献调研和临床实践，从而拟定该病的通治方，在通治的基础上，结合患者症状进行辨证论治，并立法潜方用药。该通治方药物组成为牡蛎、郁金、龙齿、白矾、胆南星、桃仁、丹参、苦杏仁、竹茹、陈皮。本方适用于癫痫实证，若兼有大便干结，可加火麻仁；乏力，加黄芪；食积不消之食少，加鸡内金健脾消食；见肝经火热之易怒，加龙胆清肝泻火；脾虚便溏或头晕，加白术健脾升清；当疾病发作频繁，处于急性期，加琥珀末1.5～3g分冲；当治疗小儿癫痫，加熟地黄15～20g，增强小儿发育。

第三节 癫痫药物治疗预后

一、概述

癫痫预后指达到癫痫无发作的状态（自发或者使用 ASM），或者在合适的治疗下仍然不能控制癫痫发作的结局。影响癫痫的预后因素包括癫痫的自然病史、病因、病情和治疗情况等。ASM 是治疗癫痫的主要手段，可以控制癫痫发作，但似乎不能阻止潜在神经病理过程（致痫性）的形成和进展。因此，癫痫患者通常需要长期的药物治疗。大多数癫痫患者使用抗癫痫药物治疗的预后较好，约 2/3 病例可获得长期的发作缓解，其中部分患者可完全停药仍长期无发作。了解癫痫的长期病程和对药物的反应是至关重要的。

二、癫痫的预后

（一）新诊断的癫痫的预后

1. 经治疗的新诊断的癫痫的预后　通常情况下，在出现两次及以上非诱发性癫痫发作时才诊断癫痫，并开始药物治疗。近年来，新型 ASM 在临床上的使用逐渐增多，不管是作为单药治疗，还是作为添加治疗。目前的证据显示，一线 ASM 之间没有明显的疗效差别。如果正确选择 ASM，新诊断癫痫患者的无发作率能达到 60%～70%。有研究显示，使用第一种单药治疗后，有 45.7% 的新诊断癫痫患者能达到无发作，再使用第二种及第三种单药治疗时则仅有 11.6% 和 4.35% 的患者可达到无发作。如果单药治疗效果不佳，可考虑联合用药。但即使经过积极治疗，新诊断的癫痫患者中有 20%～30% 发作最终控制不佳。

在随访观察期间，首次使用 ASM 后 1 年内即获得持续无发作的比率约为 33%。累积 1 年癫痫无发作率为 79%，其中儿童的无发作率较成人更高（85% vs 68%）。至少 1 年的无发作率为 68%，5 年无发作率约为 69%。最终随访时（＞1 年或 5 年时）停用 ASM 后仍无发作的患者约 39%。全面性癫痫的无发作率较局灶性癫痫的无发作率要高。从病因上来看，特发性癫痫和隐源性癫痫比症状性癫痫的预后结局要好，但特发性癫痫和隐源性癫痫之间并没有差异性。

2. 新诊断的癫痫预后的主要影响因素　主要影响因素包括病因、癫痫发作类型、多种发作形式、治疗前疾病负担、脑电图癫痫放电、影像学异常及神经系统体格检查发现阳性结果等。其中最主要的影响因素是癫痫的病因。总体而言，癫痫早期的发作频率少、全面强直-阵挛发作、无精神共患病者更容易达到发作缓解。在儿童癫痫中，能找到明确癫痫病因、首次发作年龄小的患者预后相对较差。其他影响癫痫预后的因素有脑电图是否有局灶性慢波或癫痫样放电、首次发作后 6 个月内出现再次发作的次数等。一般认为,性别对预后的影响不大。

3.癫痫综合征的预后　根据综合征的本身性质和对治疗的反应,癫痫综合征的预后大体上可分为如下 4 种。

(1) 预后很好:占 20%～30%,属良性癫痫。通常发作稀疏,可以自发缓解,不一定需要药物治疗。这类综合征包括新生儿良性发作、自限性局灶性癫痫(儿童良性癫痫伴中央颞区棘波/儿童良性枕叶癫痫等)、婴儿良性肌阵挛癫痫以及某些有特殊原因促发的癫痫。

(2) 预后较好:占 30%～40%。癫痫发作很容易用药控制,癫痫也有自发缓解的可能性。这类综合征包括儿童失神癫痫、仅有全面强直-阵挛发作的癫痫和某些局灶性癫痫等。

(3) 药物依赖性预后:占 10%～20%。抗癫痫药物能控制发作,但停药后容易复发。这类综合征包括青少年肌阵挛癫痫、大多数局灶性癫痫(结构性或病因不明)。

(4) 不良预后:约占 20%。尽管进行了积极的药物治疗,仍有明显的癫痫发作,甚至出现进行性神经精神功能衰退。这类综合征包括各种癫痫性脑病、进行性肌阵挛癫痫和某些症状性局灶性癫痫。

4.癫痫综合征预后的影响因素　预后不良的影响因素包括热性惊厥史、起病年龄 < 5 岁、不典型症状比如不典型失神、肌阵挛癫痫、< 3 岁或 > 20 岁起病的全面强直-阵挛发作、脑电图不对称、局灶性癫痫样放电、不对称的全面性棘慢波等。

(二) 停药后癫痫的预后

1.停药后癫痫复发情况　在减药过程中或停药后,癫痫复发的风险为 12%～66%。既往荟萃分析显示,停药后 1 年和 2 年的复发风险分别为 25% 和 29%。在停药后 1 年和 2 年时,保持无发作的患者累积比例在儿童中分别是 66%～96% 和 61%～91%,而在成人中则分别是 39%～74% 和 35%～57%,说明成人癫痫要比儿童癫痫的复发率高。复发比例在停药后 12 个月内最高(尤其是前 6 个月),随后逐渐下降。

另一项近期的研究显示,成人首次停药后 6 个月、1 年、3 年、5 年和 10 年的复发率分别为 16%、24%、36%、45% 和 53%。癫痫复发的平均时间为 1 年。儿童首次停药后 6 个月、3 年、5 年和 10 年的复发率分别为 14%、30%、40%、48%。随访时间越长,复发比例越高。儿童较成人和老年人的预后结局要好。这可能是由于儿童中症状性癫痫和隐源性癫痫的比例要少,更多的是一些自限性的癫痫综合征。复发后再次开始药物治疗后,大部分患者可再次获得缓解，累积缓解率在 1 个月、3 个月、6 个月和 1 年时分别为 59%、67%、72% 和 76%。

近期有荟萃分析表明，随访结束时癫痫复发率为 46%。有研究显示，女性患者在停药后的无发作比例更高，具体原因还不能确定。

如果成人 2 年无发作，无论是否停药，癫痫复发率没有差异性。停药并不增加成人患者癫痫持续状态的概率。短期随访时（12 个月）停药患者再发的概率约为没有停药患者的 2 倍（15% vs 7%），但两者之间差异无统计学意义。长期随访（2～5 年）时，停药患者的复发率比继续服药的患者要高一些。儿童患者中，无发作 2 年或者 4 年的患者停药后癫痫复发率没有统计学差异。研究表明，减药速度的快慢与癫痫复发之间没有必然联系。随访 4 年以上发现，患者每 10 天到 2 周减量 25% 与每 2 个月减量 25% 相比差异无统计学意义。

2. 停药后癫痫复发的预测因素　以下预测因素与停药后结局良好相关：无发作＞2 年、低剂量、一种 ASM 即可控制发展、既往无不成功的停药尝试、神经系统检查和脑电图正常、原发性全面性癫痫（青少年肌阵挛癫痫除外）、自限性综合征等。

儿童癫痫患者停药后复发的危险因素：起病年龄较晚、既往有症状性病因、某些癫痫综合征（如缓解期较短的青少年肌阵挛癫痫）、癫痫家族史、（复杂）热性惊厥史、新生儿发作史、多种发作类型、认知倒退、影像学异常、多药治疗、脑电图异常放电。

停药时脑电图异常与停药后复发之间的关系存在争议。有研究认为，发作间期脑电图异常的患者停药后复发的概率高，但也有研究认为，两者之间没有必然联系，而是与研究设计本身和脑电图的判定有关。

3. 癫痫停药后复发的结局　有报道停药后复发的患者中有 10%～20% 再次启动抗发作治疗后不能达到发作完全缓解。不良预后的影响因素包括症状性病因和局灶性癫痫。

（吴洵昳　徐　岚）

第四节　癫痫的外科治疗

癫痫外科手术主要适用于药物难治性癫痫患者，医师需结合患者的具体情况，制订合适的治疗方案。但须明确的是，它并非癫痫治疗的终点。完善的解剖 - 电 - 临床评估是确保癫痫外科治疗效果的关键前提，医师需要在术前结合各种模态数据进行评估，以便精准定位致痫灶。围术期的综合管理是保障治疗效果的基础，医师需选择适合的围术期治疗方案，以达到提高患者的生活质量，终止或减少癫痫发作的目的。作为一种有创性治疗手段，癫痫外科术前必须经过严格的多学科评估，以确保诊断和分类的准确性。

一、癫痫外科治疗的适应证和禁忌证

（一）癫痫外科治疗的适应证

切除性癫痫手术主要适用于药物治疗失败且致痫部位明确的难治性癫痫，以及有明确病灶的症状性癫痫。在决定手术时，还需评估切除术后是否可能产生永久性功能损害，以及这种损害对患者生活质量的潜在影响。姑息性手术则适用于某些特殊的癫痫性脑病和其他不宜进行切除性手术的严重患者。无论是切除性还是姑息性手术，术前均应充分运用各种技术手段，充分评估手术可能带来的获益及风险，并与患者及其监护人进行充分的沟通，共同决策是否手术及手术方案。

（二）癫痫外科治疗的时机

普遍认为，只有当癫痫严重影响患者的日常生活时，才考虑手术治疗。部分性癫痫发作若对生活干扰较小，有时患者甚至能在发作时保持神志清醒，则对生活的影响较小。然而，若患者仅在夜间发作，但发作类型为全面强直-阵挛发作，仍可能对患者构成人身安全隐患，此时也应考虑手术治疗。

长期的癫痫放电会加强中枢神经系统神经元间的抑制性，阻断癫痫异常放电的传播，但同时也可能影响正常神经元之间的联系，导致患者出现行为和智力上的异常。任何类型的癫痫长期发作都会对脑功能产生负面影响，最终可能导致智力和行为方面的异常。因此，早期手术可能有助于减少患者脑功能的损害。

对于癫痫发作频繁的婴儿和儿童应早期考虑手术，以阻止癫痫对大脑发育的不良影响。在新生儿和幼儿时期，长期的癫痫发作较易对正常的脑发育产生负性作用。由于新生儿和幼儿处于脑塑形的关键阶段，癫痫病灶外的正常脑组织的发育依赖感觉传导通路和邻近脑皮质的生理信号的刺激，而来源于癫痫病灶的异常放电则形成异常的电化学环境，从而造成皮质在突触/细胞膜水平上的永久性异常发育。因此，对于新生儿和幼儿，强调早期阻断这恶性循环显得更为重要。

另外，在新生儿和幼儿时期，脑组织存在着极强的代偿能力，虽然致痫灶对脑功能的形成产生破坏性作用，但大脑功能受影响的部分往往在大脑其他部位通过重塑而得以代偿。因此，大大地降低了术后神经功能障碍的发生率，也因此减轻了手术对大脑功能的影响。因此，了解这一特点有助于减轻我们对手术可能造成的神经功能障碍的担忧，而采用一些较为积极的手术方案。对于低龄儿童难治性癫痫病例，在权衡癫痫对正常脑功能的负面影响和手术可能造成的神经功能障碍的基础上，治疗方案的选择应倾向于手术治疗。

（三）癫痫外科治疗的禁忌证

手术禁忌主要包括良性癫痫患者、合并其他严重疾病无法耐受手术者，以及伴有进展性神经系统变性疾病或代谢疾病的患者。严重精神障碍和严重认知功能障碍被视为手术的相对禁忌证。精神发育迟缓常表明存在弥漫性脑损害或多个致痫灶，因此手术效果可能不佳。然而，对于新生儿和婴幼儿，低智商并非手术禁忌证，因为切除致痫灶后，原先被抑制的脑功能可能得以恢复。过去，主要影响语言、运动或感觉区的致痫灶被认为不宜手术，但现在对于新生儿、婴幼儿，以及术前已有偏瘫、失语等症状的病例，仍可考虑手术治疗。随着现代术中神经监测技术和术中唤醒技术的应用，许多涉及功能区的致痫灶切除手术已变得相对安全。

二、癫痫术前评估及手术方式

癫痫手术方式主要包括以下6种：①切除性手术：病灶切除术、致痫灶切除术、（多）脑叶切除性、大脑半球切除术、选择性海马-杏仁核切除术。②离断性手术：单脑叶或多脑叶离断术、大脑半球离断术。③姑息性手术：胼胝体切开术、多处软膜下横切术、脑皮质电凝热灼术。④立体定向放射治疗术：致痫灶放射治疗、传导通路放射治疗。⑤立体定向射频毁损术：致痫灶放射治疗、传导通路放射治疗。⑥神经调控手术：利用植入性和非植入性技术手段，依靠调节电活动或化学递质的手段，来达到控制或减少癫痫发作的目的。

相较于切除性手术，神经调控的优点是可逆、治疗参数可体外调整及创伤小，目前癫痫常用的神经调控手术有迷走神经刺激、脑深部电刺激、反应式神经电刺激术、微量泵的植入技术及经颅磁刺激等。

癫痫外科治疗后，患者仍需继续服用ASM，具体的围术期抗癫痫药物应用应遵循《癫痫手术前后抗癫痫药物应用共识》。为确保患者的康复效果，应做好早期和长期随访工作。早期随访主要关注癫痫控制情况、手术并发症的预防与处理、药物治疗方案的调整及药物不良反应的观察。而长期随访则更侧重于评估癫痫的长期治疗效果及患者生活质量的改善情况。通过细致的随访工作，我们能够更好地了解患者的病情变化，为患者提供更为精准的治疗建议。

（一）癫痫术前评估技术

癫痫外科手术成功的关键在于术前评估致痫灶的准确位置，需遵循解剖-电-临床统一的原则，对影像学检查、脑电图和发作症状等进行综合分析判断。当前常用的术前定位方法包括EEG、发作症状学分析、MRI、CT、PET、SPECT、脑电源成像/脑磁图（ESI/MEG）、颈动脉异戊巴比妥试验（即WADA试验）等。

1. **发作症状学分析** 在癫痫外科术前评估中占据着至关重要的地位。通过分析患者癫痫发作症状的演变过程，我们有可能推断出致痫灶的侧别、脑叶，甚至更加精确的脑区。在进行发作症状学评估时，我们需要结合视频脑电图进行深入的分析，准确判断真正的初始症状出现的时间点，并重点关注发作的先兆、首发症状及症状的演变过程。根据 2017 版 ILAE 最新癫痫分类系统，癫痫发作被分为局灶性起源、全面性起源以及未知起源三大类别，而这些类别下又细分了多个小类别。为了确定发作症状的定侧/定位，我们需要结合同步脑电图对高清视频进行仔细的分析，科学的解读往往能够为我们提供有效的定位信息，从而帮助医师更准确地制订治疗方案。

2. 头皮脑电图技术　是定侧/定位致痫区的重要手段，包括普通脑电图、睡眠脑电图、24 小时动态脑电图/长程视频脑电图等。当前脑电图仍是诊断癫痫所必需和最重要的方法。脑电图不仅对癫痫手术适应证的选择有指导价值，而且能对致痫区进行初步定侧/定位，尤其是对没有明显影像学改变的难治性癫痫的价值更大。近年来，随着 64～256 导联高密度脑电图技术的问世，脑电的空间分辨率得到了显著提升。依托现代计算机和影像技术的发展，脑电源定位（electrophysio-logical source imaging，ESI）技术取得了长足进步，使得通过头皮脑电数据精确锁定颅内致痫区域成为可能。长程视频脑电图技术在癫痫评估中扮演着至关重要的角色，它使我们能够同步观察和分析患者的发作症状与发作期的脑电图，对癫痫的定性和定位诊断起到了至关重要的作用。然而，值得注意的是，由于部分癫痫患者的致痫病灶位置较深，可能会出现痫样放电不明显甚至难以被检测到的情况。

3. 结构影像学技术　MRI 和 CT 的出现对神经外科的发展起到了极大的推动作用，为神经外科医师在术前诊断、手术设计等方面提供了强有力的依据。CT、MRI 的应用对癫痫的诊断提供了很大的帮助，使得不少因局灶皮质发育不良、灰质异位、微小肿瘤或海绵状血管瘤等病灶引起的难治性癫痫得到诊治。CT 主要对出血、钙化较为敏感，而高分辨率 MRI 对海马硬化、皮质发育不良等难治性癫痫的诊断至关重要。

海马硬化是难治性癫痫中最为常见的类型之一。近年来，MRI 在诊断海马硬化方面的应用为颞叶癫痫的定位诊断提供了极大的便利。从组织学角度来看，海马硬化主要表现为神经元的缺失和海马胶质细胞的增生，这些组织学改变如海马萎缩和组织内游离水含量的增加，会导致 MRI 图像信号的变化。目前的研究已经证实，通过 MRI 测量海马体积所观察到的海马萎缩与实际组织学检测到的神经元丧失结果相一致。因此，MRI 检查不仅被用于诊断海马的病理改变，还被用于评估海马硬化的程度。目前，MRI 在诊断海马萎缩方面的可靠性已得到广泛认可。随着 MRI 场强普遍提升至 3.0T，海马病变的检出率也在不断提高。近年来，7T MRI 已逐渐应用于科研和临床单位，未来很可能进一步用于临床实践，这必将进一步提升海马硬化的检出率。

当前诊断海马硬化的影像学标准包括以下4点：①海马体积缩小；②海马信号增高；③前颞叶体积缩小；④颞角扩大。第1点海马萎缩需要在冠状位上比较两侧海马体积大小及形状，或测量海马体积，与正常海马体积值比较来判断是否存在海马体积缩小。正常的海马在 MRI 冠状位上应为卵圆形，而体积缩小的海马则多表现为瘦小和扁平。第2点则是体积缩小的海马在 T_2 序列上可呈现高信号。后两点需要比较两侧颞叶的相应参数确定。根据文献记载和笔者所在中心的丰富经验，我们发现部分颞叶癫痫患者的 EEG 检查提示颞区有放电，但 MRI 检查并未发现海马有显著病变。然而，如果 PET 检查显示同侧颞叶内侧存在低代谢，且临床症状也支持该侧颞叶癫痫的诊断，那么这类患者在接受前颞叶切除术后，大多数都能取得良好的治疗效果。因此，在术前评估海马硬化型颞叶癫痫时，我们需要进行综合考量，不能仅凭 MRI 结果做出判断。

随着 MRI 分辨率的提升及癫痫科医师对 FCD 认识的深入，FCD 的临床检出率在不断升高。2011年，ILAE 将 FCD 增加了第三类分型，即伴随其他类型病灶（如海马硬化、胶质神经元肿瘤等）的 FCD Ⅲ型，以区分于经典的 FCD Ⅰ型和Ⅱ型。典型 FCD 常具备皮质增厚、T_2 及 FLAIR 信号增高、穿通征、灰白质交界不清等特点，易于识别，以 FCD Ⅱb型最为多见。但 FCD Ⅰ型通常难以在 MRI 上直接识别，或难以通过首次读片发现。此类 FCD 的诊断往往需要依赖癫痫科医师结合发作症状、脑电图、PET 等检查结果进行综合分析后，对感兴趣脑区反复读片后发现。PET-MRI 融合技术明显提高了隐匿 FCD 的发现率。

4. 功能性影像学技术

（1）单光子发射计算机断层显像（SPECT）：是一种用于观察大脑功能活动与血流、代谢之间关系的技术，临床上常用于癫痫病灶的定位诊断，相关报道不胜枚举。该技术通过测定癫痫发作时或发作间期局部脑血流代谢的变化来确定致痫部位。具体而言，癫痫发作间期局部血流量减少会导致局部血流灌注减少，而发作时由于局部血流量增加，则表现为局部血流灌注增加。然而，SPECT 在癫痫定位方面存在一个局限，即其图像上显示的代谢改变区域通常比实际的致痫灶范围更大。此外，鉴于 SPECT 在癫痫发作间期的阳性率仅为50%，且存在10%的假阳性率，众多学者普遍认为，SPECT 在癫痫定位诊断中不应被视为主要指标，而应作为辅助参考指标使用。

（2）正电子发射断层成像（PET/CT）和 PET-MRI 技术：为近年来崭露头角的一种诊断技术，广泛应用于脑功能解剖研究。其独特的数学模式能够精确测量脑局部的糖代谢、血流、血容量、氧的吸收与代谢、受体的分布及功能药物的分布等多项功能指标。在癫痫的诊断中，PET 发挥着至关重要的作用，它能够测量脑糖代谢率、氧代谢和氧摄取情况，以及中枢苯巴比妥类受体、阿片类受体的分布，甚至能够揭示苯妥英钠和丙戊酸钠等药物的分布情况。

对于癫痫患者而言，在癫痫发作时及发作后的短时间内，通过荧光脱氧葡萄糖（fluorescent deoxyglucose，FDG）-PET检查，我们能够发现致痫灶的葡萄糖摄取增加，呈现出高代谢的特征。这种变化背后的生物学机制可能不尽相同，发作时的高代谢与能量消耗的增减有关，而发作后的高代谢则可能与恢复细胞膜静止电位和平衡细胞内外化学物质所消耗的能量有关。目前，PET主要应用于发作间期的检查，此时脑功能低下，致痫灶呈现低代谢改变。值得注意的是，FDG检查发现的低代谢灶范围往往超过EEG测定的致痫灶范围和病理学检查结果，特别是在MRI检查未见解剖学异常的患者中更为显著。

PET检查因其无创性、对致痫灶定位的高敏感性及与EEG定位的高符合率而受到广泛青睐，这使得许多患者得以避免接受更为复杂的深部电极和皮质电极EEG检查。如今，将PET和MRI影像进行计算机后处理融合的技术正逐渐成为癫痫外科术前评估的重要工具。这种技术能够充分发挥PET和MRI各自的优势，帮助医师在MRI阴性的病例中发现潜在的微小病灶，为准确定位致痫灶并进而治愈癫痫提供了可能。值得一提的是，这种技术可以在多种开源或商业软件中轻松实现，并且PET-MRI设备也已在越来越多的医疗中心得到应用。

（3）功能性MRI在颞叶癫痫外科中的应用：功能性MRI技术的问世，为难治性癫痫患者的语言优势半球、语言区及运动区的无创定位提供了强有力的支持。在外科治疗颞叶癫痫的过程中，一个关键的问题在于如何避免手术过程中损伤颞叶的语言皮质，从而防止对患者的认知功能造成不利影响。为了防止对颞叶语言皮质的损伤，目前进行手术切除时，在优势半球会切除距颞极4.5cm范围的颞叶组织，而在非优势半球则切除距颞极5.5cm的颞叶组织。然而，尽管如此，仍有部分患者会面临语言功能障碍的风险。

因此，神经外科医师在术前对大脑认知功能皮质的准确定位显得尤为重要，以便制订出合理的手术方案。过去，我们根据颞叶切除的解剖学知识，了解到颞叶后部缘上回、角回是关键的语言区。但每个个体的语言皮质都有所不同，尤其是癫痫患者，由于长期受到异常放电的影响，其语言皮质可能会产生较大的变异，这无疑增加了外科治疗的难度。

以往判断颞叶语言皮质的方法，如术中皮质刺激、颈动脉异戊巴比妥试验（即WADA试验）及硬膜下电极埋藏等，都带有一定的创伤性，这使得患者难以接受并广泛采用。幸运的是，功能性磁共振成像（functional magnetic resonance imaging，fMRI）的出现为我们提供了新的解决途径。fMRI作为一种新型的影像学技术，以其高空间和时间分辨率，为我们提供了人脑功能的准确定位。其成像原理基于局部血流动力学变化所引起的信号强度增加。当大脑活动时，含过量氧合血红蛋白的动脉血流入静脉床，导致局部氧合血红蛋白增加，脱氧血红蛋白相对减少，导致静脉血顺磁性改变，进而引起 MRI 信号的改变。目前，fMRI 在脑功能研究中的应用已得到广泛认可，并已成功用于视觉、听觉和运动皮质的定位。

5. 脑电源定位（ESI）和脑磁图（MEG）技术　脑电源定位（ESI）技术是通过分析头皮上记录的 EEG 数据来逆向推断颅内致痫区的位置。然而，长期以来，由于传统 EEG 的空间分辨率较低及头模技术尚未成熟，ESI 通常只能提供大致的定位结果。近年来，高密度脑电图（导联数大于64）的兴起带来了高密度脑电源定位技术，这种新兴的无创评估手段兼具高时间和高空间分辨率，在现有的致痫区定位研究（包括笔者所在中心的256导联高密度脑电相关研究）中已显示出良好的准确性。精准 ESI 的实现还需合理、精确地建立正演头模，ESI 领域常用的正演头模主要分为球形头模和真实头模两种形式。球形模型上可以得到脑内任意位置源在头皮上产生的电位分布的解析，已被广泛应用，但它与真实头颅形状在几何形态学上有差距，而且其传导率的设定与实际脑组织中随处变化的复杂电导率相差甚远，特别是难以模拟颅底脑叶的癫痫样放电通过骨孔向头面颈部的传播。因此，利用基于生物学真实结构的真实头模进行脑电源定位研究至关重要。目前，随着头模技术的进展，笔者所在单位已将基于个体磁共振的个体化头模融入源定位技术，进一步提升了该技术的准确性。与MEG 相比，其具有成本更低、能够长程记录等优势，并且结果基于 EEG 本身，而 EEG 分析是癫痫术前评估的最基本手段之一。

脑磁图（MEG）是近年来新发展起来的一种脑功能检测技术，它应用超导量子干涉器件（superconducting quantum interference device，SQUID），在低温超导环境下使用生物磁场测量技术来检测脑内生物磁信号的变化。脑磁图记录的是神经元突触后电位产生电流所产生的脑磁场信号，这也是目前人类在无创条件下能够检测到的最微弱的神经电磁生理信号。由于脑磁图具有高时间和空间分辨率的特点，它可以准确定位致痫灶并显示癫痫波的分布特征，目前脑磁图能够检测到直径 < 3mm 的致痫灶，其时间分辨率达到1毫秒，在无创癫痫外科术前评估中已起到重要的作用。脑磁图还可以用于大脑皮质功能区的定位，其定位的准确性接近有创定位水平，对于重要功能区的癫痫病灶的切除，术前应用脑磁图定位可以最大限度地减少术后神经功能的缺失。

由于脑磁图设备昂贵、检测费用高，目前尚不能达到普及和推广的程度。为了提高脑磁图的临床检查效率，国内外各大医疗中心对癫痫患者的脑磁图检查条件逐步趋于以下共识：①常规结构影像学未能发现颅内明确病灶；②可能由肿瘤、脑血管畸形、局灶性脑皮质发育不良、脑软化灶及囊性病变等所致癫痫的术前定位；③ EEG 有异常，但起源难以定位者；④ MRI 与 EEG 结果矛盾；

⑤致痫灶可能累及重要功能区；⑥再次癫痫术前评估；⑦侵入性颅内电极置入术前评估。

6. 颅内电极脑电图技术　近半个多世纪来逐渐兴起颅内电极脑电图，由硬膜下电极脑电图发展为现今广泛使用的立体定向脑电图（stereotactic electroencephalography，SEEG），因没有头皮、颅骨等组织的阻隔，可以更清晰地探究颅内异常放电灶，是目前定位致痫区最精确的检查方法，被视为"金标准"。

颅内电极脑电图的获取依赖于电极植入术。过去，主要的方法是通过开颅手术，在硬膜下放置片状或条状电极，以记录脑电图并定位致痫灶。但这种方法创伤大，并发症多，且难以覆盖脑沟和深部结构，如岛叶、海马杏仁核等。如今，源自法国的立体定向脑电图（SEEG）技术已成为有创颅内电极植入的主流。该技术基于立体定向定位，结合患者术前的结构、血管和功能影像资料，精准规划电极植入路径，确保避开血管，覆盖感兴趣脑区，并能深入可疑致痫灶的任何位置。植入方式可以选择立体定向头架技术或无框架立体定向机器人技术。该技术不需要做骨瓣开颅，创伤小，安全性高，且能够有效覆盖深部结构，对于致痫灶定位而言，是技术领域的重要进展。现已在笔者所在中心和全国的各大癫痫中心全面开展。

7. WADA 试验　最先由 John Wada 于 1949 年报道用于临床，可用于癫痫术前评估运动、语言和记忆等功能。实施过程为先进行数字减影血管造影（digital subtraction angiography，DSA），再向一侧半球注入麻醉镇静药物。早期注入的药物为异戊巴比妥，故又被称为颈动脉异戊巴比妥试验。现在临床常用于注入颈内动脉的药物一般为丙泊酚。运动功能评估较为简易，主要观察在注入药物后对侧肢体的肌力情况，也可作为药物在一侧半球起效的临床标志，随后可以评估语言和记忆功能。目前 WADA 试验仍被视为术前评估语言和记忆功能的"金标准"。

（二）癫痫外科手术方式

1. 前颞叶切除术　是治疗难治性颞叶癫痫的一种经典而最常用的手术方法，治疗效果良好。20 世纪 50 年代，Penfield、Falconer 等代表人物最初报道了通过颞叶皮质切除术来治疗颞叶癫痫。前颞叶切除术主要用于单侧颞叶癫痫，表现为复杂部分性（精神运动性）癫痫或继发性全身性（大发作类型的）癫痫，抗癫痫药物控制不满意，长程视频脑电图检查确认致痫灶位于一侧颞叶，MRI 检查颞叶有局限的阳性发现，并与临床表现和脑电图检查结果相一致者；或者 MRI 检查阴性，但是颅内电极脑电图检查证实为一侧颞叶起始的癫痫发作。

切除颞叶范围通常是左侧颞叶允许切除颞极后 5cm，右侧颞叶允许切除颞极后 6cm。一般向后切除不得超过 Labbe 静脉。但也有学者主张切除的范围更小，从颞极沿大脑外侧裂向后4.5cm不超过中央前沟。沿中颅底向后通常为5cm，若为非主侧半球可各向后延长0.5cm，以扩大切除范围，避免术后失语和偏盲。

手术时，先打开大脑外侧裂的蛛网膜，显露大脑中动脉及其分支，切断由大脑中动脉发出供应颞叶前部的颞极动脉和颞前动脉；在Labbe静脉之前从颞尖沿颞中回向后6cm，优势半球为4.5cm的平面，从颞下外侧缘向上横断切开颞叶皮质至颞叶的上、中、下回，显露侧脑室下角。此时可见脉络膜丛，并有脑脊液流出，继续切开梭状回达侧副沟为止。分开颞叶岛盖显露岛叶，切断颞干达脑室壁，直达颞角尖为止，完全显露侧脑室颞角及位于颞角内下方的海马。颞角尖上方为圆形的杏仁核，经杏仁核中央将其切开，分成基底外侧部和与钩回紧邻的皮质内侧部。牵开颞尖，显露脉络膜丛，解剖显露海马上内方的脉络膜沟，脉络膜前动脉沿此沟进入颞角脉络膜。此沟内侧是脑干，其内有大脑后动脉走行。沿脉络膜丛外侧从后向前切开海马，显露出海马旁回上表面。在海马和海马旁回的后部，于冠状位将海马脚尖端之后3.0～3.5cm的海马横行切断，由后向前将海马头端、海马旁回、沟回、杏仁核一起切除。切除时应保护颞叶内侧与环池之间的蛛网膜完整。在切除海马旁回时会遭遇来自大脑后动脉的颞底前、中动脉，也应予以切断。此外，来自大脑后动脉和脉络膜前动脉经脉络膜沟供应海马表面的海马动脉也应予以电凝切断。由于认识到颞叶内侧结构在颞叶癫痫发病中的作用，有作者采用前内侧颞叶切除术时保留颞上回，切除颞极后方3.5cm的皮质，进入侧脑室颞角后切除颞叶内侧结构。

颞叶切除术作为治疗难治性颞叶癫痫的一种手段，其疗效已得到广泛的肯定。第二届癫痫国际会议收集的3576例前颞叶切除术结果发现，术后癫痫发作消失2426例（占67.9%），改善860例（占24.0%），无改善290例（占8.1%）。从笔者近年来的单侧颞叶癫痫手术情况来看，手术后良好预后比例达到80%以上。

2. 选择性海马杏仁核切除术　多年来，颞叶切除术已成为治疗难治性颞叶癫痫的重要手段。多年的经验和研究表明，颞叶内侧结构，尤其是海马杏仁核在颞叶癫痫的发生中起着重要的作用，导致手术概念发生了相应的变化。许多学者认为，对于一个发作起源局限在颞叶内侧结构的患者来说，采用经典的前颞叶切除治疗，切除的范围未免过大。这种观念的改变促使选择性海马杏仁核切除术的发展，形成了多种手术方式。

Niemeyer报道，采用经颞中回入路术时在颞中回避开皮质血管，做2cm长切口，打开侧脑室颞角，显露海马，将其部分切除，长度约3cm，随后将杏仁核和海马回做软脑膜下吸除，到侧脑室底部的蛛网膜为止。Oliver采用颞上回前部切开，经侧脑室做杏仁核海马切除术，报道30例手术效果良好，经颞叶外侧皮质入路，手术方法较为简便且安全性高，但造成的颞叶创伤大。

Yasargil 所提出的经侧裂入路已成为神经外科的经典手术之一。手术时，沿外侧裂切开蛛网膜，打开颈动脉池的蛛网膜，放出脑脊液，显露颈内动脉、大脑前动脉、大脑中动脉、后交通动脉、脉络膜前动脉（anterior choroidal artery，AchA）、颞极动脉和钩回动脉，然后在大脑中动脉外侧的颞极动脉和前颞动脉之间，在颞上回内侧底部岛叶水平做一长 15～20cm 的切口，沿颞角尖端，将入口向枕部方向切开达 2cm，在颞角内侧认清海马、脉络丛和脉络膜沟，用显微活检钳取杏仁核上、外、前和内侧基底部组织做组织学和组织化学检查，再将钩回做软脑膜下切除。切开脉络膜沟，保护好 AchA 及其视束分支，把视束从海马内侧面分离下来。外侧切口沿海马脚，从颞角前底部到达后部侧副三角水平做弧形切开。在相当于大脑后动脉 P3 段开始处，电凝切断起自颞后动脉供应海马和海马旁回的颞支。最后，在外侧膝状体水平和海马伞伸向压部形成穹窿脚的部位，切断已大部游离的海马，将其整块切除。局部用罂粟碱浸泡的棉片保护动脉，预防动脉痉挛的发生。此手术具有显露直接，且在切除癫痫病灶的同时又最大限度地保留了颞叶皮质生理功能的优点。由于颞叶皮质至颞叶的大部分白质纤维得以保留，语言功能、记忆功能及视觉功能的损害很小。然而，该技术也存在一定的缺陷，即无法避免离断部分颞干纤维，同时伴随着损伤侧裂静脉和引发侧裂区动脉痉挛的风险。

Hori 提出经颞底入路。手术骨窗尽可能接近中颅底，切开硬膜后抬起颞叶，剪开天幕及脚间池的蛛网膜，尽量放出脚间池的脑脊液，以使脑组织塌陷，显露滑车神经、动眼神经、后交通动脉、颈内动脉、脉络膜后动脉和后大脑动脉（posterior cerebral artery，PCA），然后切开枕颞沟，切除海马旁回后打开侧脑室颞角，显露海马，并完整切除海马，继续切除钩回和海马旁回，最后切除杏仁核。该术式能够不损害视觉传导通路，但对于开颅的显露要求较高，软组织损伤较大，且可能会导致颞叶皮质的过度牵拉。Hori 等对报道的病例进行了长期随访，预后良好的比例达到 80% 以上。

Spencer 提出经颞极入路，在非优势侧颞叶从颞尖向后 4.5cm，在优势半球侧颞尖后 3cm，切除颞上回，切除范围向上达外侧裂，下达侧脑室颞角；然后沿额盖和岛叶的软脑膜下解剖，与颞角的切口汇合，继续向下沿中颅底到达天幕切迹。围绕杏仁核向前、向内延伸，与前方的切口汇合，将颞叶前外侧皮质切除，打开侧脑室颞角，再沿梭状回外侧向下切开，经过颞角到达中颅底底部，向后延伸到达颞角前部，显露杏仁核到侧脑室前部的颞叶内侧结构，以脉络膜裂为界完成杏仁、海马、海马旁回、钩回的第 2 次整块切除。该术式损伤颞叶范围较小、操作简便、显露清楚，并且能够到达更靠后区域，同时又保留了颞叶外侧皮质的视觉和语言功能。

选择性海马杏仁核切除术是功能性手术。因此除了应满足一般神经外科手术的要求，如良好的手术显露外，还应最大限度地保护与脑功能有关的颞叶皮质，尤其是对致痫灶位于优势半球的病例。手术入路应满足以下要求。

（1）考虑到与记忆和语言有关的皮质大多位于颞上回和颞中回，手术时应尽量避开这些参与大脑功能的皮质。

（2）尽量减少手术对颞叶皮质的牵拉。

（3）手术中对脑池蛛网膜完整性的保护。颞叶内侧面有许多重要血管走行，如 PCA、AchA，由于这些血管均有分支血管供应脑干等重要结构，损伤这些血管将造成严重的并发症。

（4）对颞干的保护：颞干是颞叶皮质与额叶、顶叶等其他脑叶皮质的重要联系通道。如果在手术中不注意对颞干加以保护，即便手术中完整地保护了颞叶外侧皮质，颞叶的神经功能仍将受到严重的影响。手术操作时无须打开邻近脑池的蛛网膜，避免与 PCA 等血管直接接触，减少术中损伤血管的可能性，也避免血性脑脊液流入这些脑池，造成对神经血管功能的干扰。在颞底入路时，从颞角下方进入颞角，也就避开了对颞干的干扰，从而保全了颞叶皮质，也保证了这些皮质功能得以发挥。但颞底入路的缺点在于手术显露过程中对软组织的创伤较大。

3. 脑皮质致痫灶切除术　是治疗癫痫的有效手段，其核心目标是针对皮质上的致痫灶进行精准的治疗。因此，明确有无癫痫发作的确切病灶对于手术的成功至关重要。

脑皮质致痫灶切除术主要适用于致痫灶位于皮质且定位明确的情况，其中临床发作症状与脑电图、磁共振、PET 等检查结果相符合是关键。同时，致痫灶不应位于脑的重要功能区，以避免引起重要的神经功能障碍。随着显微手术技术的不断进步及术中电生理技术、唤醒麻醉技术的应用，如今即使功能区致痫灶的安全切除也已成为可能。

手术多在全身麻醉下进行，对于功能区致痫灶可以采用唤醒麻醉。以原发致痫灶或 CT、MRI 所显示的病变区为中心，做比致痫灶略大的切口，切开硬膜后进行皮质脑电图（electrocorticography，ECoG）检查，观察癫痫样放电的情况，必要时可将致痫灶所处的位置以符号标出，划出皮质致痫灶所处的位置，切除范围适当扩大，以求将其彻底切除。必须强调的是，在脑的重要功能区附近进行切除手术时，应格外谨慎。为了确保手术的精确性，我们应积极采用术中电生理监测技术来准确定位功能区。手术主要分为两种形式：软脑膜下灰质切除和致痫灶块状切除。前者操作时，以脑沟为界勾画出致痫灶，保护好周边的正常皮质在致痫灶脑回中央，沿长轴电凝后，剪开软脑膜，用剥离子将软脑膜与其下的灰质分离，再用刮匙或吸引器除去所有的灰质，直至与白质分界处为止。操作必须轻柔，避免损伤切开的软脑膜，手术结束后将其重新覆盖到除去灰质的脑回上，以减少粘连和瘢痕。块状切除主要用于癫痫范围较大或伴有深部致痫灶的情况，通常切除致痫灶及其相关的病理组织。

当致痫灶位于额极时，可考虑行额极切除，切除时应避免损伤运动语言区。手术时应注意：①不要打开侧脑室额角；②尽量保存除致痫灶以外的额叶底面皮质，特别是底面内侧，以避免引起精神障碍；③注意保留位于额叶底部内侧嗅沟处的嗅神经。

当致痫灶位于枕叶时，手术应注意：①在枕叶底部内侧面有大脑后动脉的颞下动脉中、后分支，应在辨明后电凝切断；②避免穿破侧脑室枕角；③枕叶下方有小脑幕，内方是大脑镰，两者交界处为小脑幕裂孔后缘，有直窦和大脑大静脉相续，行枕极切除时勿超过小脑幕裂孔，以免误伤上述结构。Rasmussen 报道了 1277 例致痫灶切除术，随访 2～4.5 年，37% 病灶消失，32% 发作显著减少。

4. 大脑半球切除术/大脑半球离断术　大脑半球切除术是 Krynauw 于 1950 年所提出的用以治疗婴儿脑性偏瘫症的一种方法。由于它的初期疗效尚好，Falconer 于 1960 年将此手术指征扩大，用以治疗病变弥漫的面-脑血管瘤综合征及成人的大脑半球萎缩症。上海华山医院史玉泉教授在国内最早将大脑半球切除术应用于癫痫的治疗。对于脑部有多发的致痫灶或致痫灶范围广泛，累及整个半球的病例，可用此法治疗。

手术在全身麻醉下进行，采用大骨瓣切口。经外侧裂找到大脑中动脉，阻断其分叉近侧，保留纹丘动脉。牵开纵裂，阻断并切断大脑前动脉，切开胼胝体。在天幕裂孔处找到大脑后动脉，予以夹闭切断。分离进入横窦及乙状窦各静脉分支。在切断的胼胝体下面进入侧脑室，切开侧脑室外侧沟，绕过尾状核，整块取出大脑半球，保留基底核和丘脑。

近年来，有的作者报道如果行大脑半球次全切除，即保留部分大脑半球皮质，如小块枕叶或额叶皮质，可以防止发生与大脑半球切除术相关的各种术后并发症，故目前多数学者已不做完全性大脑半球切除，而趋向于次全切除。White 总结文献中 150 例行半球切除术的患者，发现除癫痫发作减少外，93% 的患者行为也得到改善，智能改善者 70%。令人惊奇的是，33% 的患者偏瘫减轻，仅 6% 的患者偏瘫加重。另有文献报道，在 116 例完全性大脑半球切除中，93 例癫痫停发或显著减少，5 例术后早期死亡，另有 5 例术后 1 年内因进行性脑功能障碍加重而死亡，手术死亡率 4.3%。在 48 例大脑半球次全切除中，28 例癫痫停发或显著好转，另 12 例癫痫发作次数减少约 50%，1 例术后早期死亡，手术死亡率 2.1%。

从 20 世纪 90 年代起，大脑半球离断术的应用逐渐增多，与大脑半球切除术相比较，离断术的疗效相仿，而术后并发症明显减少，创伤更小，有取代大脑半球切除术之势，该术式在切除极少量脑组织的情况下，充分离断各脑叶到基底节区及通过胼胝体到对侧半球的神经传导纤维，达到与大脑半球切除术同样的疗效。手术安全性较高，可以显著减少大脑半球切除术后慢性脑移位产生的慢性出血和脑积水等并发症。手术成功的关键在于彻底离断患侧半球所有相关的传导纤维，并在术前确保对侧半球没有致痫病灶。为了确保手术的精准性，术前需对难治性癫痫进行综合评估，包括结构和功能影像检查、视频脑电图监测、认知功能评估以及视野检查等。在必要时，还需进行 WADA 试验以获取更全面的信息。该手术主要适用于由脑炎、脑出血、感染、外伤等引起的一侧大脑半球广泛病损所导致的难治性癫痫。例如，一侧半球脑发育广泛异常、围生期脑缺血缺氧或外伤、Rassmussen 脑炎、Sturge-weber 综合征等均为手术的适应证。在实际操作中，常用的手术方式包括经岛周大脑半球离断术及经顶叶脑室大脑半球离断术等。

5. 胼胝体切开术　只是一种姑息性治疗，而非治愈性手术，当致痫灶可以切除时，选择胼胝体切开术是不适当的。但当致痫灶不可切除，或致灶广泛或多发时，则可考虑行胼胝体切开术。根据 Chan 等发表的 Meta 分析研究，胼胝体切除术后的癫痫完全缓解率为 18.8%，跌倒发作的缓解率为 55.3%，胼胝体全切开较部分切开更有可能治愈跌倒发作。

胼胝体切开术主要适用于：①全身性癫痫发作，尤其是失张力性、强直和强直 - 阵挛性癫痫发作；②多灶性癫痫或不能切除的致痫灶所引起的癫痫；③发作间期脑电图检查表现为弥漫发作性多灶性棘波或慢波，以及可引起双侧同步性放电的局灶性棘波，伴有正常或异常背景波的广泛性棘波放电。发作期脑电图检查表现为单侧起源，快速引发弥漫发作和双侧同步放电者。手术方式包括以下 3 种。

（1）胼胝体前部切开术：右侧额部开颅，释放脑脊液，向外牵拉右额叶，进入大脑纵裂，打开胼胝体池，辨别胼周动脉，看清动脉之下呈白色光泽的胼胝体，注意不要将扣带回误认为胼胝体。将胼周动脉向两侧牵开，用双极电凝烧灼表面血管，然后以直型剥离子切割胼胝体纤维，直至看到蓝色半透明室管膜为止。其膝部及嘴部纤维可用细吸引器切割，避免打开脑室。若严格沿中线切开，进入透明隔腔，可防止进入脑室。切开胼胝体前 2/3，或全长的 80%，一般粗测切开长度为 5～8cm。Graham 等发表的一项系统综述研究发现，胼胝体前部切开的癫痫改善率较全切开差（58.6% vs 88.2%），但前部切开的失联接综合征发生率较全切开低（0 vs 12.5%）。

（2）胼胝体后部切开术：右侧顶枕部开颅，释放脑脊液，向外牵拉右顶叶，显露胼胝体、压部后的 Galen 静脉和小脑上的蛛网膜，切开胼胝体后部、压部及其下的海马联合纤维。

（3）胼胝体全切开术：以往的观点认为，先采用胼胝体前部切开术，控制癫痫的效果差时，可隔几个月（一般为2～6个月）后，再行胼胝体后部切开术，这样可提高控制癫痫的疗效，又能减少失联接综合征的发生。近年来，许多研究显示，一期全胼胝体切开术的疗效显著优于胼胝体前部切开术，主要是术后短暂失联接综合征发生率增高，远期并发症并无显著差别，该术式逐渐被广泛接受。

一期全胼胝体切开术主要用于：① 18岁以下儿童患者，伴认知功能发育减退者；②认知功能相对较好，但癫痫发作严重的儿童患者；③成年癫痫患者伴严重认知功能损害。

Graham等对包括12项回顾性研究在内的文献进行了荟萃分析，共377例18岁以下患者，随访至少1年，发现全胼胝体切开术后癫痫发作明显减少的比例显著高于胼胝体前部切开术（88.2% vs 58.6%，$P < 0.05$）。

胼胝体切开术后并发症发生率为8.1%～12.4%，常见对侧下肢无力、失联接综合征（缄默）、失语等，绝大多数都是暂时性的。其他少见并发症包括出血、梗死、感染、脑积水、无菌性脑膜炎和脑室炎等。

6.迷走神经刺激（vagus nerve stimulation，VNS） 抗癫痫作用可能与以下因素有关。

（1）刺激迷走神经Aδ纤维，改变脑干网状中枢活动及发作的易感性，影响孤束核（nucleus tractus solitarii，NTS）活动的周围通道，对皮质兴奋性的影响似由孤束核及投射调节。孤束核直接或通过脑干网状结构的中间接替与下丘脑、边缘系统、大脑皮质、小脑和丘脑等发生广泛联系，这是迷走神经刺激在脑部许多区域增加抑制性作用而防止癫痫活动和传播的解剖和生理生化基础。

（2）感觉通常是癫痫发作的部分或为其先兆，投射到这些皮质的迷走神经传入纤维刺激可以消除这些形式的发作。间歇性VNS还可能改变突触环路，降低发生发作的敏感性。这在部分性特别是在复杂部分性发作中比较冒险。

（3）中枢神经系统内兴奋性与抑制性递质的增减可能导致癫痫发作。迷走神经刺激能够促使大脑皮质释放大量的GABA和对羟基甘氨酸。GABA通路能够阻止强直-阵挛癫痫活动的传播，而苯甘氨酸则参与调节脑细胞平均兴奋性水平，从而显著抑制阵挛性和强直性癫痫。VNS的抗癫痫作用主要通过迷走神经的直接传入或经孤束核投射到网状激活系统来实现。由于网状结构的主要递质是5-羟色胺，因此迷走神经的抗癫痫作用实际上是通过5-HT来实现的。

VNS用于难治性癫痫，特别是对那些无法确定病灶或有双侧病灶药物治疗无效的复杂部分性癫痫和不能行开颅的神经外科手术治疗的癫痫患者。操作方法是全身麻醉，取仰卧位，头转向右侧（一般取左侧迷走神经行刺激治疗，右侧迷走神经会发生重度的心动过缓），于锁骨上一横指半处做一横切口，向上、下潜行分离皮下，牵开皮肤，切开颈阔肌，分离出胸锁乳突肌、颈动脉鞘，并用牵开器显露颈动脉鞘，打开颈动脉鞘，在颈内静脉和颈动脉之间显露出迷走神经，游离 3cm 长。于左锁骨下区，胸壁上做一横切口，长约 5cm。钝性分离锁骨下区的皮下组织，做成一囊袋，以能容纳刺激器为度。将螺旋状电极缠绕在显露的迷走神经上，然后从颈部切口到胸部切口做皮下隧道，将电极导线经皮下隧道引至胸部切口中，将电极导线与刺激器相连接好，刺激器埋置于锁骨下胸部皮下，切口逐层缝合。

Englot 等对 5000 余例接受 VNS 的癫痫患者进行研究，发现 49% 的患者在术后 0～4 个月产生效果（≥50% 癫痫频率减少），5.1% 的患者癫痫缓解。63% 的患者在术后 24～48 个月产生效果，8.2% 的患者癫痫缓解。总体来说，随着时间的推移，癫痫缓解率呈现上升趋势。Giordano 等进行的研究显示，早期并发症包括心动过缓甚至停搏、气管旁血肿、感染和迷走神经损伤等；远期并发症包括迟发性感染、咽喉功能障碍、心律失常等。

VNS 是一种创伤较小而安全性较高的治疗方法。对于那些对开颅手术怀有恐惧心理的患者来说，它无疑是一个值得考虑的治疗选项。VNS 术后少数患者可能会出现声嘶/声音改变、咳嗽以及咽喉疼痛等迷走神经刺激症状，但这些症状通常在术后短期内就能得到缓解和恢复。此外，还有一些更为罕见的不良反应，如感染、排异反应及电极或导线故障等。

7. 脑深部电刺激（deep brain stimulation，DBS） 通过立体定向的方法在脑深部植入刺激电极，对脑深部特定神经核团进行电刺激，调整相应神经环路的兴奋性，达到恢复平衡、治疗疾病的目的。脑深部电极可以采用有框架的立体定向技术或无框架的手术机器人进行植入，术中可以利用微电极记录神经元的放电，帮助定位靶点，术后可以通过 CT 或 MRI 影像验证电极位置。DBS 最早被应用于治疗帕金森病，至今已有 30 多年的历史。近年来，人们尝试利用 DBS 治疗难治性癫痫，可选择的刺激靶点有丘脑前核（anterior nucleus of thalamus，ANT）、丘脑底核、丘脑中央核、海马杏仁核等。丘脑前核是目前治疗癫痫最常用的靶点。

2004 年，美国 17 家临床中心联合开展了前瞻性、随机对照的丘脑前核电刺激（ANT-DBS）治疗癫痫的临床试验，即著名的 SANTE 研究。该试验纳入了 110 例成人患者，术后随访 3 个月（双盲阶段）：治疗组癫痫发作频率下降 40%，对照组下降 15%；术后随访 5 年（非双盲阶段）：68% 的患者癫痫发作频率下降 ≥50%，19% 的患者无发作，癫痫发作程度显著减轻，生活质量评分也有所升高；随着电刺激时间的延长，DBS 有效率呈增高趋势。SANTE 研究的 5 年随访结果显示，ANT-DBS 治疗药物难治性癫痫具有显著效果，患者对该疗法表现出良好的耐受性，癫痫发作的改善情况持久且明显，患者的生活质量也得到了显著改善，显示出较高的安全性。

起源于海马的神经通路经乳头体、丘脑前核和扣带回的中继，经扣带束到达新皮质，再返回海马，构成一封闭环路，即海马→穹窿→乳头体→乳头丘脑束→丘脑前核→扣带回→海马，此环路能作为情绪表达的神经基础，称为Papez环路。ANT-DNS通过微电流刺激Papez环路的重要节点丘脑前核，干扰或阻断癫痫发作的扩散，从而达到减少或控制癫痫发作的目的。目前一般认为，ANT-DBS适用于不能手术切除或手术失败的颞叶相关癫痫或边缘叶癫痫。

8.眼动技术　通过眼动技术进行癫痫病灶定位是一种辅助方法，可以帮助医师更精确地确定癫痫患者脑中异常活动的位置，对于术前规划和手术决策非常重要。

眼动与脑活动的关联：研究已经发现，眼动与脑活动之间存在密切的关联。在癫痫患者中，异常的电生理活动可能导致特定脑区的异常兴奋，从而产生异常的眼动模式。癫痫病灶的刺激：通过在眼动任务中刺激患者，如要求他们执行眼跳任务时，医师可以观察到与患者的癫痫发作相关的眼动异常。这些异常可能与癫痫病灶的位置有关，因为癫痫发作通常发生在脑中的特定区域。眼动评估还可以帮助医师确定癫痫病灶是否位于大脑的特定半球。例如，左半球病灶可能会导致与语言相关的眼动异常，而右半球病灶可能会引起与视觉或空间处理相关的异常。眼动技术可以与其他神经影像学方法，如MRI和CT相结合使用，以提供更全面的定位信息，不仅可以识别异常脑区的位置，还可以确定它们与正常脑区之间的功能关系。通过眼动定位病灶，医师可以更好地规划手术。他们可以决定手术的范围、位置，以及如何最大限度地保护健康的脑组织。这有助于提高手术的成功率和减少潜在的风险。尽管眼动技术可以提供有关癫痫病灶位置的有用信息，但它通常需要与其他临床和神经影像学方法相结合，以确保精确性和可靠性。此外，术前评估还应包括详细的病史、临床症状和神经生理测试，以制订最佳的治疗计划。眼动评估可以作为综合评估的一部分，为术前规划和手术决策提供重要的信息。

通过眼动进行术前评估的具体策略如下。

(1) 定位癫痫的病灶：癫痫是一种由大脑异常电活动引起的疾病，可以导致癫痫发作。在一些情况下，手术可能是治疗癫痫的有效方法，但成功的手术需要精确定位并切除引发癫痫发作的异常区域。通过眼动技术，医师可以观察患者在不同任务和刺激条件下的眼动行为，以帮助精确定位异常区域，特别是在进行功能性脑区划分时非常有用。

(2) 评估功能性脑区域：在手术计划中，神经外科医师需要确保不会损害与重要的认知功能相关的脑区域，如运动、感觉、言语和视觉区域。通过眼动评估，医师可以识别并标记这些功能性脑区域，以便在手术中予以保留。这有助于最大限度地减少手术后的认知和神经功能损伤。

(3) 术中导航和监测：眼动追踪技术还可以用于手术过程中的导航和监测。在手术进行中，医师可以使用眼动数据来确保他们在患者的脑部进行操作时不会误伤功能性脑区域。这种实时的监测有助于提高手术的安全性和准确性。

三、癫痫外科治疗预后

癫痫外科治疗的预后除了与术前评估的精确度、采取合适的手术方式、病灶性质和病因有关外，也要重视术后的病情观察与规范化药物治疗。

(一) 术后的病情观察

癫痫术后早期的病情观察主要是为了及早发现和防治各类术后并发症的发生。观察内容主要包括生命体征、瞳孔和意识状态、语言与肢体活动、癫痫发作、引流管是否通畅，以及引流量与引流液的性状、颅内压变化、出入液量等方面。

癫痫术后主要须注意以下几个方面。

(1) 术后血常规复查至关重要。对于那些引流量大、术中出血较多的患者，一旦出现心率加快、面色苍白等症状，我们必须高度警惕失血性休克的可能性。

(2) 注意电解质复查，当患者连续应用脱水剂，出现神志变化时，要考虑到低钠血症和低钾血症，小儿患者术后低钠血症较为常见。

(3) 注意肝、肾功能，小儿患者在术后应用丙戊酸钠针剂时，要特别注意监测肝功能，防止急性重型肝炎的发生。

(4) 抗癫痫药物血药浓度的监测同样重要。在治疗过程中，如果患者出现癫痫发作，我们应及时测定抗癫痫药物血药浓度，以确保药物的正确使用，从而达到良好的治疗效果。

(5) 对于术后早期出现颅内高压症状的患者，我们应当警惕颅内血肿的可能性，并及时进行头颅 CT 检查。如果 CT 检查结果为阴性，但临床表现与之不符，我们应进一步考虑缺血性改变的可能性，并立即进行 MRI 检查，特别是弥散加权成像 (diffusion weighted imaging，DWI)，以便更准确地诊断病情。

(二) 癫痫术后 ASM 的规范化应用

1. 抗生素、止血药物及对症支持治疗同常规神经外科手术，参见外科学相关章节。

2. 癫痫术后 ASM 的应用规范

(1) 手术当日及术后 4 周内抗癫痫药物的应用：①手术当日，手术开始前一般不用抗癫痫药物，并尽可能避免使用苯二氮䓬类或巴比妥类等可能影响术中脑电监测的药物，手术中应避免使用对脑电影响较大的麻醉剂，控制麻醉深度。②手术后当日需要使用抗癫痫药，优先选择注射用抗癫痫药物。术后可以进食后即恢复口服抗癫痫药物。③术后1周内，由于同时应用多种其他药物，如脱水药、激素、抗生素、神经营养药等，药物间的相互作用比较复杂，制订用药方案时需要注意抗癫痫药物不良反应，必要时监测血药浓度，尽可能选择与其他药物相互作用少的药物。④部分患者术后当日可能出现发作频率增加和（或）发作形式改变，此时一般暂不改变抗癫痫药物治疗方案，但应分析原因，予以相应处理。⑤手术后抗癫痫药物的选择应遵循《临床诊疗指南：癫痫病分册》的基本原则，尽可能单药治疗。可以继续使用术前的抗癫痫药物，也可以根据癫痫发作类型选用相应的抗癫痫药物。根据患者术后的具体情况和测得的一些血药浓度水平适当调整抗癫痫药物的剂量。⑥如手术后2～4周仍有与术前同样形式的发作或出现新的发作类型，可根据发作类型、血药浓度、脑电图检查情况等因素调整治疗方案。

（2）手术后抗癫痫药物的减药和停药：①原则上手术后2年或2年以上无发作（包括无先兆发作），可以考虑在医师指导下缓慢减停抗癫痫药。建议停药前复查长程脑电图，作为评估停药后复发风险的参考，当脑电图仍有明显的痫样放电时，不建议停药。单药治疗者减药过程持续6个月或更长时间；多药治疗者每次只减停1种药物，每种药物的减药过程至少持续6个月。②手术后抗癫痫药的疗程还应该考虑到下列可能增加停药后癫痫复发的因素，根据情况适当延长抗癫痫药物的治疗时间或长期服药：姑息性手术（胼胝体离断术、软脑膜下横切术、热灼术、病灶或致痫灶不能完全切除者）；癫痫病程长；脑内有弥漫性病变；影像学无病灶的部分性癫痫；颞叶以外的部分性癫痫；多灶起源的部分性癫痫；小儿年龄相关性癫痫性脑病（如West综合征、Lennox-Gastaut综合征等）；脑电图有广泛性放电；术后出现与手术切除部位无关的新的发作类型。③若在减停抗癫痫药物的过程中或停药后短期内出现癫痫复发，应立即恢复药物治疗并进行随访。若停药1年后首次复发，可暂时观察，注意避免诱发因素，如为偶然发作，可暂不使用抗癫痫药物；但若每年发作超过2次，则应根据《临床诊疗指南：癫痫病分册》重新开始抗癫痫药治疗。

（三）癫痫外科治疗的效果评价

癫痫术后疗效应该从癫痫发作控制情况、脑电图改善情况、神经心理功能和生活质量改善情况等多个方面进行综合评价。最受患者及家属关注的是癫痫发作的控制情况。对癫痫的控制情况，国际上应用较为普遍的是Engel分级和国际抗癫痫联盟（ILAE）分级法。

1. Engel分级

Ⅰ级：癫痫发作（致残）消失，除手术后早期癫痫发作（只在术后前几周之内发作）。

(1) 手术后癫痫发作完全消失。
(2) 手术后仅有非致残的单纯部分性发作。
(3) 手术后有致残的癫痫发作，但这些发作消失至少2年。
(4) 仅在停止使用抗癫痫药物时有全身性惊厥。
Ⅱ级：癫痫发作（致残）很少或几乎消失（每年不超过2次）。
(1) 最初致残的癫痫发作消失，但目前癫痫发作很少。
(2) 手术后致残的癫痫发作很少。
(3) 术后有很少的致残的癫痫发作，但癫痫发作很少至少2年。
(4) 癫痫发作仅在夜间出现。
Ⅲ级：值得的改善（减少＞90%）。
(1) 有效的癫痫发作减少。
(2) 长期的癫痫发作消失，缓解期长于随访期一半，但不少于2年。
Ⅳ级：不值得的改善（减少＞50%，≤90%）。
(1) 有效的癫痫发作减少（但残留的癫痫发作仍引起残疾）。
(2) 无改变（减少≤50%）。
(3) 癫痫发作加重。

2. 国际抗癫痫联盟（ILAE）分级法
Ⅰ级：癫痫发作完全消失，无先兆。
Ⅱ级：仅有先兆，无其他癫痫发作。
Ⅲ级：每年有1～3个癫痫发作日，有或无先兆。
Ⅳ级：每年有4个癫痫发作日或比基线癫痫发作日减少50%，有或无先兆。
Ⅴ级：比基线癫痫发作日减少＜50%～100%的增加，有或无先兆。
Ⅵ级：比基线癫痫发作日增加＞100%，有或无先兆。

ILAE分级法中，术后第1个月内的癫痫发作不做计算，因为它们可能与手术相关，并不能预示长期效果。先兆是指目击者不可观察到的单纯部分性癫痫发作，如单纯的主观经历，并不影响患者的功能。一个"癫痫发作日"是指24小时内有1次或以上的癫痫发作，也包括状态性癫痫。"基线癫痫发作日"的计算通过术前12个月癫痫发作频率来确定，并以在诊断性评估时抗癫痫药物缓解发作的效能进行评定。

3. 神经心理的效果评估　主要体现在记忆、语言、智力和注意力4个方面的评估。
Ⅰ级：在至少一个方面有明确的改善，并且没有明确的恶化。
Ⅱ级：4个方面的任何一个方面都没有明确的改善，或者一方面改善而其他方面恶化。
Ⅲ级：一个方面恶化，其他方面没有改善。

Ⅳ级：多于一个方面恶化，其他方面没有改善。

4.生活质量的评估

Ⅰ级：改善。

Ⅱ级：无明显改善或者在某些方面有轻度的改善。

Ⅲ级：无改善或者在某些局限的区域有轻微的恶化。

Ⅳ级：具有全面的中等程度的恶化。

Ⅴ级：具有全面的恶化。

（吴洵昳　冯培民）

第5章 其他中西医治疗技术在癫痫中的应用

第一节 现代神经调控技术在癫痫中的应用

癫痫是影响所有年龄人群的一种神经系统疾病，尽管有药物治疗，但仍有20%～30%的患者存在癫痫发作。近年来，神经刺激技术飞速发展，为癫痫治疗提供了更多的选择。神经刺激技术包括侵入性和非侵入性的方法。在癫痫领域中，常用的侵入性技术包括迷走神经刺激（VNS）、脑深部电刺激（DBS）和反应性神经刺激（reactive nerve stimulation，RNS）；非侵入性技术包括经皮迷走神经刺激（transcutaneous Vagus nerve stimulation，tVNS）、经颅磁刺激（transcranial magnetic stimulation，TMS）、经颅电刺激（transcranial Electrical Stimulation，tES）、三叉神经刺激（trigeminal nerve stimulation，TNS）、经颅超声刺激（transcranial ultrasound stimulation，TUS）和光疗法（bright light therapy，BLT）。

一、侵入性方法

（一）迷走神经刺激

迷走神经刺激（VNS）一般由一根盘绕在左侧迷走神经上的导线、电极和一个植入胸部左上侧皮下的脉冲发生器组成。通过刺激人体左侧迷走神经，调控大脑电活动，从而改善癫痫的发作，因而也被称为"电子药物"。目前研究认为，迷走神经刺激改善癫痫的机制包括：激活孤束核及其下游核脑区；影响大脑中与癫痫发作相关的神经递质的释放；刺激前脑和脑岛癫痫灶的传入投射；抑制异常同步的大脑皮质活动；调节GABAergic的功能和减少神经炎症。

早在20世纪90年代，迷走神经刺激就被应用于成人的癫痫治疗，并被美国食品药品监督管理局（FDA）认证为治疗癫痫的辅助手段。1994—1998年的3个经典的双盲随机对照试验发现，接受迷走神经刺激治疗的患者癫痫发作频率相比对照组明显降低。儿童患者同样可能在迷走神经刺激治疗中受益。此外，迷走神经刺激治疗癫痫不仅可以减少癫痫发作的频率和次数，缩短发作时间，降低严重程度，还能改善癫痫患者的生活质量，改变神经回路。在实际治疗中，迷走神经刺激的治疗参数可以根据疗效和耐受性进行个性化定制，通常输出电流为0.25～3.0mA，频率为20～50Hz，脉冲宽度为200～500微秒。常见的不良反应包括暂时嘶哑、声调改变、咳嗽、喉咙发痒、胸闷憋气、植入物部位的感染或血肿和感觉异常。

（二）脑深部电刺激

脑深部电刺激（DBS）又称脑起搏器，一般由电刺激器、延长导线和电极组成，电极植入靶点脑区，电刺激器放置在胸部皮肤下，两者通过延长导线连接。在过去，脑深部电刺激主要用于帕金森病、特发性震颤等领域的治疗。近年来，随着技术的发展，对那些药物难治性癫痫患者、开颅手术或迷走神经电刺激治疗无效的患者而言，脑深部电刺激为他们提供了新的治疗方案。目前研究认为，脑深部电刺激控制癫痫的机制包括：通过高频刺激，激活神经元结构中的轴突部分，通过轴突的投射，将刺激的作用传播至下游神经元，减弱病理网络中的癫痫活动；通过抑制原始过度兴奋区域（如海马）或破坏负责癫痫扩散的特定靶点（如丘脑）来抑制癫痫发作。

相比迷走神经刺激，脑深部电刺激的精准性更强，更适合于局灶性癫痫治疗。在治疗靶点的选择上，常见的靶点包括丘脑前核（ANT）、丘脑中央中核（centromedian nucleus of the thalamus，CMT）、底丘脑核（subthalamic nucleus，STN）、海马（hippocampus，HC）、小脑（cerebellum，CB）和伏隔核（nucleus accumbens，NAc）等。丘脑前核是脑深部电刺激治疗癫痫应用最广泛的靶点，先后获得欧盟、加拿大、澳大利亚、新西兰、以色列、美国和中国的批准，用于治疗癫痫。Papez环路与癫痫的起源和散播有关，丘脑前核作为帕佩兹环路（Papez circle）上的重要节点，对其进行调节能有效改善癫痫发作。2010年，Epilepsia上发表了ANT-DBS治疗癫痫的重要研究，研究表明，相较于假刺激，ANT-DBS治疗癫痫能更有效地减少癫痫频率。2022年一篇对23项330例患者进行的Meta分析的研究显示，在平均34.3个月的随访中，ANT-DBS治疗使得患者平均癫痫发作减少60.8%。丘脑中央中核也是脑深部电刺激治疗癫痫的常用靶点之一，主要用于治疗广泛性癫痫发作。在一项对20例广泛性癫痫患者开展的研究中，患者接受丘脑中央中核的脑深部电刺激治疗，使用连续的130Hz，振幅为4.5V的双极刺激，有效率为90%。另一项研究对14例广泛性或局灶性癫痫患者开展丘脑中央中核的脑深部电刺激治疗，中位癫痫发作减少率为91%，有效率为86%。除了丘脑前核和丘脑中央中核外，对底丘脑核、海马、小脑、伏隔核等靶点进行脑深部电刺激均能使得癫痫患者受益。常见的不良反应包括无症状轻微脑出血、头皮切口感染、植入物部位的疼痛、脉冲发生器周围皮肤感染；罕见但严重的并发症包括死亡、颅内血肿、卒中、发作加重、皮肤糜烂。

（三）反应性神经刺激（RNS）

反应性神经刺激系统由植入颅骨的反应性神经刺激器和插入疑似发作的区域的导线电极组成。反应性神经刺激系统旨在监测颅内脑电图癫痫发作的区域，在识别个性化的癫痫发作信号后，提供短暂的电刺激，以终止可能即将到来的癫痫发作。除了在癫痫发作前，提早输出电刺激破坏癫痫发作，反应性神经刺激系统还可能对神经环路和癫痫脑网络进行长期的慢性调节，进而改善癫痫发作。

2004年，一项研究首次报道了反应性神经刺激系统可以用于治疗药物难治性癫痫。研究对50例患者植入反应性神经刺激系统，发现外部神经刺激成功破坏癫痫样活动，实现了减少或终止癫痫发作的目的。一项对191例成人药物难治性癫痫的随机双盲对照临床试验发现，反应性神经刺激系统能有效治疗成人药物难治性癫痫，癫痫发作的中位百分比在植入后前2年分别减少44%、53%。2013年，反应性神经刺激系统被FDA批准用于成人的难治性局灶性癫痫。在临床治疗中，反应性神经刺激的参数通常在保证疗效和安全性的基础上进行个性化定制，常见刺激参数设定为1mA的输出电、200Hz的刺激频率、160微秒的脉冲宽度和100毫秒的脉冲持续时间。常见的不良反应包括感觉异常、抑郁、头痛、植入部位感染或疼痛、颅内出血、漏脑脊液等。

二、非侵入性方法

（一）经皮迷走神经刺激

经皮迷走神经刺激（tVNS）是一种新的、无创的迷走神经刺激，通过刺激分布在外耳耳郭皮肤的迷走神经耳浅支，实现干预和治疗。虽然经皮迷走神经刺激的作用机制尚不完全明确，但多项研究已经证明经皮迷走神经刺激对癫痫有治疗效果。

一项对60例耐药性癫痫患者开展的研究显示，相较于接受假刺激的患者，接受经皮迷走神经刺激的患者每月癫痫发作频率更低，焦虑自评量表、抑郁自评量表、癫痫患者生活质量量表等评分较基线有所改善。Meta研究显示，接受经皮迷走神经刺激的患者，其总体平均癫痫发作减少约为42%。常见的不良反应包括头痛、皮肤刺激和感觉异常。

（二）经颅磁刺激

经颅磁刺激（TMS）是一种在20世纪80年代中期发展起来无创神经干预技术，使电流通过放置在颅骨上方的线圈，产生一个脉冲磁场，由脉冲磁场在头部产生感应电流，影响脑内神经电活动，从而引起的一系列生理、生化反应的磁刺激技术。

经颅磁刺激在癫痫中的应用体现在以下几个方面。

1. 癫痫相关的大脑皮质兴奋性的研究　癫痫的特征之一是皮质过度兴奋，而经颅磁刺激可以测量皮质的兴奋性，包括运动阈值、皮质沉默期、短潜伏期皮质间抑制、长间隔皮质抑制和皮质内促进等，测量结果可以反映中枢的兴奋/抑制情况，对探索癫痫患者的病情具有重要价值。Badawy等的对新发颞叶癫痫的研究显示，包含致痫区的半球间存在皮质兴奋性过度失衡，而非致痫区半球的兴奋性正常。

2. 用于癫痫的治疗　通过向癫痫病灶区输出经颅磁刺激，可能逆转或抵消癫痫灶的过度兴奋状态，从而导致癫痫发作频率降低。早期动物实验表明，0.3Hz的低频重复电刺激导致癫痫尖峰频率降低，阻止了大鼠癫痫发作。2014年，国际临床神经生理学联盟（International Federationof Clinical Neuro-physiology, IFCN）发布的重复经颅磁刺激（repeated transcranial magnetic stimulation, repetitive transcranial magnetic stimulation, rTMS）临床治疗指南和中国医师协会神经调控专业委员会电休克与神经刺激学组颁发的专家共识中均建议使用低频刺激癫痫病灶区。目前在rTMS治疗癫痫的临床研究中，减少癫痫发作的刺激频率一般为0.3～1Hz，其中以0.5Hz最为常见。

3. 致痫区的无创定位　导航经颅磁刺激（navigated transcranial magnetic stimulation, nTMS）是一项能够对大脑皮质功能进行定位的无创检查技术，通常用于绘制初级运动皮质、测定运动和语言功能皮质区域，帮助开展神经外科功能区手术患者的术前规划。通过对难治性癫痫或脑肿瘤患儿开展术前导航经颅磁刺激评估，成功发现了初级手运动皮质、初级腿部运动皮质和颞叶额叶的语言皮质，在11例接受手术的儿童中，有9例的运动功能得以保留或改善；所有因语言相关皮质附近病变而接受手术的儿童的语言功能也得到保留或改善。

4. 抗癫痫药物效果评估　一项对77例特发性全身性癫痫或局灶性癫痫患者进行的3年纵向研究表明，在研究开始时，所有患者的皮质兴奋性均有所增加，在引入有效的抗癫痫药物治疗后，那些后续无癫痫发作患者的皮质过度兴奋性被逆转了，而那些耐药性癫痫患者的过度兴奋性持续存在甚至逐渐增加。这说明经颅磁刺激可能可以作为药物耐药性癫痫的生物标志物。在所有经颅磁刺激的应用中，常见的不良反应通常包括短暂性头痛、刺激部位的疼痛、肌肉收缩引起的不适和短暂的耳鸣。需要注意的是，高频经颅磁刺激可能诱发癫痫。

（三）经颅电刺激

经颅电刺激（tES）是神经调控中被广泛应用的技术之一，通过电极将低强度电流作用于特定脑区，可以改变皮质兴奋性，增加突触可塑性，影响大脑内源性振荡，进而改善认知表现，治疗神经心理疾病和精神系统性疾病。根据不同的电流形式可以分为：经颅直流电刺激（transcranial direct current stimulation, tDCS）、经颅交流电刺激（transcranial alternaing current stimulation, tACS)、经颅随机噪声刺激（transcranial random noise stimulation，tRNS）。其中，经颅直流电刺激和经颅交流电刺激实际应用最多。

1. **经颅直流电刺激（tDCS）** 经颅直流电刺激一般采用放置在头皮表面的电极输出的低强度电流（通常为 1～2mA），用于无创的调控大脑皮质神经元活动，主要结构包括阳极、阴极两个电极和一个电流输出器。使用经颅直流电刺激干预癫痫时，一般将阴极放置在目标脑区，用于减少癫痫发作频率，改善癫痫相关的神经活动。其作用的基本机制包括以下三方面。①膜的极化：经颅直流电刺激包含阴极和阳极，依据刺激的极性不同引起静息膜电位超极化或者去极化的改变。阳极刺激会增加神经元兴奋性，而阴极刺激则会抑制神经元兴奋性。②突触可塑性调节：经颅直流电刺激可影响突触的可塑性，通过长期抑制或增强突触传递来影响神经元之间的通信。③调节大脑网络：经颅直流电刺激可调整大脑区域之间的功能连接和同步性，引起神经网络的改变。一篇对 25 项对照和非控制试验的文献分析发现，84%（21/25）的临床研究中经颅直流电刺激与癫痫发作频率显著降低相关，43%（6/14）的临床研究中经颅直流电刺激与癫痫发作间期脑电图活动显著降低相关。

2. **经颅交流电刺激（tACS）** 经颅交流电刺激的设备组成与经颅直流电刺激类似，但不区分阳极和阴极，而是输出恒定的交流电。在癫痫领域中，经颅交流电刺激被认为可以通过同步脑波震荡诱导长期的突触的可塑性，进而调节大脑功能。其作用机制包括以下两方面。①调节神经振荡：经颅交流电刺激通过施加特定频率的交流电刺激，与大脑中特定频率的神经振荡相互作用，可以干扰或增强神经振荡的同步性，影响神经元之间的信息传递。②调节大脑网络：经颅交流电刺激可以通过调节脑网络的节律性活动，通过施加特定频率，实现大规模脑网络的协调。尽管有大量研究调查了经颅交流电刺激对记忆、睡眠和其他功能的影响，但研究经颅交流电刺激对癫痫的影响却很少。一项基于耐药性癫痫患者 MRI 的个性化头部模型实施的慢脉冲经颅交流电刺激的研究中，连续 5 天对患者施加频率为 0.5Hz，每个脉冲 100 毫秒的刺激，脑电图记录显示了尖峰抑制，而癫痫样活性没有恶化。另一项涉及 27 例难治性多灶性癫痫患者的试验中，经颅交流电刺激的安全性得到了证实，但在 2 个月的随访中并没有显著地减少癫痫发作。

经颅交流电刺激治疗癫痫的效果一般，可能源于个体间脑部生理和神经活动存在差异，经颅交流电刺激不同参数模式带来疗效的不确切性。开发精准化、个性化、能刺激到深部脑区的治疗方案有助于提高经颅交流电刺激在癫痫治疗领域的疗效。事实上，近年来已经出现了高精度经颅电刺激（high-definition transcranial alternating current stimulation，HD-tES）方法，通过采用环形 4×1 电极阵列（中间 1 个刺激电极，周围 4 个返回电极，共 5 个通道）实施电刺激，能提高 tES 在相关脑区产生电场的聚焦性。而 2017 年 Cell 杂志发表的时间相干（temporally interfering，TI）刺激是一种新出现的经颅交流电刺激形式，涉及应用 2 个频率略有不同的 kHz 高频电流。由于神经元固有的低通滤波，不会响应高频（即 > 100Hz），因此对大脑施加高频信号可以让信号有效地穿透大脑表层，抵达更深的脑组织。并且，电流在脑内重叠（即时间干扰）的差值（"节拍"）频率足够低，足以驱动神经活动，因此，依赖于"节拍"相互作用的时间相干刺激，能对脑内任何给定位置进行神经调节，从而产生更小的调控焦点。相较于传统的经颅交流电刺激，时间相干刺激具有高精度经颅电刺激的高聚焦性的同时，还能刺激到大脑深部脑区。在动物实验中，对癫痫模型小鼠内侧颞叶实施时间相干刺激，可以有效抑制癫痫发作间期异常癫痫样放电，减少癫痫发作频率。另一项在人类尸体中的研究表明，与传统的经颅电刺激相比，时间相干刺激能有效地刺激人类海马体。这说明时间相干刺激在无创深部脑刺激调控癫痫中具有良好的临床前景。

在安全性方面，与其他非侵入性神经调节相似，经颅电刺激很少报告严重的不良反应，常见的不良事件包括瘙痒、刺痛感、皮疹、疲劳感、头痛、恶心、失眠。

（四）三叉神经刺激

三叉神经刺激（TNS）是一种相对较新的无创治疗技术，涉及刺激三叉神经，在双侧眉毛上方放置皮肤电极进行刺激干预。一般认为，三叉神经刺激通过调节三叉神经核及其投射来发挥作用。刺激三叉神经和它的连接结构可以抑制癫痫发作。

一项对 50 例部分耐药性癫痫患者开展三叉神经刺激治疗的双盲随机试验发现，在 18 周的治疗结束时，30.2% 的刺激组和 21.1% 的对照组的癫痫发作频率降低 > 50%（反应率）。此外，刺激组在 18 周内的反应率有所增加，而对照组则没有看到。另一项包含 40 例患者的随机对照试验发现，三叉神经刺激组在 6 个月或 12 个月时的 50% 应答率高于对照组（50%vs0%）；并且，在 6 个月和 12 个月时，两组癫痫发作频率显著降低。在目前的临床试验报道中，三叉神经刺激的耐受性良好，常见不良事件的包括焦虑、头痛和皮肤刺激。

（五）经颅超声刺激

经颅超声刺激（TUS）是一种利用超声穿透大脑颅骨，从而调节神经功能一种技术手段。其优势在于具有高空间分辨率，能针对脑深部结构进行有效刺激，成本相对较低，安全性良好。按照强度可分为高强度超声和低强度超声。高强度聚焦超声可通过热消融和空化效应方式使特定脑区瞬时达到高温（> 60℃），导致组织凝固性坏死、蛋白变性，以永久性损伤方式清除病灶并调节神经网络。低强度超声主要利用机械能，在不引起生物组织温度显著升高的前提下进行治疗，在促进骨折愈合、软组织再生等方面获得良好效果。

在评估经颅超声刺激神经调控的安全性研究中，对接受前颞叶切除术的难治性颞叶癫痫患者施加经颅超声刺激，在术后评估经颅超声刺激带来的组织学变化，结果显示，组织学分析未发现任何可检测到的组织损伤。此外，在干预前后进行的神经心理学测试没有显示出任何统计学上的显著变化，说明经颅超声刺激可以在人体中安全使用。另一项对6例颞叶内侧癫痫患者开展的经颅超声刺激试验中，使用MRI配合手术导航系统锁定海马体，开展6个疗程（每周2次，持续3周）的经颅超声刺激治疗，对于每个靶标，使用以下参数进行140秒超声处理：f_0= 548kHz，PRF = 500Hz，占空比 =18%～50%，BRP = 7秒，I_{SPTA}= 0.50～1.1W/cm^2，PNP = 0.14～0.42MPa。结果发现，所有患者在治疗后癫痫发作均有所减少（平均50%），改善的持续时间从数周到数月不等，其中1例患者在1年多的时间里没有癫痫发作。常见的不良事件包括头痛、情绪恶化、头皮发热、认知问题、颈部疼痛、肌肉抽搐、焦虑、嗜睡和瘙痒。

（六）光疗法

光疗法（BLT）也被称为阳光替代疗法，可以抑制人类的褪黑素分泌，通常用来治疗抑郁症、季节性情感障碍、偏头痛、疼痛等。早在1997年，褪黑素就被报道可作为单药治疗控制癫痫发作。因此，光疗法可能通过抑制癫痫患者的褪黑素，从而减少癫痫发作。在已报道的癫痫研究中，光疗法的研究数量较少：红光会引起癫痫发作；蓝色镜片过滤红光能显著抑制癫痫发作频率；绿光对癫痫的影响尚未明确。

第二节 中医针灸在癫痫中的应用

一、概述

中医治疗癫痫多采用"针-灸-药"相结合的模式，其中，针灸治疗癫痫历史悠久，且独具特色。传统针灸治疗癫痫总以经脉辨证为主，注重分期论治。癫痫作为发作性疾病，根据其症状表现一般分为发作期和间歇期（缓解期）。针灸干预在不同时期的治疗策略也不尽相同。发作期强调急则治标，以开窍醒神、息风止痉为要，力求尽快控制症状，一般多采用毫针针刺或艾灸强刺激井穴以醒神。间歇期秉持缓则治本，重视豁痰、调补五脏。随着刺灸工具的革新，针灸手段在传统毫针针刺基础上逐渐多样化，如电针、穴位埋线等，动物实验和结合影像学的临床研究也为针灸治疗癫痫的效应机制提供了客观证据。

二、癫痫的经脉辨证与常用腧穴

（一）癫痫疾病与经络系统的关系

癫痫病位在脑，发作时有全身性抽搐或强直及目睛凝视等表现。中医学认为，脑为元神之府，头为诸阳之会。十二经脉中，6 条阳经循行上至头面；阴经中，除足厥阴肝经向上"与督脉会于巅"（《灵枢·经脉》）以外，其余阴经通过经别借相表里的阳经将经气上达于头面。奇经八脉中，"阳脉之海"督脉向上入络脑，与"阴脉之海"任脉共同调蓄人体阴阳之气；阳维脉与手足三阳相维；阴阳蹻脉与目睛开合和下肢运动密切相关，蹻脉为病均可表现为抽搐拘挛的症状。

针灸治疗癫痫主要从任督二脉、手足厥阴经及足三阳经入手论治。就病机而言，阴阳不相顺接、脏气逆乱，则发为癫痫，故选任督二脉腧穴针刺，可起到交贯阴阳、平逆气乱、使经气运行有序的作用。脑是心之灵气与身之精气相为缔结而化焉者，心主神明而心包代心受邪，故脑病需取手厥阴心包经穴从心论治。手足厥阴经同气相求，且足厥阴经上入脑中，故亦可治癫痫神志异常，肝主筋，肝经腧穴又对症治疗癫痫筋脉或弛或纵。此外，"督脉为病，脊强反折"（《素问·骨空论》）。足三阳经筋病变表现均为肌肉的痉挛；且足太阳经脉主病"筋所生病者……癫疾，头囟项痛"（《灵枢·经脉》）；阳蹻为病则"阴缓而阳急"，阴蹻为病则"阳缓而阴急"（《奇经八脉考》）。因此，督脉、足三阳经和蹻脉为治癫痫肌阵挛/强直和神志异常的主要经脉。

（二）针灸治疗癫痫的常用腧穴

有学者运用数据挖掘技术对古今医家针灸治疗癫痫的常用腧穴进行分析后发现如下高频选穴（使用频次在 50 次以上）：大椎、百会、丰隆、腰奇、鸠尾、足三里、内关、心俞、太冲、肝俞、筋缩、神门、风池、三阴交、水沟、申脉、肾俞、合谷、长强、间使。

以上高频选穴中，以交会穴、五输穴、原穴、八脉交会穴、络穴、背俞穴为主。交会穴能起到一穴通调多经之效，络穴通调表里两经经气，原穴中有脏腑原气，"五脏有疾，当取之十二原"，五输穴中又以输穴为主，"输主体重节痛"，治疗癫痫的躯体症状。内关、申脉作为八脉交会穴，既能通调经气、调补五脏功能，合用又能定痫止搐。《普济方》中指出癫痫昼发治申脉、夜发治照海。靳三针疗法中的"痫三针"即在此基础上以"内关-申脉-照海"为穴组治疗癫痫取得确切效果。最后，背俞穴是脏腑经气输注于背部之处，用之可调补相应脏腑功能。

对古代针灸治痫选穴进行关联规则分析则发现常用配伍为腰奇→大椎、鸠尾→大椎、太冲→百会、筋缩→大椎、水沟→百会等，聚类分析得到 8 个有效聚类群，分别为心俞-肝俞-脾俞-肾俞、大椎-筋缩-鸠尾-长强-腰奇-癫痫、身柱-至阳、申脉-照海、风池-风府、间使、曲池-丰隆、三阴交-神门-百会-水沟-内关-合谷-太冲-足三里、神庭-阳陵泉。进一步对针灸治疗癫痫的古今处方做复杂网络分析后发现，由百会、太冲、三阴交、水沟、丰隆、内关6个腧穴组成的穴组是治疗癫痫的核心穴组。针灸治疗癫痫所选腧穴的关联分析显示，督脉的大椎、腰奇、长强、鸠尾、风府、至阳、脑户、哑门等腧穴节点联系密切，体现"经脉所过，主治所及"的循经治痫思路；百会、四神聪、内关、丰隆、三阴交、太冲、照海、申脉等腧穴组合，体现了"腧穴所在，主治所在"及"远近配穴"的治疗思路，强调了辨证治疗的重要性；而心俞、肾俞、肝俞、膈俞、胃俞、胆俞等腧穴联系密切，证实癫痫与心、肝、脾、肾相关，针灸治疗癫痫应通过调理五脏六腑功能达到调神目的。

三、癫痫的分型论治基本方

（一）毫针针刺法

1. 发作期

治法：开窍醒神，息风止痉。以督脉、手足厥阴经穴为主。

主穴：水沟、百会、内关、太冲、后溪。

配穴：大发作配十宣、涌泉；小发作配神门、神庭。

方义：脑为元神之府，督脉入络脑，故取督脉之水沟、百会以醒脑开窍、宁神定志；内关为心包经之络穴，可调畅气机，宁心安神；太冲为肝之原穴，可息风止痉；后溪为八脉交会穴，通督脉，为治疗痫病的要穴。

操作：毫针刺，用泻法。水沟用重雀啄刺法，至眼球湿润为度。一般可留针30分钟，每5～10分钟行针1次。

2. 间歇期

治法：化痰通络。以督脉、任脉及手足厥阴经穴为主。

主穴：印堂、鸠尾、间使、太冲、丰隆、腰奇。

配穴：风痰闭阻配合谷、中脘、风池；痰火扰神配曲池、神门、内庭；瘀阻脑络配百会、膈俞、内关；心脾两虚配心俞、脾俞、足三里；肝肾阴虚配肝俞、肾俞、三阴交。

方义：印堂可调神开窍；鸠尾为任脉络穴，是治疗痫病的要穴；间使为心包经经穴，可调心神、理气血；太冲为肝之原穴，可平息肝风；丰隆为豁痰化浊的要穴；腰奇为治疗痫病的经验效穴。

操作：毫针刺，按虚补实泻法操作。鸠尾针尖向下斜刺0.5～1寸，应避免误伤肝脏等腹腔脏器。留针30～60分钟（患儿留针时长酌情减量），隔日治疗1次，10次为1个疗程。

（二）艾灸疗法

多用于小儿痫证的治疗。

1. 发作期

治法：开窍醒神。

主穴：四肢末端皮肉浅薄处及水沟穴。

配穴：小儿风痫加灸神庭3壮；小儿惊痫加灸百会、前顶、瘈脉、颊车3壮。

操作：麦粒灸强刺激，主穴灸5壮，配穴灸3壮，每壮燃尽为度。

方义：温热刺激四肢末端井穴或皮肉浅薄处可以醒脑开窍。水沟穴在口鼻之间，为运送津液的必要途径，通渗脏腑和脑府。艾灸此穴，可以温通脑络，输布津液。神庭穴主神识症，穴居头顶能散风清脑。百会居巅顶，此处阳气充足，能升阳举陷、宁神止痉；前顶在巅之前，兼治额，两穴合用能增效。小儿发作惊痫的时候，瘈脉处青筋尤为突出明显，为治疗惊痫的经验穴。小儿惊痫急性发作见牙关紧闭，艾灸颊车可温热松弛面部筋络。

2. 间歇期

治法：扶正气，化伏痰。以督脉和经气充足处为主。

主穴：身柱、长强、天井、少海穴。

配穴：小儿食痫者加灸鸠尾3壮；小儿风痫者加灸率谷3壮。

操作：每穴灸5壮。

方义：身柱可升举阳气，长强为督脉首穴，阳气充足，取此二穴以顾护患儿正气。三焦经天井穴可通络化痰定痫，心经合穴少海治疗诸多杂症初期，《灸经》言："少海……灸五壮。主四肢不举，癫痫吐舌，沫出羊鸣也。"《灸经》言，鸠尾"主心惊悸，神气耗散，癫痫病狂，歌不择言也。"可联络聚集任脉气血，补益先天不足，宽胸宁神而治痫，适合在恢复期使用。率谷穴在侧头部，为胆经穴，主宁神息风，治疗小儿风痫。

（三）耳针法

取穴：胃、皮质下、神门、心、枕、脑点。

操作：每次选2～3穴，毫针针刺，用强刺激，间歇捻转，留针30分钟，隔日1次；也可用压丸法。

（四）穴位注射法

取穴：足三里、内关、大椎、风池。

操作：每次选2～3穴，维生素B_1或维生素B_{12}注射液，每穴注射0.5～1ml。

（五）穴位埋线法

取穴：大椎、肝俞、腰奇、足三里、丰隆。

操作：每次选2～4穴，穴区常规消毒后，施术者打开埋线包，戴无菌手套，一手持一次性埋线针，一手持止血钳夹起1.5cm长医用可吸收外科缝线，将线从一次性埋线针的前端穿入针管内。施术者手持装有线体的埋线针刺入穴位到一定深度后，一手缓慢推按针芯，一手回退针管，将线体埋入穴位。出针后用无菌干棉球按压针孔 2 分钟，并用创可贴覆盖穴位 24 小时，嘱所埋穴位处 3 天不能沾水。2 周治疗 1 次。

注：所埋的可吸收外科缝线短小，仅 1.5cm，临床实操中安全可靠。

四、癫痫疾病针灸治疗的注意事项

（一）针灸干预的介入时机

针灸在癫痫疾病的各个时期均可介入干预。在具有癫痫家族史、产伤、脑发育不良或脑外伤、脑病等特定人群中进行针灸干预，有利于抑制相关神经细胞凋亡，延缓脑神经损伤，发挥"未病先防"作用。对于已确诊癫痫的患者，在急性发作且未携带专科药物时及时进行针灸干预可迅速控制症状，防止疾病继续加重，促进神志恢复，缩短发作时间，减轻伴随症状。在间歇期的针灸干预可通过调补脏腑功能来扶正气祛余邪，减少发作频率，预防共病，改善患者生活质量。

（二）针灸操作的宜忌

操作前要做好无菌和消毒工作，采用一次性无菌针灸针具，对施术者双手和待针刺区域进行消毒处理。同时应保持治疗室卫生洁净、空气流通且光线明亮充足。

操作时需注意避开重要脏器、大血管，注意针刺的角度、方向和深度，在眼周或风府穴等穴下有重要器官之处应尤其注意针刺深度，禁行提插捻转等手法。

对于急性发作期仍在抽搐的患者，应当保持环境空气流通；协助患者侧卧位并及时清除患者口腔内分泌物或呕吐物，以防误吸；在头枕下放置薄软衣物并清空患者周围潜在危险品，如刀具、易碎物品及热水壶等，以防患者受伤。针刺操作选择点刺不留针，或运用刺络拔罐的方式进行。暂不进行舌针操作，同时禁止强行将硬物或手指塞入患者口内。针刺操作后需要认真清点针数，留针过程中嘱患者或其家属注意看护，避免出现断针、弯针等情况。出针时消毒干棉签按压穴位，预防出血。艾灸操作注意防烫伤和及时灭火。

若患者处在过饥、过饱、过劳、醉酒状态，或神志不清不能配合，不宜针灸施术。若患者存在严重出血倾向或凝血障碍，不予针刺或放血治疗。局部存在感染或皮肤病者，局部不予施术。合并病有肿瘤、心脑血管及其他器官严重功能障碍者，针灸不作为首选方案。对针灸抱持怀疑、恐惧、不信任态度者，不予针灸施术。

五、各家诊治思路和特色疗法

（一）针药结合，分期论治

1. **治分缓急** 邵经明教授认为，"病有兼证，法有兼治，针治其外，药治其内，针药合用，重辨证论治，俾针药互补，相得益彰"。

发作期选用大椎、风池为主穴，配合人中、合谷、内关、腰奇针刺，以快速缓解症状为先。针刺得气后每 5 分钟捻转行针 1 次，以加强刺激，迅速止痉。缓解期针药结合，以平肝息风，调节气血阴阳，调理脏腑功能。针刺主穴取大椎、风池，配穴百会、腰奇，以镇静息风、通督醒脑。痰涎壅盛配丰隆，以行气布津；心烦失眠配神门、内关，以养心、安神、定志；若患病日久，脏腑功能受损，可配肝俞、肾俞；纳食差，脾胃虚弱，可配足三里、中脘。痫在白昼多发者配伍申脉，在夜间多发者配伍照海，以调节阴、阳跷脉之盛衰。配合自拟定痫散长期服用，以控制发作（方中各药共研为末，每次温水送服 1.5～3g，早晚各 1 次，发作频繁者可增加 1 次，儿童酌情减少剂量）。每日治疗 1 次，每 10～15 分钟行针 1 次，10 次为 1 个疗程。

2. **通元为要** 赖新生教授认为，癫痫之病，痰瘀为标，风邪为患，元神为本。病初发多实，病久兼虚。病位在肝、脑，与脾、肾、心、脑等密切关联。至于胎儿孕期产伤或跌仆脑损，病理因素则以瘀为主。针用"通元"针法，以阴阳立论，选择督脉及五脏背俞穴为主，以通督养神，任脉及三阴经、六腑腹募穴为主，以引气归元。主穴：鸠尾、筋缩、腰奇、关元、气海、归来、天枢、间使、丰隆；配穴：失神发作者配内关、劳宫、神门（手智三针）；失张力发作（症见四肢萎软，倦怠无力）日间发作为主者配申脉，夜间发作为主者配照海；强直-阵挛发作者（症见突然昏仆、两目上视、四肢抽搐、口中怪叫等）配百会、水沟、足三里；自主神经性发作者（症见面色苍白、发作性呕吐、多汗、欲排尿感等）配心俞、肝俞、肾俞；部分运动性发作者（症见一侧口角、眼睑、肢体等痉挛抽搐）配合谷、太冲；发后疲乏者配气海、关元、归来、天枢。用法：鸠尾、间使、丰隆施以泻法，关元、气海施以补法，余穴宜平补平泻，每次留针30 分钟，并予维生素 B_{12} 与胶性钙穴位注射足三里及曲池，以巩固、维持针刺疗效，每周 2 次。同时中药在《医学心悟》定痫丸基础上随证化裁予服。

3. **通督开窍调神** 田从豁教授认为，癫痫乃虚实夹杂、病机交错之顽疾，以风、火、痰、瘀、惊为主要病因，复因病情缠绵，日久难愈，耗伤正气，脏腑功能衰退，运化不济，致使体内痰瘀更实，夹风上蒙脑窍，故反复发作。其总病机为督脉功能失常，元神失守，脑髓失衡。治当通督调神。

取穴以百会、风府、大椎、陶道、无名（第 2 胸椎棘突下）、长强等为主。注重分期论治。发作期用人中、百会、合谷、太冲等穴醒脑开窍；发作频繁者，酌加膻中、鸠尾、中脘，以宽胸理气，化痰安神；间歇期取穴以心俞、肝俞、脾俞、三焦俞、肾俞等背俞穴为主，以调理心、肝、脾、肾四脏的功能；若患者记忆力减退，反应迟钝，多加用百会、四神聪，以醒脑开智；癫痫昼发者加申脉，夜发者加照海，发作时间无规律者则同时取两穴。

刺灸法上，成人多选用 1～1.5 寸毫针，百会采用丛刺法，风府进针不超过 1 寸，其他督脉穴位从大椎穴处开始进针，将针刺入皮下棘突上方，进而沿督脉循行向上平刺进针 1.5 寸，将针尖刺入棘间韧带中，至硬脊膜效果最好，患者有强烈的针感。然后再分别取陶道、无名穴依法进针。长强穴针刺方向向下。若患者为儿童，则选用 1 寸毫针，针刺深度稍浅。癫痫为顽疾，当"静以久留"，每个患者应留针 1 小时。但对于临床表现为小发作或患儿，则留针时间不超过 30 分钟或不留针。

程为平教授临证从虚论治痫证，中药治疗以自制方首乌黄精汤随证化裁，注重补肾填精。针灸治疗以原发性癫痫为主，通督开窍针法联合西药丙戊酸钠口服疗效显著。其通督开窍针法以百会、腰奇穴为主穴，行电针干预，每日治疗 1 次，每次 30 分钟，连续治疗 20 次为 1 个疗程，中间休息 1 日后继续下 1 个疗程，共治疗 3 个疗程。

（二）针灸药并用，按时令灯火灸论治

赵瑞成教授认为，小儿癫痫以风痫为多，治疗当从脑脉失健入手，以息风止痉为主要治法。中药定痫丸基础上针刺督脉和脾胃经腧穴，如三阴交、百会、足三里、合谷等穴，以疏通经络。另按照时令采用子午流注法选穴，以燃烧的灯心草灸之，从而疏通人体脉络，补充元气，祛除湿热，最终起到调节五脏六腑以及镇静等作用。

（三）强调针刺手法，火针补虚，刺络拔罐泻实

国医大师贺普仁亦强调癫痫疾病当分期论治，且认为急性期全身性发作者为实证，局灶性发作者多属于虚证。其主张急性期选取人中、攒竹、合谷、内关穴，针用泻法，可持续捻转 1 分钟，以加强刺激，症状仍不缓解者，可每隔 1 分钟捻转 1 次。

间歇期实证患者：主穴为大椎、腰奇、肾俞。风痰闭阻型加风池、丰隆；痰火扰神型加大陵、内庭；瘀阻脑窍型加百会、膈俞。其中，大椎、腰奇先行刺络拔罐以定痫，同时梅花针自上而下叩打督脉诸穴至皮肤潮红或微出血为度，意在通经祛瘀。之后再依次对大椎和腰奇行沿皮对刺、捻转泻法。肾俞针刺用捻转补法。膈俞点刺放血拔罐；内庭点刺放血；余穴用毫针泻法，留针 40～50 分钟。每周治疗 2 次。

间歇期虚证患者：主穴同实证。气血两虚者加中脘、气海、关元、足三里；肝肾阴虚者加肝俞、肾俞；脾虚不运者加中脘、脾俞。刺灸法操作上，大椎、腰奇沿皮对刺捻转补法，轻刺激。腹部腧穴毫火针点刺后不留针，余穴火针电刺后再用毫针针刺，行补法，留针40～50分钟。每周治疗2次。

（四）从痰论治，健脾开窍

1. 温针灸通督健脾调神　吴旭教授认为，小儿癫痫主要责之于痰。癫痫发作时可见有形之痰梗阻咽喉，痰涎壅塞，此为发病之标；无形之痰致使迷闷心窍，意识不清，为反复发作之本。基于"小儿脾常不足，心常不足，肝常有余"的生理特点和"脾为生痰之源"的理论，吴教授指出脾胃失调是发病根本，痰乃阴邪，法仲景"病痰饮者，当以温药和之"，故对于癫痫间歇期患儿，多采用温针灸足三里的方式，以健脾化痰治本，同时重视对督脉和足太阳经穴的针刺，以通督温阳。此外，吴教授还强调治神守神在针刺操作中的重要性，要求医方除上述健脾通督穴外，还要适当选择手足厥阴经腧穴以调神，并凝神施针，患儿静息或安睡后针刺，以养其神。

其针刺处方如下：头针以"四神针"中之左右二针、百会、印堂、双侧风池为主，取之通督调神之义，体针则以"四关穴"及大椎、曲池、间使、足三里、三阴交、申脉、照海为主，意在健脾化痰，息风定惊。足三里温针灸，施灸2壮。每周3次，3个月为1个疗程。吴教授认为，"化痰"是治疗癫痫的核心，"通督"是化痰的有效手段，"调神、平阴阳"是治疗的最终目的。针灸临证治疗以化痰为纲，辅以健脾平肝、镇惊安神。

2. 电针调肝理脾，祛痰开窍　胡芝兰教授认为，癫痫的发生与七情失调、饮食失节、劳倦过度和卒受惊恐等引起肝、脾二脏功能失调导致的痰蒙心窍有关，故针灸治疗以调理肝脾、祛痰开窍为原则。特色取穴：鸠尾配腰奇，使元阳元阴之气上濡于脑，阴升阳降，阴阳交合，补益脑髓而为脑神之用。远道取穴：脾俞、肝俞、中脘、合谷、太冲、丰隆6穴以调肝理脾。癫痫病位在脑，局部取穴百会、四神聪、风池疏通局部经络气血、直达病所。刺灸方法上，腰奇气至病所，脾俞、肝俞得气后取针，余穴得气后留针30分钟，左右神聪与风池接电针，疏密波刺激20分钟，刺激大小以患者可接受为度。隔日针刺1次，1个月为1个疗程。

（五）眼针、体针并用，重视眼针

田维柱教授运用中药治疗癫痫的同时传承彭静山眼针疗法治癫痫，能够缩短发作期患者发作时间，延长缓解期患者发病间隔。眼针主穴选择双肾区，以填精益髓；发作期眼针加心区（双）、肝区（双），以醒神开窍、活血祛瘀，体针配伍大陵（双）、丰隆（双），以祛痰调神；缓解期眼针配脾区（双）、上焦区（双），以健脾益气、安神定志、补虚和正。

（六）伏邪致病，穴位埋线以补虚泻实

庄礼兴教授认为，机体内痰瘀久留而成痼结，伺机而作、侍时而发，共称为

"伏邪"。伏邪的生成主要涉及五脏与脑窍，其中脾肾两虚为重要的伏邪生成之所。心、肝易引动风火，为主要的伏邪引动之源。伏邪沿经脉上袭脑窍，导致神机失用，发为癫痫。此本虚标实之证，当补虚泻实治之。穴位埋线技术需破皮出血，以行气泻热，使邪有出路，可平风、火邪气，此为"泻实"。置入的羊肠线刺激局部穴位，产生温和而持久的留针效果，可使"气至有效"，此为补虚。

庄教授自拟埋线方如下：A 处方：心俞（双）、胆俞（双）、大椎、筋缩、阳陵泉（双）、脾俞（双）。B 处方：厥阴俞、肝俞（双）、臂臑（双）、癫痫穴、丰隆（双）、肾俞（双）。A 和 B 处方交替使用。周期为 7 天 / 次。

方中以督脉和膀胱经腧穴为重，以调元神，舒筋止痉，平肝宁心降逆；兼调五脏神，固先天，补脾肾。取"筋三针"大椎控筋，筋缩持筋，阳陵泉纵筋，从脑会至脏腑至筋会，梳理全身经筋而止痉。臂臑、癫痫穴为治痫经验效穴，配伍而用之，治疗小儿难治性癫痫的效果肯定。

六、耳穴疗法抗癫痫

（一）耳穴疗法的理论基础和神经解剖关联

耳者，宗脉之所聚也。手足少阳经"从耳后入耳中，出走耳前"，手太阳经支脉和手阳明经别"入耳中"，足阳明经和足太阳经循行至耳周。手足六阴经则通过相表里的阳经与耳发生关联。《丹溪心法》言："盖十二经络，上络于耳。"《医学真经》说："十二经脉，上终于耳，其阴阳诸经，适有交并。"经络系统具有内联脏腑、外络肢节、沟通内外运行气血的作用，因此耳与五脏六腑通过十二经脉相互联系。

《灵枢·本藏》云："耳者肾之候，故视耳之好恶，以知肾脏之高下偏正，凡此诸变者，神志能持则安减则不免于病矣。"肾开窍于耳，督脉循行内络肾而上入脑中，《医学衷中参西录》曰："脑为髓海，实由肾中真阴真阳之气，酝酿化合而成，缘督脉上升而贯注于脑。"可知脑髓由肾精肾气借督脉上输而成。《外经微言》载："耳属肾而听声……脑属肾，各会诸体，是耳与脑有五脏之阴也。"可知脑、耳、肾通过经络密切联系。脑病可从肾、从耳论治。

现代神经解剖学发现，耳甲是哺乳动物体表唯一有迷走神经分布的区域，荣培晶教授团队运用神经示踪技术观察到迷走神经耳支存在直接向感觉中继核的投射纤维，并与蓝斑核、臂旁核、下丘脑、杏仁核、海马等脑区发生突触联系。基础研究也发现，刺激耳甲区穴位可增加副交感神经的兴奋性，通过中枢神经系统"自下而上"地整合调节，发挥治疗脑病的作用。

（二）经皮耳穴迷走神经电刺激疗法治疗癫痫

迷走神经作为全身走行最长、分布范围最广的一对脑神经，对多器官系统具有广泛影响，在维持内环境稳态方面发挥重要作用。最早应用迷走神经刺激

（VNS）治疗的临床疾病是癫痫。该研究由美国的神经科学家 James Corning 实施，他发现在颈动脉分叉连接直流电极直接刺激迷走神经和交感神经可以有效控制癫痫发作，此后一系列使用 VNS 治疗癫痫的动物和临床研究广泛开展。1997 年，VNS 被美国食品药品监督管理局批准用于成人药物难治性癫痫的治疗。迷走神经刺激抗癫痫的奏效可能与迷走神经的神经纤维构成相关。迷走神经中 90% 的传入纤维和 70% 的传出纤维是无髓鞘的 C 类纤维，该纤维是参与癫痫控制的主要神经类型；而其余的纤维是由髓鞘的 A 类和 B 类纤维组成，这两类纤维被认为在人类的抗癫痫效应中起主要作用。

但 VNS 是有创操作，存在一定的手术风险和技术挑战，手术费用高昂且具有潜在不良反应。为了克服有创 VNS 的缺陷，一种无创的经皮耳穴迷走神经电刺激方法（transcutaneous auricular vagus nerve stimulation，taVNS）应运而生。动物研究表明，taVNS 和 VNS 对癫痫模型大鼠的抑痫疗效对比差异无统计学意义。taVNS 的抗癫痫作用是通过刺激迷走神经传入纤维投射到孤束核（NTS），然后通过 NTS 介导与癫痫发病相关的其他脑结构，从而抑制癫痫波，减少癫痫发作频率。

荣培晶教授团队针对难治性癫痫开展过一项 144 例的三中心随机对照试验，患者以 2∶1 比例被随机分为经皮耳穴迷走神经电刺激（taVNS）组（$n=98$）和经皮电刺激非耳迷走神经（tnVNS）组（$n=46$），接受每日 2 次治疗，每次 30 分钟，连续治疗 24 周。并根据伦理要求在第 8 周末将 tnVNS 组转为 taVNS 组。采用修正的恩格尔分级为疗效评价指标。结果显示，经 8 周治疗，taVNS 组中有 10 例癫痫发作停止，6 例发作频率减少 ≥ 90%，25 例发作频率减少了 50%～89%。经 24 周治疗，taVNS 组有 15 例无癫痫发作，6 例发作频率减少 ≥ 90%，26 例发作减少了 50%～89%。虽然 tnVNS 组患者转为 taVNS 治疗后其癫痫发作频率均较前下降，持续时间均较前缩短，但两组在 24 周后的疗效仍具有明显统计学差异。此外，癫痫生活质量问卷 -31 提示，耳迷走神经刺激后癫痫患者的机敏性、语言交流能力得到改善。对 taVNS 组患者治疗前后的脑电图评估也表明，患者双侧前部大脑皮质在尖波灶（spike foci）顶点（主要集中在右侧）的活动异常经 taVNS 治疗改善明显。

Yang 等开展一项针对 150 例药物难治性癫痫患者的多中心随机对照研究也验证了上述结论，即在维持原有抗癫痫药物治疗的情况下进行为期 20 周的 taVNS 治疗（刺激频率 25Hz，脉宽 250 微秒，30 秒开 /30 秒关，每天 2 小时，共 4 个分钟的时间段）可减少药物难治性癫痫患者的癫痫发作频率，并能改善患者的生活质量和抑郁焦虑情绪。还有研究表明，taVNS 干预下癫痫患者的言语、认知功能和工作记忆得到了改善。另一项针对不同类型癫痫和非癫痫受试者开展脑电图观察短期 taVNS 疗效的研究表明，全面性癫痫和局灶性癫痫或非癫痫发作者在静息态的脑网络全局拓扑特征存在差异（全面性癫痫患者脑功能网络的分离程度较低而整合程度较高），且全面性癫痫和局灶性癫痫患者的脑网络对短期 taVNS 的反应存在差异，表现在网络拓扑、鲁棒性和稳定性相关的网络特征的改变。对于全面性癫痫患者，短期 taVNS 刺激使其脑网络表现为立即向更整合 / 更少分离的网络重组，以及向更隔离 / 更少整合的网络持久重组。而 taVNS 对局灶性癫痫脑网络的改变与对全面性癫痫的改变正好相反。此外，taVNS 对全面性和局灶性癫痫均具有即刻稳健性增强的改变，且局灶性癫痫的稳健性增强更为持久；在易感性方面，taVNS 对全面性癫痫的易感性持续更高，全面性癫痫患者比局灶性癫痫患者表现出更多的 taVNS 引起的脑区重要性和功能连接的改变。

以上研究从不同侧面证实了 taVNS 治疗各种类型癫痫的有效性和安全性，并提供了电生理学证据。提示耳迷走神经刺激抗癫痫具有良好前景。

七、针灸抗癫痫的机制介绍

从古籍医案到当代的临床研究均显示出针灸抗癫痫的确切疗效。中外学者开展一系列动物实验和神经影像试验来研究其潜在效应机制。目前研究发现，针灸的抗癫痫起效机制主要与以下几个方面相关。

（一）抑制海马区神经元凋亡，促进神经修复再生

癫痫患者普遍存在海马区神经元细胞不同程度的损伤及神经功能障碍，所以减少海马神经元丢失、减轻神经损伤、促进神经修复再生一直是治痫重要策略之一。多项动物研究发现，针刺可以通过调控 PI3K/Akt 信号通路蛋白表达、调控 B 淋巴细胞瘤 -2 家族蛋白及野生型肿瘤抑制基因（P53）等多种凋亡因子的表达发挥抑制海马神经元凋亡的作用。此外，针灸可通过抑制癫痫发作后磷酸化 cAMP 反应元件结合蛋白（phosphorylated cAMP response element-binding protein，pCREB）和神经元特异性烯醇化酶（neuron-specific enolase，NSE）高表达、上调血管内皮生长因子（vascular endothelial growth factor，VEGF）及脑源性神经营养因子（BDNF）等的表达水平，发挥神经元保护作用，促使神经元损伤后修复再生，发挥改善认知、学习能力的作用。

（二）抑制胶质细胞过度激活，抑制炎性反应

小胶质细胞（microglia，MG）和星形胶质细胞（astrocyte，Ast）的异常激活和增生是目前已经明确的癫痫病理特征之一，针灸可以抑制 Ast 及 MG 的异常激活和增生，减轻其介导的炎性反应，发挥抗痫作用。炎症和癫痫之间存在互为因果的关系，神经炎症可增加癫痫发作的易感性，而癫痫发生后炎性因子的高表达可增加癫痫复发的可能性，脑内炎症的持续存在可能是药物难治性癫痫的重要原因。炎性转录因子核因子 -κB（NF-κB）可诱导包括肿瘤坏

死因子-α（TNF-α）、白细胞介素-6（IL-6）、单核细胞趋化蛋白-1（monocyte chemoattractant protein-1，MCP-1）、环氧化酶-2（Cyclooxygenase-2，COX-2）等在内的多种细胞因子的表达，进而调控炎症反应的强度。研究发现，对督脉穴进行刺灸操作可有效下调致痫大鼠海马区NF-κB表达，抑制其介导的炎症反应，减轻神经元损伤，从而发挥抗痫作用。还有研究发现，艾灸关元、足三里或对百会、大椎、足三里等单穴进行针刺均可下调致痫大鼠血清中TNF-α及促炎因子如IL-1β、IL-6的表达，从而发挥抗痫作用。针灸还能下调致痫大鼠海马区促炎酶COX-2水平，发挥抗炎作用。

（三）抑制氧化应激

自由基过度增加而导致的神经元超兴奋和氧化应激损伤是癫痫发生发展的重要机制之一。其中，核因子E2相关因子2（nuclear factor E2 related factor 2，Nrf-2）是减轻氧化应激损伤的关键调节因子，Nrf-2-ARE通路是癫痫中调节氧化与抗氧化平衡的一条抗氧化关键信号通路。研究发现，电针干预可以上调Nrf-2及其下游抗氧化因子的表达，激活Nrf-2-ARE信号通路，进而对抗氧化应激损伤，达到保护脑组织的目的。此外，针药结合还能下调节抗氧化酶丙二醛（MDA）水平，增强机体抗氧化损伤能力，有效改善癫痫发作症状。

（四）调控神经-内分泌-免疫网络

研究发现，免疫异常现象在癫痫患者体内普遍存在。细胞因子作为神经-内分泌-免疫网络交流媒介，其介导的免疫应答和炎症反应在癫痫发生发展的过程中起着非常重要的作用，除上文提及的白介素家族、TNF-α等，免疫球蛋白A（immunoglobulin A，IgA）、免疫球蛋白G（immunoglobulin G，IgG）、免疫球蛋白M（immunoglobulin M，IgM）作为评价体液免疫功能的关键指标，其浓度变化与痫性发作具有密切关系。研究证实，癫痫发生后，大鼠脑组织中IgA、IgG1、IgG2a、IgG2b、IgM的表达量均明显升高，而针刺干预可以明显下调IgG2a、IgG2b的表达，减轻其介导的免疫炎症反应。另有研究证实，随着针刺治疗的进行，SE大鼠海马中IgG1、IgG2a的表达逐渐下降，直至近乎正常水平，进而减轻神经组织损伤。亦有研究证实，针刺百会穴可通过下调IgA、IgG2a的表达量，纠正癫痫后免疫应答失衡。此外，内分泌功能紊乱与癫痫的发病密切相关，针刺干预可显著升高原发性癫痫患者在间歇期的血清黄体酮水平，降低雌二醇、血清皮质醇以及垂体催乳素水平，并能够显著改善患者的临床症状，与西药联合应用效果更加显著。以上研究表明，针灸抗痫机制可能与纠正神经-内分泌-免疫网络失衡密切相关，为研究针灸治疗癫痫作用机制提供了新靶点。

（五）抑制多药耐药基因及蛋白过表达

P-糖蛋白（P-glycoprotein，P-gp）是由啮齿动物及人的多药耐药基因（*MDR1*）

编码的一种跨膜转运蛋白，P-gp 过表达可限制多种 AED 进入致痫灶，引起脑内 AED 血药浓度局部下降，从而导致耐药，进一步发展成为难治性癫痫。郑香春等发现，针刺大椎、脾俞、肝俞与阳陵泉，协同 AED 均可显著下调难治性癫痫大鼠海马 *MDR1* 基因表达及其编码 P-gp 表达水平，提高 AED 治疗难治性癫痫的敏感性，改善癫痫发作程度。另有研究发现，穴位埋药线也可以逆转与降低癫痫模型大鼠海马区多药耐药基因及多药-耐药相关蛋白的表达水平。

八、总结展望

针灸抗癫痫以督脉和阳经取穴为主，其刺灸手段多样化，且疗效肯定。针灸联合中药或西药可以显著减少癫痫发作频率，减轻发作程度，改善脑部痫样放电和癫痫患者的生存质量。越来越多的证据显现出针灸可通过抑制炎症反应和氧化应激、调节神经-内分泌-免疫网络、抑制海马神经元凋亡、减轻神经元损伤、促进神经修复再生等多途径发挥抗癫痫作用。其中，在中医理论指导下，结合现代神经解剖知识研发出的耳迷走神经刺激仪，作为新型、无创、安全有效、便于操作携带的治疗方式，为治疗难治性癫痫提供了具有中医特色的替代治疗方案。

第三节　中医其他疗法在癫痫中的应用

一、一般人群

（一）中医护理干预

关于癫痫发作的中医病机与治疗原则，清代医家王肯堂就曾在其著作《证治准绳》中提出："血滞心窍，邪气在心，积惊成痫，通行心经，调平血脉，顺气豁痰，乃其要也。"癫痫的病位在心，其核心病机为痰迷心窍，但诱发因素则多种多样。因此，患者不仅要重视药物的治疗，日常生活中的护理调护对于癫痫发作的预防也非常关键。

癫痫的中医护理以"整体观念"为核心，在辨证的指导下对不同证型的癫痫患者针对性使用情志护理、运动指导、穴位按摩、膳食护理等多方面护理手段，其干预期较长，一般为 3～6 个月，以求患者身体功能和精神情志恢复到相对健康的状态。

1. 情志护理　有研究证明，良好的情绪有助于疾病的治疗与患者康复。中医情志护理建立在常规治疗与护理的基础上，对患者进行辨证分型，并给予相应的情志护理。

对于辨证为气虚风痰瘀阻证的患者，其临床症状主要表现为抑郁、失望、焦虑及恐惧。护理人员应与患者建立起良好的护患关系，对及时了解患者的心理变化情况，并针对该情况开展针对性的心理疏导，以正向的信念和案例激励患者，使其保持相对积极、乐观、开朗的治疗态度，以调整脏腑气血。辨证为风火痰浊的患者，临床上可能出现情绪急躁、心烦、失眠、多梦等症状，护理人员则应给予患者安慰及鼓励，耐心向其讲解癫痫疾病的成因、出现精神障碍的原因及治疗方法，提升其治疗依从性和信心；针对情绪急躁者，可转移其注意力。

2.运动指导　导引是中医传统运动治疗方法之一，《黄帝内经》和《伤寒杂病论》中都将其与针、药、按摩等并列，具有养生保健、防病治病的作用，现代常见的导引方式有八段锦、易筋经、五禽戏等。八段锦因其动作难度较低，易于练习而成为临床中常用的导引方法。

功效：以动养形、以静养心、以意驱形、以气养元。增强脾胃功能，改善人体消化、吸收能力；激发全身经络气机，调整脏腑功能，以减少癫痫疾病的发作频率，缩短发作时间。

锻炼方法：每日清晨跟随音乐练习1～2次。

3.穴位按摩　治法：涤痰息风、醒脑开窍。以督脉穴位为主，配合足阳明胃经和足厥阴肝经穴位。

主穴：太冲、丰隆、间使、腰奇、鸠尾、大椎。

配穴：夜间发病，配照海；白天发病，配申脉；虚烦不得眠，配涌泉、鸠尾、间使、人中、神门、三阴交。

方义：太冲为足厥阴肝经之原穴，"诸风掉眩，皆属于肝"，取肝经之原穴，以治疗动风；丰隆为足阳明胃经之络穴，为祛痰之要穴；鸠尾、大椎为督脉穴，督脉入络脑，总督全身；间使、腰奇为治疗癫狂病之特效穴。

操作：选取适当的穴位，每天早晚分别采用揉法与按法按摩，每次20分钟。

4.中药膳食护理　《证治准绳》有云："饮食失节，脾胃有伤，积为痰饮，以致痰迷心窍而作。"因此，膳食护理是中医护理的重要一环，首先医务人员应指导患者形成良好的生活习惯，戒烟、戒酒，同时应避免咖啡、浓茶等刺激性饮料，辣椒、葱、蒜等辛辣刺激性食物。根据患者的实际情况，遵因时施食、因人施食的原则，从患者当前的身体状况及体质情况出发，结合现有的治疗方案，与患者一起建立个人饮食调护档案，并以此为依据制订每周的食谱；如阴虚火旺、心阴不足的患者，可以给予其养阴安神、滋阴润燥的饮食，可以建议患者饮用百合地黄粥。

总的来说，中医护理干预可作为癫痫疾病治疗的方法，但目前的研究证据还是停留在现象级的观察层面，仍需要更多的突破性的假设和创新性的研究。

（二）穴位贴敷治疗

穴位贴敷是在中医整体观念的前提下，采取辨证论治，对机体特定穴位予以药物贴敷的一种疗法，以起到温经通阳化痰、活血化瘀的作用，最终达到减少癫痫发作次数的目的；具有经济简便、疗效显著的特点。其治疗周期一般为2～3个月。

治法：通阳化痰，活血化瘀。以任督二脉的穴位为主，辅以足阳明胃经的穴位。

药物：冰片、地龙、丹参、天麻、陈皮、半夏、浙贝母、瓜蒌、茯神、远志、生龙骨、生牡蛎、首乌藤、石菖蒲等。陈皮、半夏可理气健脾，燥湿化痰，降逆止呕；浙贝母清热化痰止咳；瓜蒌清热涤痰，宽胸散结；茯神渗湿、健脾、宁心；生龙骨镇惊安神，除烦热；生牡蛎潜阳固涩，软坚散结；首乌藤养血安神，祛风通络；远志安神益智、祛痰、消肿；石菖蒲化湿开胃，开窍豁痰，醒神益智。方中陈皮、半夏、浙贝母、瓜蒌实现化痰功效，茯神、远志、生龙骨、生牡蛎、首乌藤、石菖蒲实现安神功效，诸药共奏抗癫痫的效果。

穴位：神阙、关元、足三里（双）、大椎、百会等。

操作：将一种或多种药物研磨成粉末后混匀，调至膏状，将适量膏状物用特制胶布贴敷于治疗穴位上。贴敷时间一般为每次4小时，以患者皮肤微红为度，若患者有皮肤灼热感或疼痛等不适感，应迅速停止治疗。

现有临床研究观察到穴位按摩联合中药贴敷可有效改善癫痫患者血清神经元特异性烯醇化酶、胶质纤维酸性蛋白水平，促进疾病良好转归；中药贴敷取得了不错的疗效。

二、儿童

（一）穴位贴敷

据历史文献记载，汉代时期已有应用草药贴敷法治疗癫痫的实例。至唐代，孙思邈于其所著《备急千金要方》一书中详尽地阐述了贴敷治疗癫痫的方法与药物配伍。自宋代起，随着中医理论的不断深化与完善，穴位贴敷疗法逐渐成为中医治疗癫痫的主要手段之一。

在中医理论中，小儿癫痫的成因与气血运行不畅有密切关联。穴位贴敷疗法通过刺激特定穴位，有助于促进气血的流通与调节，进而改善病情。此外，中医学认为，人体健康与阴阳平衡息息相关。穴位贴敷通过调整穴位刺激强度与频率，可以达到平衡阴阳的目的，从而缓解相关症状。同时，该疗法还能激活穴位周围组织细胞，增强机体免疫力，提高抗病能力。

治法：平衡阴阳，调节气血。

穴位：神阙、风池、后溪、中脘、神门。

神阙穴：位于胸骨中央上方，是治疗癫痫的重要穴位之一。风池穴：位于耳后下方，可以平抑肝风，缓解癫痫症状。后溪穴：位于小腿内侧，可以平衡心火，舒缓情绪，对控制癫痫有一定作用。中脘穴：位于腹部正中线，可以调和脾胃气血，缓解癫痫发作。神门穴：位于头部后正中线，可以平抑肝阳，舒缓情绪，对控制癫痫有一定作用。

（二）推拿治疗

小儿推拿，或称儿童按摩，乃中医传统治疗方法之一，历史悠久。此法运用按压、揉捏、推拉等精妙手法，精准施力于人体经络与穴位，以调节气血运行，实现治病与养生之双重功效。

治疗癫痫常用手法如下。

搓背法：要求患儿呈俯卧状态，医者用手掌轻柔地在患儿背部进行按摩，随后使用双掌交替地搓揉两侧肩胛骨间的肌肉组织，此方法具有平肝息风的功效。

捏脊法：患儿需保持俯卧姿势，医者使用食指和拇指在脊柱两侧从下至上捏压相关穴位，旨在调和脏腑、平衡阴阳。

捣小天心法：患儿取坐位或仰卧位，双手合十，医者用手指尖轻轻击打患儿的掌心、手心、胸口等部位，以达到安神定志、舒缓情绪的目的。

拉筋法：患儿仰卧，医者用双手握住患儿的双脚踝，向外侧拉伸，此方法旨在疏通经络、舒缓筋骨。

小儿推拿配合定痫丸，能有效缓解儿童癫痫的发作频率，缩短持续时间，小儿推拿穴位如下。

心火穴：中指指腹；推拿方法：清法。

肾水穴：小指指腹；推拿方法：补法。

脾土穴：拇指指腹；推拿方法：补法。

肝木穴：食指指腹；推拿方法：清法。

以上每穴每次直推或按揉200～300次，早、中、晚各1次，力度适中。有研究把儿童癫痫分成惊痫、风痫、痰痫、瘀血痫，在不同的辨证理论指导下行小儿推拿治疗，亦获得良效。

（陈　亮　张鸣沙）

第 6 章
癫痫持续状态诊治

第一节 癫痫持续状态定义与分类

一、癫痫持续状态的定义

癫痫持续状态（status epilepticus，SE）是指癫痫发作的持续状态，其本质是一种临床症状，可见于癫痫患者的一次癫痫发作，也可见于其他病因（如脑卒中、脑外伤、脑炎、低血糖等）导致的急性症状性癫痫发作。SE 的定义经历了数十年的修订优化。早在 1962 年的第十届欧洲脑电图学会会议，SE 被描述为"一次持续足够长时间的癫痫发作，或足够频繁地重复，从而产生固定和持久的状态"，但当时并未规定持续时间。1970 年，第一版国际抗癫痫联盟（ILAE）颁布的癫痫发作分类中，SE 的概念被首次正式纳入并将其分为部分性、全面性和单侧性 3 类，与癫痫发作分型基本一致。1981 年，ILAE 将 SE 的定义修订为"癫痫发作持续足够长的时间或足够频繁的反复频繁，以致在两次发作之间意识没有恢复"，但仍未定义"持续""足够长"的癫痫发作具体持续时限。基于动物实验中惊厥性痫性活动可因兴奋性毒性造成不可逆的神经元损伤，传统 SE 定义中的时间阈值通常被确定为 30 分钟。在过去的 20 年中，曾有临床试验和 SE 治疗指南建议将 SE 的诊断时间缩短至 20 分钟，甚至 10 分钟。Lowenstein 及其同事的观点更为激进，他们认为当全面强直-阵挛发作的持续时间超过 2～3 分钟时，就应被视为癫痫持续状态，并建议将惊厥性癫痫持续状态的时间界定为 5 分钟。

2015 年，ILAE 提出了适用于所有癫痫发作类型的 SE 新定义：SE 是指癫痫发作自行终止机制的失败或异常持续发作的机制启动（$t1$），可以导致长期不良后果（$t2$），包括神经元死亡、神经元损伤和神经元网络的改变。这一概念性的 SE 定义具有两个可操作性的时间点，$t1$ 提示启动治疗的时间点，$t2$ 提示可能发生不良预后的时间点，具体取决于发作类型和持续时间点。基于动物实验和临床研究，全面性惊厥性癫痫持续状态的 $t1$ 为 5 分钟，$t2$ 为 30 分钟；

局灶性 SE 伴知觉障碍的 $t1$ 为 10 分钟，$t2$ 为 60 分钟；失神 SE 的 $t1$ 可延长至 10～15 分钟，$t2$ 不确定。须清楚，上述时间点的设定主要是基于临床操作目的，为目前可用的最佳估计值。众所周知，神经元损伤取决于致痫灶的位置、癫痫持续状态的强度以及患者年龄等其他因素，随着对 SE 认识的不断深入，未来须对不同类型的 $t1$ 和 $t2$ 长短进行更加精准的定义。

除此之外，临床上还需要关注以下几个概念。当足量的苯二氮䓬类药物序贯另一种可接受的抗惊厥药物治疗后，仍无法终止临床发作或脑电发作即为难治性癫痫持续状态（refractory SE，RSE）。经过麻醉药物治疗 24 小时后，包括麻醉减量或撤除过程中，癫痫发作仍无法终止或复发则称为超级难治性癫痫持续状态（super-RSE，S-RSE）。RSE 和 S-RSE 患者的长期预后不佳，35% 的患者死亡，26% 的患者出现不同程度的神经系统功能缺损。

新发难治性癫痫持续状态（new-onset refractory status epilepticus，NORSE）和热性感染相关性癫痫综合征（febrile infection-related epilepsy syndrome，FIRES）是 SE 诊疗中的巨大挑战。NORSE 是指一种临床表现，而不是一种特定的诊断，指在没有活动性癫痫或其他预先存在的相关神经系统疾病，没有明确的急性或活动性结构、中毒性或代谢原因的健康人中出现的 RSE。经过全面检查，即使患者随后获得了自身免疫性或病毒感染性病因的特异性诊断，此类患者仍被视为 NORSE；如果仍然无法寻找到确切病因以解释 NORSE 相关临床表现，则归类为隐源性 NORSE（cryptogenic NORSE，C-NORSE），或称病因不明的 NORSE。FIRES 被认为是 NORSE 的一个亚型。FIRES 的诊断要求在 RSE 发作前 2 周至 24 小时有发热病史，癫痫持续状态发作时可伴或不伴发热。NORSE 和 FIRES 这两个定义适用于所有年龄组。

非惊厥性癫痫持续状态（non-convulsive status epilepticus，NCSE）是指脑电图上持续的痫样放电，导致出现临床上的非惊厥性发作，具体可表现为失语、遗忘、意识障碍或行为改变，有时也可出现自动症、眼球偏斜、眼球震颤样运动（常为水平性）或面部、口周、腹部及肢体的轻微抽动等。既往的大多研究将 NCSE 时间阈值定为 30 分钟。最近，考虑到长时间癫痫发作会造成严重的神经元损伤和后遗症，有学者提出将 NCSE 的时间阈值从 30 分钟缩短至 10 分钟，这为及时启动治疗提供了临床可行性。

二、癫痫持续状态的分类

在临床诊疗中，建议对 SE 从多种维度进行分类，以更好地进行疾病管理、预后判定，以及进行针对性的科学研究和流行病学研究。

2015 年，ILAE 最新 SE 分类标准提出，理想情况下，每位患者都需要从 4 个轴（维度）进行分类：①症状学；②病因学；③ EEG 相关；④年龄。癫痫持续状态的症状学和脑电图表现具有高度的动态性，很短时间内即可在患者身上发生很大的变化。因此，对癫痫持续状态患者进行重复的神经系统体检与 EEG 检查导致不同的 SE 分类是极为正常的现象。

（一）轴 1-症状学分类

根据 SE 发生时有无明显的运动症状和意识障碍程度进行分类（表 6-1）。

表 6-1　SE 分类轴 1-症状学分类

A 具有显著运动症状

A.1 惊厥性 SE

　A.1.a 全面性惊厥

　A.1.b 局灶起始演变为双侧惊厥性 SE

　A.1.c 不能确定局灶性或全面性

A.2 肌阵挛 SE（突出的癫痫性肌阵挛）

　A.2.a 伴昏迷

　A.2.b 不伴昏迷

A.3 局灶运动性 SE

　A.3.a 反复局灶运动性发作

　A.3.b 持续性部分性癫痫

　A.3.c 旋转性发作持续状态

　A.3.d 眼球阵挛持续状态

　A.3.e 发作期麻痹（即局灶性运动抑制性 SE）

A.4 强直 SE

A.5 过度运动性 SE

B 不伴突出的运动症状（即非惊厥性 SE，NCSE）

B.1 NCSE 伴昏迷（包括所谓的"微小"SE）

B.2 NCSE 不伴昏迷

　B.2.a 全面性

　　B.2.a.a 典型失神

　　B.2.a.b 不典型失神

　　B.2.a.c 肌阵挛失神

　B.2.b 局灶性

　　B.2.b.a 不伴意识损害（持续现在，伴自主神经、感觉、视觉、嗅觉、味觉、情绪/精神/体验或听觉症状）

续表

B.2.b.b 失语持续状态

B.2.b.c 伴意识损害

B.2.c 不能确定局灶性或全面性

B.2.c.a 自主神经性 SE

（二）轴 2- 病因学分类（表 6-2）

癫痫持续状态依据病因学可分为两组：①已知或症状性，包括结构性、代谢性、炎症性、感染性、中毒性或遗传性等。根据 SE 病因与 SE 的发生时间，又可将 SE 分为急性（如卒中、中毒、疟疾、脑炎等）、远期（如创伤后、脑炎后、卒中后等）、进行性（如脑肿瘤、Lafora 病和其他 PME、痴呆）及明确的电临床综合征中的 SE。②未知或隐源性。

表 6-2　SE 分类轴 1- 病因学分类

A 已知（症状性）

A.1 急性（如卒中、重度、脑炎等）

A.2 远期性（如既往有脑外伤、脑炎、卒中等病史）

A.3 进展性（如脑肿瘤、Lafora 病及其他进行性肌阵挛癫痫、痴呆等）

A.4 明确的电临床综合征

B 未知

（三）轴 3- 脑电相关性

任何类型 SE 发作期的 EEG 表现都不具有特异性。虽然痫性放电是其标志，但是随着 SE 持续时间的延长，节律性非痫性模式可能占据优势。由于 NCSE 患者的临床表现通常不特异或微小，EEG 在其诊断中不可或缺。目前尚无基于证据的以 EEG 诊断 SE 的标准，ILAE 建议以标准化属于描述 SE 的 EEG，包括部位、模式、形态、时间相关特征、调节（modulation）和药物干预效应等。

部位：全面性（包括双侧同步样放电）、单侧、双侧独立性、多灶性。

模式：周期性放电、节律性 delta 活动或棘波 / 尖波及其亚型。

形态：尖锐程度、时相数量（如三相波）、绝对和相对波幅、极性。

时间相关特征：频率、持续时间、起病（突发或逐渐）及动态变化（演变、波动或静态性）。

调节：刺激性 vs 自发性。

干预措施（药物）对于 EEG 的影响。

（四）轴 4- 年龄分类

根据发生 SE 时的年龄，可分为下述 5 类。

新生儿期（0～30 天）；婴儿期（1 个月～2 岁）；儿童期（2～12 岁）；青少年和成人期（12～59 岁）；老年（≥60 岁）。

与年龄密切相关的特定电临床综合征中的 SE 见表 6-3。

表 6-3 特定年龄相关电临床综合征中的 SE

A. 发生于新生儿及婴儿期起病的癫痫综合征中的 SE

　强直持续状态（如 Ohtahara 综合征或 West 综合征）

　肌阵挛持续状态（Dravet 综合征）

　局灶性持续状态

　热性 SE

B. 主要发生在儿童和青少年的 SE

　早发良性儿童枕叶癫痫中的自主神经性 SE（Panayiotopoulos 综合征）

　特定儿童癫痫综合征及各种病因的 NCSE（如 20 号环状染色体和其他核型异常、Angelman 综合征、伴肌阵挛 - 失张力发作的癫痫、其他儿童肌阵挛脑病等）

　Lennox-Gastaut 综合征中的强直持续状态

　进行性肌阵挛癫痫中的肌阵挛持续状态

　慢波睡眠中的癫痫性电持续状态

　Landau-Kleffner 综合征中的失语状态

C. 主要发生在青少年和成人的 SE

　青少年肌阵挛癫痫中的肌阵挛持续状态

　青少年失神癫痫中的失神持续状态

　Down 综合征中的肌阵挛持续状态

D. 主要发生在老年人的 SE

　阿尔茨海默病中的肌阵挛持续状态

　克 - 雅病中的非抽搐性癫痫持续状态

　晚年首发（或复发）失神持续状态

第二节 癫痫持续状态的病因学

癫痫持续状态的病因复杂。常见病因包括 ASM 治疗依从性差或突然撤药、脑血管病、脑炎、脑肿瘤、中毒及代谢相关性疾病。明确癫痫持续状态的病因有助于治疗决策和判断预后。越来越多的研究表明，病因是独立的影响癫痫持续状态预后的因素之一。但是，尽管对癫痫持续状态病因学的认识程度不断加深，越来越多的检测检查手段用于临床，仍有相当比例的 SE 患者无法明确病因。这些隐源性癫痫持续状态，特别是隐源性新发难治性癫痫持续状态（C-NORSE）/热性感染相关性癫痫综合征（FIRES），通常发作终止难度较大，是 SE 诊疗面临的极大挑战。

一、可能引起 SE 的病因

2015 年，ILAE 提出的 SE 分类标准中对可能引起 SE 的疾病汇总见表 6-4。

表 6-4　可能引起癫痫持续状态的病因列表

1. 脑血管疾病
a. 缺血性卒中
b. 脑内出血
c. 蛛网膜下腔出血
d. 硬膜下血肿
e. 硬膜外血肿
f. 静脉窦血栓形成及皮层静脉血栓形成
g. 可逆性后部白质脑病综合征
h. 血管性痴呆
2. 中枢神经系统感染
a. 急性细菌性脑膜炎
b. 慢性细菌性脑膜炎
c. 急性病毒性脑炎（包括日本乙型脑炎、单纯疱疹病毒性脑炎、人类疱疹病毒 6 型）
d. 进行性多灶性白质脑病（PML）
e. 脑弓形虫病
f. 结核病
g. 神经系统囊虫病
h. 脑型疟疾
i. 非典型性细菌感染
j. HIV 相关性疾病
k. 朊蛋白病（克-雅病，CJD）
l. 原虫感染

续表

m. 真菌性疾病

n. 亚急性硬化性全脑炎

o. 进行性风疹病毒性脑炎

3. 神经系统变性病

a. 阿尔茨海默病

b. 皮质基底节变性

c. 额颞叶痴呆

4. 颅内肿瘤

a. 胶质瘤

b. 脑膜瘤

c. 转移瘤

d. 淋巴瘤

e. 脑膜肿瘤

f. 室管膜瘤

g. 原始性神经外胚层肿瘤（PNET）

5. 皮质发育不良

a. 局灶性皮层发育不良（FCD）、结节性硬化症（TSC）、半侧巨脑综合征

b. 节细胞胶质瘤、神经节细胞瘤、胚胎发育不良性神经上皮肿瘤（DNET）

c. 脑室周围结节状异位（PNH）和其他结节状异位

d. 皮质下带状异位谱系疾病

e. 无脑回畸形

f. 家族性及散发性多小脑回畸形

g. 家族性及散发性脑裂畸形

h. 幕下畸形（如齿状核发育不良、乳头体发育不良等）

6. 头外伤

a. 闭合性脑外伤

b. 开放性脑外伤

c. 贯通性脑外伤

7. 酒精相关

a. 中毒

b. 酒精戒断

c. 伴癫痫发作的晚期酒精性脑病

d. Wernicke 脑病

8. 中毒

a. 药物

b. 神经毒素

c. 重金属

9. 抗癫痫药物撤除或血药浓度低

10. 脑低氧或缺氧

续表

11. 代谢性异常（电解质紊乱、器官衰竭、酸中毒、肾衰竭、肝性脑病、放射性脑病等）

12. 引起 SE 的自身免疫性疾病

a. 多发性硬化

b. 副肿瘤性脑炎

c. 桥本脑病

d. 抗 NMDA 受体脑炎

e. 抗电压门控钾通道受体脑炎（包括抗富亮氨酸胶质瘤失活基因 -1 脑炎）

f. 抗谷氨酸脱羧酶抗体相关性脑炎

g. 抗 α- 氨基 -3- 羟基 -5- 甲基异噁唑 -4- 丙酸受体脑炎

h. 血清阴性自身免疫性脑炎

i. Rasmussen 脑炎

j. 狼疮性脑病（系统性红斑狼疮）

k. CREST 综合征（钙质沉着症、雷诺现象、食管运动功能障碍、指端硬化、毛细血管扩张）

l. 成人 Still 病

m. Goodpasture 综合征

n. 血栓性血小板减少性紫癜

13. 引起 SE 的线粒体疾病

a. Alpers 病

b. 线粒体脑病伴乳酸中毒及卒中样发作（MELAS）

c. Leigh 综合征

d. 肌阵挛性癫痫伴破碎红纤维综合征（MERRF）

e. 神经病变、共济失调、视网膜色素变性（NARP）

14. 染色体和基因异常

a. 环状 20 号染色体

b. Angelman 综合征

c. Wolf-Hirchhorn 综合征

d. 脆性 X 综合征

e. X 连锁智力缺陷综合征

f. 环状 17 号染色体

g. Rett 综合征

h. Down 综合征（21- 三体）

15. 神经皮肤综合征

　　Sturge-Weber 综合征

16. 代谢性疾病

a. 卟啉病

b. Menkes 病

c. Wilson 病

d. 肾上腺脑白质营养不良

e. Alexander 病

续表

f. 钴胺素 C/D 缺乏

g. 鸟氨酸转氨甲酰酶缺乏

h. 高脯氨酸血症

i. 枫糖尿病

j. 3-甲基巴豆酰辅酶 A 羧化酶缺乏

k. 赖氨酸尿性蛋白耐受不良

l. 羟基戊二酸尿症

m. 异染性脑白质营养不良

n. 神经元蜡样脂褐质沉积症（Ⅰ、Ⅱ、Ⅲ型，包括 Kufs 病）

o. Lafora 病

p. Unverricht-Lundborg 病

q. 涎酸贮积症（Ⅰ型和Ⅱ型）

r. 戈谢病

s. β-脲基丙酸酶缺乏

t. 3-羟酰基辅酶 A 脱氢酶缺乏

u. 肉毒碱棕榈酰基转移酶缺乏

v. 琥珀酸半醛脱氢酶缺乏

17. 其他

a. 家族性偏瘫型偏头痛

b. 婴儿期起病的脊髓小脑性共济失调（SCA）

c. 皱皮综合征

d. 神经皮肤黑色素瘤病

e. Neuroserpin 突变

f. Wolfram 综合征

g. 常染色体隐性惊跳病

h. Cockayne 综合征

i. 伴皮质下梗死和白质脑病的常染色体显性遗传性脑动脉病（CADASIL）

j. Robinow 综合征

k. 恶性高热

l. 少年 Huntington 病（Westphal 变异型）

二、NORSE/FIRES 的病因学

关于 NORSE/FIRES 病因分类学的数据多来自队列研究和病例报告，仅有 30%～50% 的 NORSE 和 FIRES 患者可以明确病因。其中，成年患者最常见的病因为自身免疫性脑炎，而儿童患者常见的病因还包括感染性脑炎和遗传学因素。

自身免疫性脑炎是导致 NORSE 发生的重要原因。在自身免疫性脑炎中，抗神经细胞抗体分为抗细胞表面抗原抗体、抗细胞内突触抗原抗体和抗细胞内抗原抗体。抗细胞表面抗原抗体，如抗 N-甲基-D-天冬氨酸受体（N-methyl-D-aspartate receptor，NMDAR）抗体、富亮氨酸胶质瘤失活 1（leucine rich glioma inactivated 1，LGI1）蛋白抗体和抗 γ- 氨基丁酸 B 型受体（GABA B receptor，GABAbR）抗体等，具有直接致病性。抗细胞内抗原抗体，如抗小脑电压门控钙通道 2（cerebellar voltage-gated calcium channel 2，CV2）、Hu 抗原（Hu antigen，Hu）、MA2 抗原（MA2 antigen，MA2）等抗体也与 NORSE/ FIRES 的发生相关，但其与抗细胞表面抗原抗体不同，抗细胞内抗原抗体主要代表潜在的免疫级联反应的附加现象，介导致病作用的是细胞免疫。抗细胞内突触抗原抗体主要包括抗 GAD 抗体和抗 Amphephysin 抗体，其具体的病理生理作用目前尚不完全清楚。NORSE 也与其他自身免疫性疾病相关，如桥本脑病、髓鞘少突胶质细胞糖蛋白（myelin oligodendrocyte glycoprotein，MOG）抗体相关疾病、急性播散性脑脊髓炎和狼疮脑炎等。

抗神经细胞抗体在 FIRES 中的检出率通常较低，自身抗体可能不是 FIRES 和 C-NORSE 免疫激活的初始触发因素，因此推测固有免疫应答比适应性免疫应答发挥着更重要的作用。在发热或感染性疾病发生后，促炎介质和抗炎介质之间的失衡激活神经元、胶质细胞和血脑屏障细胞成分中的固有免疫通路，导致失控的神经炎症级联。近年来，固有免疫相关促炎细胞因子如 IL-1β 和 IL-6 被认为可能是 C-NORSE 的潜在关键分子。研究证实，C-NORSE 和 FIRES 血清和脑脊液中存在高水平的 IL-1β、IL-6 和趋化因子如 C-X-C 磷酸化基序趋化因子配体 10（C-X-C motif chemokine ligand 10，CXCL10）和 IL-8，其免疫特征与抗体介导的脑炎明显不同。此外，C-NORSE 患者血清中的巨噬细胞炎性蛋白 1α（macrophage inflammatory protein 1 alpha，MIP-1α）和 C-C 磷酸化基序趋化因子配体 2（C-C motif chemokine ligand 2，CCL2）水平显著高于其他病因明确的 RSE 患者。固有免疫相关促炎细胞因子水平增高与不良预后相关，且与脑脊液中促炎细胞因子、趋化因子水平相比，血清中促炎细胞因子、趋化因子水平与预后的关系更加密切，提示外周炎症在 NORSE 致病过程中发挥着重要作用。在 NORSE/FIRES 中，中枢神经系统的炎症激活可能发生在癫痫发作之前，而其也可能是 NORSE/FIRES 癫痫持续发作的原因之一。炎症促进癫痫发作，进而维持炎症状态，导致脑网络重组和难治性癫痫发作，形成恶性循环，抗感染治疗是有望打破此种恶性循环的重要手段。

遗传学因素和部分先天性疾病也可引发 NORSE，已在 NORSE 病例中检测到与线粒体脑病相关的 *PLOG1* 基因突变，以及编码神经元通道的基因突变，如编码不同类型电压门控钠通道 α 亚基的 *SCN1A*、*SCN2A* 和 *SCN10A*，编码由钠离子激活的钾通道的 *KCNT1* 以及编码钙电压门控通道 α 亚基的 *CACNA1A*。基因技术有可能增强我们对 NORSE 病因和发病机制的理解。此外，感染性脑炎可引发 NORSE/FIRES，占到儿童病例的 20%、成人病例的 10%，其中，病毒感染是最常见的类型，其引发 NORSE/FIRES 的机制推测包括：①病毒直接入侵脑组织；②感染后的系统炎症反应。

第三节 癫痫持续状态的中西医治疗

癫痫持续状态治疗的首要目标是尽快终止发作，其次是尽快寻找病因进行对因治疗。

一、惊厥性癫痫持续状态的治疗

（一）院前治疗

SE 多发生于院外，通常无静脉通路，有效的院前治疗有助于缩短 SE 的持续时间，常用药物有咪达唑仑（经鼻腔/口腔黏膜给药）和地西泮（直肠给药）。

（二）初始阶段（一线治疗）

尽早建立静脉通路，首选苯二氮䓬类药物，建议：地西泮：10mg（2～5mg/min）静脉注射，10～20 分钟可酌情重复 1 次。劳拉西泮：0.1mg/kg（通常多为 4mg）静脉推注，每分钟不超过 2mg，可重复 1 次（国内暂无静脉剂型）；如未能建立静脉通路，咪达唑仑：10mg 口腔黏膜或肌内注射给药（5mg 老年患者或体重＜50kg）；10 分钟后可重复。苯二氮䓬类药物最常见的不良反应是呼吸抑制和全身性低血压，两者均与剂量有关，心律失常较少见。在一些关于全面性惊厥性癫痫持续状态的研究中，苯二氮䓬类药物不良反应发生率为 12%～53%。

（三）第二阶段治疗（二线治疗）

初始苯二氮䓬类药物治疗失败后，可选择二线治疗药物：丙戊酸盐 15～45mg/kg [＜6mg/(kg·min)] 静脉推注后续 1～2mg/(kg·h) 静脉泵注，或苯巴比妥 15～20mg/kg（50～100mg/min）静脉注射，或苯妥英钠 18mg/kg（＜50mg/min）或左乙拉西坦 1000～3000mg 静脉注射。目前，已有数个大型随机对照试验针对优先选用何种二线抗惊厥药物的问题进行了探索。

1. 确立性癫痫持续状态治疗试验　确立性癫痫持续状态治疗试验（established status epilepticus treatment trial，ESETT）为一项多中心双盲随机对照试验，旨在比较左乙拉西坦、丙戊酸钠、磷苯妥英钠作为二线治疗药物对于癫痫持续状态的疗效和安全性，并比较不同年龄组患者接受治疗后的效果差异。研究共纳入 462 例患者，其中儿童（＜18 岁）患者 225 例，18～65 岁的成人患者 186 例，老年（＞65 岁）患者 51 例。按照 1∶1∶1 比例随机分至左乙拉西坦（60mg/kg）组、磷苯妥英钠（20mg/kg）组和丙戊酸钠（40mg/kg）组，给药途径均为静脉注射，在药物输注 60 分钟后观察不须增加其他种类的抗惊厥药物的前提下临床发作终止的患者比例。研究结果显示，3 种药物的疗效相似，癫痫持续状态终止比例均约为 50%，按照年龄进行分层分析亦未发现疗效差异。左乙拉西坦的临床发作终止比例分别为儿童组 52%（44/85）、成人组 44%（31/71）和老年组 37%（7/19）；磷苯妥英钠的临床发作终止比例分别为儿童组 49%（35/71）、成人组 46%（25/54）和老年组 35%（6/17）；丙戊酸盐的临床发作终止比例分别为儿童组 52%（36/69）、成人组 46%（28/61）和老年组 47%（7/15）。儿童患者接受磷苯妥英钠治疗后气管插管率显著高于左乙拉西坦和丙戊酸钠组（磷苯妥英钠组 33%，左乙拉西坦组 8%，丙戊酸钠组 11%）。左乙拉西坦、丙戊酸钠、磷苯妥英钠均可作为苯二氮䓬类药物治疗失败的 SE 患者首选的二线治疗药物。但须注意，ESETT 研究是以临床发作是否终止作为疗效判定指标，而未采用长程脑电图监测作为疗效判定手段，因此我们无法得知是否有患者仍存在亚临床发作。此外，研究对象中老年患者数量较少，很难对这个年龄组的患者做出可靠的判断，特别是在安全事件方面。

2. 儿童惊厥性癫痫持续状态的左乙拉西坦或苯妥英钠急救研究 EcLiPSE 儿童惊厥性癫痫持续状态的左乙拉西坦或苯妥英钠急救研究（the emergency treatment with levetiracetam or phenytoin in convulsive status epilepticus in children, EcLiPSE）为一项多中心开放标签随机对照研究，纳入了 286 例年龄介于 6 月龄至 18 岁的儿童患者，随机分配至左乙拉西坦组（40mg/kg）和苯妥英钠组（20mg/kg），给药途径均为静脉注射。研究结果表明，左乙拉西坦组 SE 终止比例为 70%（106/152），从给药至 SE 终止的中位时间为 35 分钟；苯妥英钠组 SE 终止比例为 64%（86/134），从给药至 SE 终止的中位时间为 45 分钟。左乙拉西坦与苯妥英钠在终止 SE 方面无显著的疗效差异，但苯妥英钠有可能诱发心血管事件，如低血压、心律失常，且具有复杂的药代动力学，而左乙拉西坦具有更好的安全性和更短的给药时间。因此，该研究认为，相较于苯妥英钠，左乙拉西坦可能更适合被用作首选的二线治疗药物。

3. 儿童惊厥性癫痫持续状态试验 儿童惊厥性癫痫持续状态试验（the convulsive status epilepticus paediatric trial, ConSEPT）为一项针对儿童惊厥性 SE 患者二线治疗药物选择的多中心开放标签随机对照研究。研究纳入了 233 例年龄介于 3 月龄至 16 岁的一线治疗失败的惊厥性 SE 儿童患者，随机分配至苯妥英钠组（20mg/kg）和左乙拉西坦组（40mg/kg）组。在药物输注 5 分钟后评估疗效，苯妥英钠组 SE 终止比例为 60%（68/114），从给药至 SE 终止的中位时间为 22 分钟；左乙拉西坦组 SE 终止比例为 50%（60/119），从给药至 SE 终止的中位时间为 17 分钟。该研究认为，左乙拉西坦作为小儿惊厥性癫痫持续状态的二线治疗并不优于苯妥英钠，且左乙拉西坦有可能诱发情绪障碍的风险。本研究进行疗效判定时依然未对患者进行脑电图监测，而仅以临床症状改善作为判定标准，可能带来一定的偏倚。

（四）第三阶段治疗（RSE 的治疗）

此阶段须转入重症监护病房。立即静脉输注麻醉药物，以持续脑电图监测呈现爆发 - 抑制模式或电静息为目标。同时应予以必要的生命支持与器官保护，防止因惊厥时间过长导致不可逆的脑损伤和重要脏器功能损伤。该阶段主要治疗方案为静脉输注咪达唑仑、静脉输注异丙酚和静脉输注戊巴比妥。建议：咪达唑仑 0.2mg/kg 负荷量静注，后续持续静脉泵注 0.05～0.40mg/（kg·h），需要注意低血压、心脏呼吸抑制及肝肾损害风险。丙泊酚：2mg/kg 负荷量静脉注射，追加 1～2mg/kg 直至发作控制，后续持续静脉泵注 1～10mg/（kg·h），须注意丙泊酚输注综合征，尤其对于儿童 SE 患者。硫喷妥钠及戊巴比妥国内无药，在此不做描述。

（五）第四阶段治疗（S-RSE 的治疗）

对于 S-RSE 的治疗，尚处于临床探索阶段，可能有效的手段包括氯胺酮麻醉、吸入性麻醉剂、电休克、免疫调节、低温、外科手术、经颅磁刺激和生酮饮食等。

二、非惊厥性癫痫持续状态的治疗

由于目前仍缺乏足够的针对 NCSE 治疗的相关研究，NCSE 的最佳治疗方案尚未建立，但快速终止癫痫活动依然是 NCSE 患者的主要治疗目标。

NCSE 的一线、二线药物治疗方案可参考 CSE 的相关处置方案。由于部分 NCSE 患者，特别是昏迷的 NCSE 患者在一线、二线药物治疗无效时，依然可能需要持续输注麻醉药——咪达唑仑、丙泊酚和大剂量苯巴比妥，但目前对昏迷诱导的深度尚未达成共识。"微小抽动型"SE 和急性脑损伤后的 NCSE 为最常见的两种 NCSE 类型。对于继发于 GCSE 后的"微小"SE，需给予与处置 GCSE 时同样的治疗。当早期抗惊厥发作治疗失败时，首选静脉麻醉药物等积极治疗手段。当 NCSE 终止时，需密切监测脑电图，以确保能尽早减少麻醉药物的使用。对于 NCSE 合并急性重型颅脑损伤患者，建议谨慎给予积极药物治疗。除了 NCSE 的类型，部分研究者还建议根据患者是否处于昏迷状态来确定治疗的积极程度。建议对昏迷的患者给予全静脉负荷的一线和二线抗惊厥发作治疗，然后快速评估疗效。如果治疗失败，患者意识仍没有改善，可以尝试使用麻醉药物。对于并未昏迷的 NCSE 患者，应尽可能避免给此类患者使用麻醉级别的药物。

三、第三代 ASM 的应用

1. **吡仑帕奈** 吡仑帕奈通过与突触后膜上的 α- 氨基 -3- 羟基 -5- 甲基 -4- 异噁唑 - 丙酸（α-amino-3-hydroxy-5-methyl-4-isoxazolepropionic acid，AMPA）受体的非竞争性结合，抑制谷氨酸介导的突触后过度兴奋，从而发挥抗癫痫作用。吡仑帕奈的半衰期约为 105 小时，广泛与血浆蛋白结合，经肝酶 [细胞色素 P450 3A4（Cytochrome P450 3A4，CYP3A4）、细胞色素 P450 3A5（Cytochrome P450 3A5，CYP3A5）]代谢，主要通过粪便（70%）和尿液排出。由于 AMPA 受体广泛表达于癫痫发作相关的所有区域，包括皮质、海马、丘脑和杏仁核，近年来，吡仑帕奈已被尝试作为 RSE/S-RSE 的添加治疗药物在临床中使用。一系列回顾性研究发现，吡仑帕奈对于 RSE/S-RSE 患者的有效率为33.3%～41.3%。吡仑帕奈也被尝试用于治疗 NCSE，具有一定的效果。

2. 拉考沙胺　拉考沙胺可选择性地作用于慢失活钠通道，延长钠通道失活状态的时间，更加有效地减少钠离子内流，降低神经元的兴奋性，从而发挥抗癫痫作用。目前，有多项回顾性研究证实，当苯二氮䓬类药物治疗失败时，拉考沙胺治疗 SE 的有效率达到 50%～60%，且患者在接受苯二氮䓬类药物治疗的基础上添加拉考沙胺，当剂量超过 5.3mg/kg 时疗效最佳。

四、生酮饮食

生酮饮食（KD）是一种高脂低碳水、适量蛋白质的饮食方案，可通过多重机制稳定突触功能，发挥抗癫痫作用，包括改变三羧酸循环，增加大脑中抑制性神经递质 GABA 合成、激活钾离子通道使神经元超极化等。目前有 4 种生酮饮食方案：①经典 KD：80%～90% 的能量由脂肪提供，主要为长链三酰甘油（long chain triglyceride，LCT），（脂肪+蛋白质）：糖为 4：1。②中链三酰甘油（medium chain triglyceride，MCT）饮食：与 LCT 相比，相同热量下 MCT 产酮率更高，但 MCT 水解快，易造成胃肠道反应。③改良阿特金斯饮食（modified Atkins diet，MAD）：不限制脂肪比例和热量，但限制糖类总摄入量，成人从 15g/d 开始，1 个月后 20～30g/d，通常（脂肪+蛋白质）：糖为 1：1～1.5：1。④低血糖生成指数治疗（low glycemic index treatment，LGIT）：允许每日碳水化合物（血糖生成指数＜50）总摄入量放宽至 40～60g/d。生酮饮食治疗（ketogenic diet treatment，KDT）启动阶段一般需 1～2 周，通常情况下，启动比例从 2：1 逐渐增加到 4：1。对于婴幼儿、难治性癫痫持续状态的患者，可以从 4：1 启动，起效一般更快。KDT 期间应注意监测血糖、血酮、尿酮、血气分析等。酮症的最佳状态为尿酮保持在 +++ 以上，血酮 1.2～4.9mmol/L，血糖 4.0mmol/L 左右，血糖/酮（葡萄糖/酮指数）为 1：1～2：1。生酮饮食的途径有生酮肠内营养（ketogenic enteral nutrition，KEN）和生酮肠外营养（ketogenic parenteral nutrition，KPN）。有学者认为，KPN 可用于 SE 患者的初始治疗，脂类是 KPN 制剂的主要成分，包括中链三酰甘油乳剂（20% 脂肪乳剂）和长链三酰甘油乳剂（20% 脂肪乳剂）。在进行生酮肠外营养时，应更为严密地监测不良反应，如高脂血症、低血糖等，并注意静脉输注药物和配伍载体之间可能产生碳水化合物，影响生酮效率。目前，已有数个单中心队列研究证实，应用 KD 治疗成人

SRSE 是可行且安全的，期待进一步的随机对照试验来确定其有效性和安全性。

五、NORSE/FIRES 的免疫治疗

鉴于目前对 NORSE 发病机制的认识，应尽快对急性期患者启动免疫治疗。一线免疫治疗包括糖皮质激素（corticosteroids，CS）治疗、静脉输注丙种球蛋白（intravenous immunoglobulin，IVIG）和血浆置换（plasma exchange，PE）。最新国际 NORSE 管理共识建议在 NORSE 发病后 72 小时内启动一线免疫治疗，延迟免疫治疗会导致患者出现不良结局。由于没有针对 NORSE/FIRES 免疫治疗的特异性证据，建议免疫治疗时遵循一般治疗实践规范确定给药剂型和剂量。给予 CS 时，首选甲泼尼龙 20～30mg/（kg·d）（最大剂量 1g/d），静脉输注持续 3～5 天；IVIG 可以和 CS 同时使用，也可作为 CS 的替代治疗方案。PE 能否取代 CS 或 IVIG 作为 NORSE/FIRES 的一线免疫治疗手段存在很大争议，PE 有可能消除 ASM 的药效且 PE 较 IVIG 有加重感染程度的风险。

由于异常的自身炎症机制，C-NORSE 和 FIRES 患者往往对常规免疫治疗反应欠佳，因此一些研究开始尝试使用药物干扰固有免疫通路。阿那白滞素（anakinra）通过竞争性抑制 IL-1 与 IL-1I 型受体（IL-1RI）的结合来阻断 IL-1β 的生物活性，已在 60 多例病因不明的 FIRES 患者中被使用，其中大多数为儿童，平均应答率为 60%，常见不良反应为感染。除了阿那白滞素以外，IL-1β 通路抑制剂还包括卡那单抗（canakinumab）和利纳西普（rilonacept），但目前尚未被用于治疗 NORSE/FIRES。另有研究尝试使用托珠单抗阻断 Il-1β 下游的 IL-6 通路来治疗 C-NORSE，大部分患者均出现明确且快速的应答，在给药 1 剂或 2 剂后，癫痫持续状态终止。值得注意的是，预后良好的患者多在癫痫持续状态尚未持续过长时间时即接受了治疗，提示较早使用托珠单抗可能有助于获得较好的结局。虽然阻断 IL-1β 和 IL-6 通路是非常有前景的治疗 NORSE/FIRES 的方法，但目前并没有足够的证据支持使用任何特定的二线免疫治疗药物。国际抗癫痫联盟 NORSE 管理共识（2022）仅建议当发现或高度怀疑存在致病性抗体时，应启动利妥昔单抗治疗。当一线免疫治疗效果不佳，应在 NORSE/FIRES（非感染）发病 7 天内启动二线免疫治疗，但癫痫发作数周后方才启动二线免疫治疗，仍有望改善预后。

六、预后

目前 SE 预后的评分主要为癫痫持续状态严重程度评分（status epilepticus severity score，STESS）（表 6-5）、基于流行病学的癫痫持续状态死亡率评分（epidemiology-based mortality score in status epilepticus，EMSE）（表 6-6）和年龄、持续时间和昏迷状态下非惊厥性癫痫持续状态（age, duration, and non-convulsive type of status epilepticus in coma，ACD）评分（表 6-7）。STESS 评

分是根据患者意识（0～1分）、发作类型（0～2分）、年龄（0～2分）和癫痫病史（0～1分）进行评估，操作简单，主要用于SE患者入院时病情分级及结局预测。当STESS≤2分时，死亡风险较低。STESS评分的阳性预测值低，不能准确预估死亡结局，因此不能辅助决策是否可以停止治疗。Leitinger等构建了EMSE评分，用以预测住院期间的死亡率。EMSE评分包含病因、年龄、合并症及脑电特点4个预测因子，每个预测因子皆有详细的分层赋值，总分≥64分提示预后较差。EMSE评分对SE患者的生存和死亡结局预测都较准确，也可用来进行病情轻重程度的分类。但未纳入SE的发作类型，且计算繁琐，使得EMSE常用于SE的研究中。Beier等为了更准确地预判惊厥性SE患者的长期死亡率，构建了ACD评分，对年龄、发作持续时间和昏迷状态下的NCSE进行评估，ACD>10分提示患者死亡风险高，该评分操作便捷，适合临床使用，但其准确性仍需进一步的研究以确证。

表6-5　癫痫持续状态STESS评分

变量	评分
意识	
清醒、嗜睡或意识模糊	0
昏迷	1
发作类型	
部分性发作、失神发作，肌阵挛发作	0
全面性惊厥性发作	1
非惊厥性SE	2
年龄	
<65岁	0
≥65岁	2
既往癫痫发作史	
有	0
无	1
总分	6

我国学者提出的脑炎-非惊厥性癫痫持续状态-地西泮抵抗-神经影像学异常-气管插管（encephalitis-nonconvulsive status epilepticus-diazepam resistance-neuroimaging abnormalities-tracheal intubation，END-IT）评分是用于预测CSE患者出院后功能结局的唯一临床工具（表6-8）。近年来，END-IT的预测价值已在一些医疗中心得到验证，其在65岁以下的患者中的预测准确性较为理想。

表 6-6 癫痫持续状态 EMSE 评分

年龄（A）	EMSE- 分值
21～30	1
31～40	2
41～50	3
51～60	5
61～70	7
71～80	8
>80	10

脑电图（E）	EMSE- 分值
自发性爆发抑制	60
持续状态后发作期放电（After status ictal discharges, ASID）	40
单侧周期性放电（Lateralized periodic discharges, LPD）	40
全面性周期放电（Generalized periodic discharges, GPD）	40
无 LPD, GPD 或 ASID	0

病因学（E）	EMSE- 分值
CNS 异常	2
减药、撤药或依从性不佳	2
多发性硬化	5
既往的脑血管疾病，脑损伤	7
脑积水	8
酒精滥用	10
药物过量	11
脑外伤	12
隐原性	12
脑肿瘤	16
代谢性：钠失衡	17
代谢性障碍	22
急性脑血管疾病	26
CNS 感染：急性	33
缺氧	65

共病（C）	EMSE- 分值
心肌梗死、充血性心力衰竭、外周血管疾病、脑血管疾病、痴呆、慢性肺病、结缔组织病、溃疡、轻度肝病、糖尿病	10
偏瘫、中-重度肾病、糖尿病伴终末器官损害、任何肿瘤（包括白血病和淋巴瘤）	20
中-重度肝病	30
转移性实体瘤、艾滋病	60

表 6-7　癫痫持续状态 ACD 评分

变量	评分
诊断时年龄	
≤ 40	0
> 40	2
> 60	4
> 80	6
SE 持续时间（小时）	
< 1	0
1 ~ 2	1
3 ~ 6	2
7 ~ 19	3
20 ~ 54	4
55 ~ 149	5
150 ~ 399	6
≥ 400	7
入院时意识水平	
清醒或昏睡	0
昏迷	2
总分	15

表 6-8　癫痫持续状态 END-IT 评分

指标	分类	分数
脑炎	是	1
	否	0
合并非惊厥性癫痫持续状态	是	1
	否	0
地西泮抵抗	有	1
	无	0
神经影像学特征	双侧责任病灶或广泛性脑水肿	2
	单侧责任病灶	1
	无责任病灶	0
气管插管	有	1
	无	0

（蔚鹏飞　荣培晶）

第7章
癫痫患者中西医结合的规范化管理

第一节 中西医结合在癫痫防治中的应用与思考

癫痫是一种神经科的常见疾病,该病具有难治性、反复发作性的特点。癫痫的特点是持续存在着能够增加未来出现癫痫发作可能性的脑部持久性的改变。我国癫痫的患病率为4‰~7‰,癫痫持续状态的发病率为(8.52~36.1)/10万,死亡率为(1.3~3.6)/10万,我国目前约有900万以上的癫痫患者,每年新发癫痫患者65万~70万,其中30%左右为难治性癫痫,而我国难治性癫痫患者至少200万。因本病的反复发作性、难治性,在很大程度上降低了患者的生活质量,且一部分患者仍然得不到很好的控制,临床中属于疑难病症的范畴。目前使用抗癫痫药物是治疗本病的主要手段,虽然能够有效控制癫痫的发作,但所有抗癫痫药物均可能对中枢神经系统、消化系统等全身多系统产生不良药物反应,且需面对耐药及患者依从性差的问题。中医药治疗该病的效果显著且毒副作用较低,优势明显。因此,将中西医结合起来,在癫痫防治中应用,可以取长补短,提高治疗效果。

一、中西医结合治疗癫痫的类型

(一)癫痫持续状态

对癫痫持续状态患者,推荐使用中西医结合治疗方法。一项纳入2项随机对照试验(randomized controlled trial, RCT)(n=136)的系统评价显示,中西医结合治疗癫痫持续状态的临床效果优于单纯西药组[OR=4.88, 95% CI(1.70, 13.99),I^2=0.0%,$P < 0.01$]。

叶家盛等将60例癫痫持续状态患者随机分为治疗组和对照组,每组30例。对照组采用常规药物治疗,治疗组在对照组基础上采用镇静针法针刺治疗。治疗组治疗后癫痫发作控制率明显高于对照组,癫痫发作控制时间及起效时间明显短于对照组,在常规药物治疗基础上采用镇静针法治疗癫痫持续状态的效果优于单纯药物治疗,并能改善患者的脑电活动。朱世海等应用醒脑静注射液辅助治疗癫痫持续状态患者,两组 3 天内控制发作及意识障碍恢复时间有明显的差异,故认为醒脑静对癫痫持续状态有一定的辅助治疗作用。一项醒脑静注射液联合抗癫痫药治疗继发性癫痫的系统评价共纳入 10 项 RCT (n=850),与常规抗癫痫药比较,Meta 分析显示,中西医结合治疗能提高临床效果 [OR=4.28,95% CI (2.80,6.55),I^2 =0.0%,$P < 0.01$];其中 5 项 RCT (n=506) Meta 分析显示,相较于对照组,醒脑静联合治疗能缩短患者痫样放电时间 [MD= − 3.43,95% CI (− 5.18,− 1.68),I^2 =91.0%,$P < 0.01$] 及累及导联数 [MD= − 2.61,95% CI (− 2.96,− 2.25),I^2 =70.0%,$P < 0.01$];7 项 RCT (n=712) Meta 分析显示,醒脑静联合治疗能减少不良反应 [OR=0.47,95% CI (0.29,0.73),I^2 =0.0%,$P < 0.01$]。吴晓光等对 15 例继发性顽固性癫痫持续状态的患者进行中西医结合治疗(治疗组),与 13 例单纯西医治疗(对照组)的效果做对比分析。结果显示,治疗组患者当天停止抽搐 7 例,第 2 天停止抽搐 6 例,第 3 天停止抽搐 1 例,死亡 1 例;对照组则分别为 1 例、3 例、2 例和 7 例。治疗组疗效明显好于对照组。因此,他们认为,中西医结合治疗顽固性癫痫持续状态较一般使用中药或西药治疗有明显的缩短抽搐时间及昏迷时间的效果,对降低病死率、提高抢救成活率有明显的实用价值。张玉华运用中西医结合配合针刺治疗癫痫持续状态,效果显著,在 2 小时内控制抽搐达 73.3%,病死率 10%,同时缩短了病程,减少了抗惊厥药物的使用。

临床实践已经证明,中西医结合治疗对于癫痫持续状态具有较好的临床效果。这些研究表明,中西医结合治疗能够有效地缩短癫痫持续状态的持续时间,降低发作频率,提高患者的生活质量。此外,中西医结合治疗还可以减少药物的不良反应和依赖性,降低并发症风险。

(二)卒中后癫痫

尚琦等将 98 例患者分为两组,对照组以口服丙戊酸钠片为治疗措施,观察组则为柴胡疏肝汤联合丙戊酸钠治疗,从治疗质量上看,观察组患者的癫痫控制总有效率为 91.84%,对照组为 83.67%,柴胡疏肝汤联合丙戊酸钠治疗气滞血瘀型缺血性卒中后癫痫的效果显著,不仅控制了癫痫的发作情况,还有助于改善患者的生活质量。刘仁静采用随机双盲安慰剂对照试验设计方法,选择 60 例癫痫患者,中医辨证证型均为癖阻脑络型,分为西药对照组、西药+中药组,疗程 52 周。治疗组和对照组总有效率分别为 85.9% 和 63.1%,得出活血安痫丸可以提高脑梗死后癫痫的治疗效果,具有明显疗效和良好安全性的结论。刘红霞等采用黄芪赤风汤、活络胶囊及卡马西平治疗患者,6 个月后,治疗组癫痫发作控制总有效率为 83.33%,对照组为 59.26%,治疗组治疗后头晕、健忘、焦虑等伴有症状有明显改善。罗家祺将 56 例急性脑梗死后继发性癫痫患者随机分为治疗组和对照组,各 28 例。对照组予丙戊酸钠治疗(0.2g/ 次,3 次 / 天,口服）；治疗组在对照组基础上予自拟活血定痫方（黄芪、当归、川芎、赤芍、桃仁等，每日 1 剂）。治疗组总有效率为 85.7%，优于对照组的 64.3%。张根娣等将 68 例缺血性脑卒中后癫痫病例分为对照组和治疗组，对照组在对症治疗的基础上应用丙戊酸钠，3 次/天，0.2g/次，治疗组在对照组治疗的基础上口服定痫冲剂，治疗组有效率为 97.06%，对照组有效率为 82.35%。此外，还有运用在抗癫痫药物的基础上联合使用涤痰汤合定痫丸加味治疗卒中后癫痫取得较好的效果。马玉娟等应用脑脉泰胶囊（中药成分：人参、丹参、当归、田七、银杏叶等）合磁珠耳贴（耳穴处方：交感、肝、心、脾、胃、肾、脑点等穴）治疗脑梗死后癫痫，临床总有效率达 83.3%，脑电图总有效率达 43.3%。

（三）脑外伤后癫痫

高立超治疗外伤性癫痫，治疗组 54 例运用中药汤剂通窍逐瘀汤，对照组 30 例口服西药苯妥英钠片、苯巴比妥片；治疗 12 周后比较两组效果。结果显示，中药治疗组疗效明显优于对照组（$P < 0.05$），通窍逐瘀汤治疗外伤性癫痫的效果显著。一篇纳入 11 项 RCT（n=1055）的系统评价表明，与单独西医常规治疗相比较，复方丹参滴丸（丹参、三七、冰片）联合常规西药治疗脑外伤后癫痫的临床有效率显著提高 [OR=2.89，95% CI（1.98，4.22），I^2 =0.0%，$P < 0.01$]；复方丹参滴丸联合治疗脑外伤后癫痫能降低患者的血清炎症指标 IL-6 [MD= − 13.19，95% CI（− 13.65，− 12.72），I^2 =67.0%，$P < 0.01$]（n=813）和 TNF-α[MD= − 1.03，95% CI（− 1.15，− 0.19），I^2 =96.0%，$P < 0.01$]（n=813）。万紫强将 98 例患者分为对照组和观察组，每组有 49 例患者。用西医疗法对对照组患者进行治疗，在此基础上，用中药通窍活血汤对观察组的患者进行治疗。两组患者均以治疗 3 个月为 1 个疗程。观察组总有效率为 95.92%，对照组总有效率为 77.55%。张天益等将 78 例外伤性癫痫患者随机分为中西医结合治疗组（n=40）及单纯西医治疗对照组（n=38），治疗组给予通窍活血汤辨证加减配合丙戊酸钠治疗，疗程 4 个月；对照组仅给予丙戊酸钠。治疗组总有效率为 90%；对照组总有效率为 76.3%。王晓文将 60 例患者随机分为治疗组和对照组，各 30 例，对照组给予卡马西平治疗，治疗组给予卡马西平配合通窍活血汤加减治疗，疗程为 12 周。治疗组总有效率为 90.00%，对照组总有效率为 83.33%。权建强等治疗脑外伤后继发性癫痫，对照组给予卡马西平治疗，观察组给予卡马西平联合通窍活血汤加减治疗。两组组均连续治疗 3 个月，比较两组组临床疗效、中医证候积分及不良反应发生情况。观察组总有效率为 95.12%（39/41），高于对照组的 75.61%（31/41），差异有统计学意义（$P < 0.05$）；治疗后，观察组神志昏迷、口吐白沫、肢体抽搐等中医证候积分均低于对照组，差异均有统计学意义（$P < 0.05$）；对照组不良反应发生率为 17.07%（7/41），观察组为 9.76%（4/41），差异无统计学意义（$P > 0.05$）。在应用卡马西平治疗脑外伤后继发性癫痫的基础上，加用通窍活血汤可增强治疗效果，且无严重不良反应，安全可靠。

（四）儿童癫痫

马融用桂枝加桂汤治疗 55 例儿童癫痫患者，观察末次治疗后癫痫发作情况，总有效率为 61.82%，包括难治性癫痫 39 例，总有效率为 56.41%，非难治性癫痫总有效率为 75.00%，西药联合中药复方能取得较好的疗效。夏泳等将 100 例儿童癫痫患者随机分为两组，对照组 50 例给予奥卡西平口服，观察组 50 例在对照组治疗基础上加用痫三针治疗（主穴选取内关、申脉及照海，辅以距百会穴前后左右 1.5 寸、脑户、神庭及本神针刺，留针 30 分钟，1 次 / 天，每周 5 次），以达宁心安神、调节机体阴阳盛衰之功。观察两组治疗前后的痫样放电频率、睡眠纺锤波频率、癫痫患者生活质量评价表评分及血清超氧化物歧化酶、丙二醛、还原型谷胱甘肽、谷胱甘肽过氧化物酶水平变化情况，并统计两组近期疗效和不良反应发生情况。治疗后，观察组以上指标改善情况均显著优于对照组，观察组总有效率显著高于对照组，两组均未发生严重不良反应。由此可证明，痫三针联合奥卡西平治疗儿童癫痫可有效改善脑电状态，提高生活质量，调节氧化应激指标水平，并未增加不良反应发生风险。陈光等将 62 例儿童癫痫患者随机分为观察组和对照组，对照组采用西药常规抗癫痫治疗，观察组在对照组治疗的基础上加用中药治疗。通过治疗，观察组总有效率为 94.4%，对照组总有效率为 69.2%，观察组疗效明显优于对照组。况玉玲随机将 78 例患儿分为治疗组（$n=39$）和对照组（$n=39$），治疗组予丙戊酸钠联合中药（钩藤、全蝎、川贝、党参、茯苓和麦冬），对照组单用丙戊酸钠。以治疗前的发作频率作为基线，与稳定期的发作频率比较，控制：发作减少 100%；显效：发作减少 75%～99%；有效：发作减少 50%～74%；无效：发作减少 < 50%。研究结果表明，丙戊酸钠联合中药治疗儿童全面性特发性癫痫在控制癫痫发作方面效果显著，且无无效病例，提示该联合治疗方案在临床应用中具有推广价值。戚拥军等将 40 例患者随机分为对照组 20 例和观察组 20 例，对照组采取西药常规治疗，观察组采取中西医结合治疗，观察两组患者的服药情况和病情，治疗 2 个疗程后对结果进行对比分析。对照组总有效率为 75%，观察组总有效率为 90%。王久胜等将 118 例儿童癫痫患者随机分为针刺组与西药组，每组 59 例。西药口服丙戊酸钠片治疗，针刺组在西药组口服药物治疗基础上予调和阴阳针刺治疗。针刺组总有效率为 96.4%，明显高于西药组的 86.0%。此外，还有运用黄芪桂枝五物汤治疗取得较好效果的报道。

（五）难治性癫痫

有 Meta 分析研究共纳入 16 篇相关文献，共 1444 例病例。结果显示，中西医结合治疗难治性癫痫的总有效率及脑电图改善情况均优于单纯西药组。舒锦将 92 例难治性癫痫患者随机分为两组，两组均按不同发作类型应用抗癫痫药物治疗，治疗组在此基础上给予柴贝止痫汤。治疗 6 个月后，治疗组总有效率显著优于对照组。柴贝止痫汤辅助治疗难治性癫痫具有较好的临床效果。张俊等将 120 例难治性癫痫患者分为两组，各 60 例，对照组服用常规西药进行治疗，观察组采用中西医结合措施进行治疗。观察组总有效率为 93.33%，对照组为 73.33%，两组总有效率比较，差异有统计学意义（$P<0.05$）。中西医结合治疗难治性癫痫患者具有十分显著的效果，有利于缓解癫痫的症状。肖海凌将 138 例病例分为 3 组，分别为观察组（定痫丸组、定痫丸 + 吡仑帕奈组）和对照组，在原有抗癫痫药物的治疗基础上，按组添加定痫丸和吡仑帕奈治疗。结果表明，定痫丸联合吡仑帕奈治疗成人风痰闭窍型难治性癫痫能有效减少发作频次，缩短持续时间，改善患者的焦虑、抑郁情绪及睡眠质量，同时降低血清炎症因子水平，减轻脑内炎症反应。定痫丸联合吡仑帕奈的疗效优于单用定痫丸或对照组，且安全性良好。李振光等将 130 例患者随机分为治疗组和对照组，分别给予愈痫灵方联合抗癫痫药物及单纯抗癫痫药物治疗。治疗 6 个月后，两组组癫痫发作频率比较，差异有统计学意义（$P<0.05$），中西药结合治疗组优于西药对照组。愈痫灵方联合抗癫痫药物能减少难治性癫痫发作频率，降低发作症状严重程度，改善脑电图异常情况，且无明显不良反应，可提高用药保留率。也有用愈痫胶囊治疗癫痫的临床效果评价，结果显示，愈痫胶囊治疗癫痫确有效果。有研究在西医治疗基础上，采用阴阳互刺法联合中药治疗难治性癫痫气滞血瘀证，可明显改善症状，提升临床疗效，安全性良好。李浩等在传统抗癫痫药物的基础上加用癫痫宁片治疗，进行自身对照的开放性研究。癫痫宁片添加治疗难治性癫痫，发作减少 $\geqslant 50\%$ 占 22 例（64%），其中发作减少 $\geqslant 75\%$ 为 11 例（31%），发作消失为 4 例（11.4 %），无明显不良反应，耐受性良好。癫痫宁片添加治疗对难治性强直发作、复杂部分发作、部分性发作、继发全身性发作具有良好的效果，不良反应少。此外，还有自拟癫痫方治疗难治性癫痫取得良好效果的报道。经皮耳迷走神经刺激包括耳穴，可起到刺激迷走神经的作用，改善癫痫症状，有效且安全，推荐临床上使用。有 RCT 研究结果支持经皮耳迷走神经刺激治疗难治性癫痫优于经皮电刺激非耳迷走神经治疗[76% vs 52.5%, $P<0.05$](n=90)。

（六）癫痫共病抑郁焦虑

一项纳入 14 项 RCT（n=1183）的系统评价显示，癫痫共病抑郁患者经中西医结合治疗 4 周、6 周、8 周、12 周后，HAMD 评分均低于单纯西药治疗[SMD4= -1.60, 95% CI（-2.50, -0.69），I^2=96.0%, $P<0.01$]（n=704），[SMD6= -1.59, 95% CI（-2.53, -0.64），I^2=95.0%, $P<0.01$]（n=473），[SMD8= -1.61, 95% CI（-2.33, -0.89），I^2=94.0%, $P<0.01$]（n=662），[SMD12= -2.17, 95% CI（-3.55, -0.79），I^2=96.0%, $P<0.01$]（n=344）；中西医

结合治疗癫痫伴抑郁的临床安全性优于单纯西药治疗 [OR=0.59，95% CI（0.35，0.98），I^2=0.0%，$P < 0.05$]（n=657）。何坤梅将 65 例肝郁痰凝型癫痫合并抑郁障碍患者随机分为治疗组与对照组，在原用抗癫痫药物不变的同时，对照组给予盐酸帕罗西汀治疗，治疗组则应用加味柴胡疏肝汤治疗，观察 12 周，治疗组与对照组中医证候均较前显著改善，有效率分别为 90.0% 和 63.3%，加味柴胡疏肝汤治疗肝郁痰凝型癫痫合并抑郁障碍患者具有较好的临床效果，且安全性好，不仅可以改善抑郁症状，而且有助于减少癫痫发作次数。有多项临床观察证明，加味逍遥散对癫痫伴发抑郁障碍有明显疗效。全淑林依照随机分组原则将 60 例患者平均分成两组，分别为治疗组和对照组。在常规抗癫痫治疗的基础上，治疗组给予逍遥散加味，对照组给予阳性药物帕罗西汀，给药 2 个月后，治疗组总有效率为 83.3%，显著高于对照组的 63.3%。此外，在原有抗癫痫药物的基础上运用加味柴胡桂枝汤、乌灵胶囊结合帕罗西汀、舒肝解郁胶囊联合帕罗西汀、抗痫煎剂联合西酞普兰、平痫方治疗癫痫伴发焦虑抑郁障碍均能取得良好的效果。

二、中西医结合治疗癫痫的优势

（一）中药提高抗癫痫药物的利用率

一项纳入 11 例难治性癫痫患儿的 RCT 研究表明，合用冰片治疗后，患儿脑脊液丙戊酸钠浓度有明显提高（$t = - 2.37$，$P < 0.05$），脑脊液与血液丙戊酸钠浓度比值较治疗前有明显提高（$t = - 2.31$，$P < 0.05$）。一项纳入 58 项研究、1137 只实验动物的临床前系统评价和 Meta 分析研究显示，冰片对改善血脑屏障渗透率 [SMD=5.85，95% CI（3.56，8.14），$P < 0.01$]、改善中枢神经系统药物输送有显著作用（$P < 0.05$），其中两项研究显示，冰片可增加卡马西平的吸收，提高卡马西平生物利用度。一项纳入 20 只日本大耳白兔的实验研究表明，冰片和卡马西平合用可使卡马西平的药动学参数 $T_{1/2}$（ka）、T_{peak}、AUC 增大，Ka 和 CL 减少（均 $P < 0.05$），说明冰片可提高卡马西平的生物利用度。

（二）降低发作频率

汪渝将风痰闭阻型癫痫患者随机分为针药并举（止痫汤联合针刺方案）联合奥卡西平组 41 例和奥卡西平组 41 例，两组均以 3 个月为 1 个观察周期，观察两组临床疗效。治疗后，两组癫痫持续时间显著缩短，癫痫发作次数显著减少，说明针药并举治疗癫痫患者的效果显著，可改善患者的认知功能，改善脑电图，增强机体抗氧化应激能力，改善癫痫发作症状。叶照林通过临床试验得出结论，龙胆泻肝汤联合卡马西平治疗癫痫痰火内盛证，可减少癫痫发作次数，缩短癫痫持续发作时间，改善患者的认知功能。玉倩通过临床观察认为，柴胡疏肝汤加减联合丙戊酸钠治疗气滞血瘀型缺血性卒中后癫痫可以减少患者的癫痫发作频数，缩短发作持续时间，改善中医证候积分、脑电图表现和QOLIE-31评分等，在控制了癫痫发作频数、改善癫痫症状的同时，进一步提高了患者的生活质量，临床疗效确切，安全性可靠。聂莉媛将60例患者随机分为治疗组30例和对照组30例。对照组在维持原有正规抗癫痫药物种类和剂量不变的基础上，不添加任何药物治疗；治疗组在维持原有正规抗癫痫药物种类和剂量不变的基础上，添加柴贝止痫汤。治疗12周后，治疗组有效率为85.7%，对照组为48.3%，添加柴贝止痫汤治疗可以显著减少痫性发作频率。潘乐坤将64例癫痫大发作患者随机分为两组。对照组口服苯巴比妥，治疗组在对照组治疗的基础上加服中药参蒲汤，观察两组患者用药后的癫痫发作频率和持续时间。结果显示，治疗组癫痫发作频率明显降低，总有效率为78.13%，对照组总有效率为68.75%。朱英鹏通过针刺督脉穴位（百会、筋缩、大椎3个穴位）联合西药（丙戊酸钠）治疗脑卒中后癫痫患者。结果发现，本方案不仅能减少癫痫发作次数，而且治疗在3个月内的效果更加显著，癫痫症状积分和脑电图改善率高于单用西药治疗。有临床疗效观察将病例随机分组，治疗组采用中西医结合治疗，对照组采用纯西医治疗。结果显示，治疗组效果优于对照组，用中西药结合治疗癫痫可以较好地控制癫痫的发作，较单纯西药治疗的效果显著。

（三）预防复发

刘宪峰等运用自拟方、氯氮平、氯硝西泮治疗多例癫痫患者，经治疗，患者意识、神志清楚，症状消失，复发率降低，取得明显疗效。郭晶晶等运用温胆汤、丙戊酸钠缓释片、左乙拉西坦片治疗癫痫，经过3个月门诊复诊、电话随诊，患者病情稳定。蒋士生等以清热解毒、活血化瘀为法，采用四妙勇安汤加味（方药组成：金银花30g，玄参30g，当归15g，生甘草10g，白茅根15g，车前子10g，枸杞子15g，天麻10g，菊花10g）治疗35例中风后癫痫患者，治疗组癫痫控制例数、复发例数、治疗后的NIHSS评分以及脑电图异常例数等均优于对照组。

（四）减少西药毒副作用

中医学治疗难治性癫痫具有一定优势，在减轻西药的耐药性、改善患者的生活质量、提高临床疗效等方面都发挥着重要作用。周红亮认为，托吡酯虽然为有效缓解小儿癫痫临床症状的常用药，但长期服用易导致各种不良反应，以四君子汤随症加减可有效减少托吡酯所致的恶心、头晕、嗜睡等不良反应，且能缩短治疗时间和总住院耗时，促进康复。王佳等用纯中药制剂癫痫宁片（主要成分为马蹄香、石菖蒲、牵牛子等药材，为纯中药制剂）治疗38例脑卒中继发癫痫，结果显示，总有效率为97.4%，在西药基础上加用癫痫宁片可在一定程度上减轻不良反应的发生。梁晓霞应用中药制剂醒脑静治疗脑卒中后继发性癫痫患者，观察组总有效率及SF-36评分均高于对照组，观察组治疗后累及导联数、痫样放电及不良反应发生率均低于对照组。田士英采用中西医结合的综合方案治疗癫痫患者，控制癫痫发作的同时还减少了西药的服用量，明显减少了药物的不良反应。

一项定痫汤加减联合抗癫痫药治疗癫痫的系统评价纳入 10 项 RCT（n=790），Meta 分析显示，定痫汤联合治疗在提高临床效果上优于抗癫痫药 [OR=3.10, 95% CI (2.11, 4.56), I^2=0.0%, $P < 0.01$]；6 项 RCT 报告了不良反应，相较于单纯抗癫痫药治疗，4 项 RCT（n=319）的 Meta 分析显示，常规抗癫痫药物联合定痫汤能减少消化系统不良反应 [OR=0.29, 95% CI (0.15, 0.57), I^2=2.0%, $P < 0.01$]；5 项 RCT（n=417）的 Meta 分析显示，定痫汤联合治疗能减少神经系统不良反应 [OR=0.19, 95% CI (0.10, 0.37), I^2=0.0%, $P < 0.01$]；4 项 RCT（n=359）的 Meta 分析显示，定痫汤联合治疗能减少肝肾功能异常 [OR=0.29, 95% CI (0.12, 0.70), I^2=0.0%, $P < 0.01$]。

使用疏肝法类方药（柴胡疏肝汤、柴贝止痫汤）治疗癫痫患者，能提高临床效果，改善脑电图异常，减少头晕等不良反应。一项 Meta 分析纳入 6 项 RCT（n=564），结果表明，疏肝法联合抗癫痫药治疗的临床效果优于单纯抗癫痫药物 [OR=3.47, 95% CI (2.08, 5.81), I^2=0.0%, $P < 0.01$]。一项纳入 10 项 RCT（n=755）的 Meta 分析结果表明，柴胡疏肝汤加减联合抗癫痫西药组的总有效率优于抗癫痫药组 [RR=1.31, 95% CI (1.20, 1.43), I^2=0.0%, $P < 0.01$]；5 项 RCT（n=402）的 Meta 分析结果显示，柴胡疏肝汤加减联合治疗改善脑电图均优于抗癫痫药组 [RR=1.45, 95% CI (1.21, 1.75), I^2=0.0%, $P < 0.01$]；4 项研究报告了不良反应，3 项 RCT（n=182）的 Meta 分析结果显示，柴胡疏肝汤联合治疗的头晕发生率低于抗癫痫西药 [RR=0.41, 95% CI (0.19, 0.90), I^2=0.0%, $P < 0.05$]。

针药结合（针刺以申脉、照海、内关为主穴，配合"四神针"针刺百会穴前后左右各旁开 1.5 寸、神庭、本神、脑户等穴，代表方为定痫丸、通窍活血汤等）能提高抗癫痫的临床疗效，降低不良反应。一项纳入 16 项 RCT（n=1803）的 Meta 分析表明，针灸结合中药治疗改善癫痫患者临床症状的效果优于单纯抗癫痫药 [OR=3.96, 95% CI (2.90, 5.41), I^2=0.0%, $P < 0.01$]；7 项 RCT（n=644）报告了不良反应，相较于西药对照组，针药结合能够减少不良反应 [OR=0.23, 95% CI (0.11, 0.47), I^2=56.0%, $P < 0.01$]。

尹燕兵进行临床对照试验，对照组单纯给予西医治疗，观察组在对照组的基础上增加中医治疗，观察两组疗效。结果显示，观察组显效 11 例，有效 9 例，无效 10 例；对照组显效 8 例，有效 7 例，无效 17 例。两组疗效比较，差异有统计学意义（$P < 0.05$）。采用中西医结合疗法治疗癫痫的效果显著，能够减少发作次数，缓解发作症状，并且能够有效克制西医治疗的不良反应。

有临床观察研究将 60 例癫痫患者随机分为两组。对照组予卡马西平 200～600mg/d，分 2～3 次口服；观察组予卡马西平 100～300mg/d，分 2～3 次口服，同时配合中药汤剂和耳穴压豆，耳穴压豆取神门、脑干、皮质下、交感穴。结果表明，观察组临床疗效明显优于对照组，临证可减少西药的用量以减少不良反应。耳穴压豆无任何不良反应，操作简单，患者家属可以操作，对于脑卒中后癫痫不失为一种有效的辅助治疗手段。

三、中西医结合治疗癫痫的作用机制

（一）神经递质

癫痫主要是大脑神经元过度同步化放电导致的，而在神经电传导过程中神经递质起了重要的作用。目前发现与癫痫发病有关的氨基酸类神经递质中，谷氨酸、天冬氨酸、牛磺酸等对癫痫发作起促进作用，而 γ- 氨基丁酸、甘氨酸等对癫痫发作起抑制作用，在其中作用最为重要的是谷氨酸与 γ- 氨基丁酸及其受体。

有研究表明，草果知母汤能明显降低戊四唑致痫大鼠脑内单胺类神经递质的含量，并对癫痫发作有良好的拮抗作用。草果知母汤的抗痫作用可能与减少癫痫大鼠脑内单胺类神经递质的释放，从而提高惊厥阈值有关。加味柴胡疏肝汤的 β- 谷甾醇、山柰酚、槲皮素、木犀草素、柚皮素、贝母辛碱、天竺葵素、钩藤碱、芍药苷、异鼠李素、橙皮素、杨梅酮及芒柄花素等有效成分可能通过靶向 AKT1、TP53、TNF、MAPK1、MAPK8、MAPK3、FOS 以及 CASP3 等核心靶点，影响对活性氧的反应、氧化应激反应、突触前膜、儿茶酚胺结合、神经递质受体活性、多巴胺结合等生物学功能，进而调控细胞凋亡、流体剪切应力、动脉粥样硬化、肿瘤坏死因子信号通路、白细胞介素 17（interleukin-17，IL-17）信号通路、VEGF 信号通路和催乳素信号通路等，从而发挥抗癫痫的作用。柴胡龙骨牡蛎汤的重要靶点能够富集到在癫痫发生发展中发挥重要作用的通路上，如 GABA-A 受体、多巴胺能、谷氨酸能、神经递质受体等信号通路。动物实验验证，柴胡龙骨牡蛎汤能提高锂 - 毛果芸香碱癫痫大鼠 GABA 水平，降低 DA 水平，保护海马 CA1 区神经元细胞，柴胡龙骨牡蛎汤治疗癫痫具有多系统、多成分、多靶点的特点，特别是调整神经递质代谢水平。石铁等将 178 例癫痫患者按照随机数字表法分为对照组和观察组，每组 89 例。对照组给予丙戊酸钠缓释片治疗，观察组给予安神镇癫方联合丙戊酸钠缓释片治疗。治疗后，两组患者 5-HT 水平均高于治疗前，γ- 氨基丁酸和谷氨酸水平均低于治疗前，差异有统计学意义；且观察组 5-HT 水平高于对照组，γ- 氨基丁酸和谷氨酸含量均低于对照组，差异有统计学意义。治疗后，观察组患者 5-HT 水平高于对照组，γ- 氨基丁酸和谷氨酸水平低于对照组，提示安神镇癫方通过调控神经递质的分泌，发挥抗癫痫作用。靳隽等发现瑞香狼毒能降低海马区兴奋性氨基酸（excitatory amino acids，EAA）含量，尤其 Glu 和天冬氨酸（aspartate，Asp），同时亦能提高抑制性氨基酸（inhibitory amino acids，IAA）含量，如 GABA，进而产生抗惊厥的作用。

（二）离子通道

早期研究已经证实，钠、钾、钙离子通道与癫痫有密切关系。谢炜等发现柴胡皂苷有抑制 Na-K-ATP 酶活性的作用，可非竞争性地与 Na-K-ATP 酶结合而影响酶与 K^+ 的特异性结合，从而使钠泵失去作用，钠离子内流受阻，去极化过程受到抑制，不能形成锋电位，导致发作性去极化漂移（paroxysmal depolarization shift，PDS）无法完成，这样就无法产生癫痫放电，起到了治疗癫痫的作用。刘广益等发现川芎的有效成分川芎嗪（tetramethylpyrazine，TMP）不仅能抑制细胞外 Ca^{2+} 经钙通道进入细胞内，而且能抑制细胞内储存钙的释放，其作用主要是阻滞了电压依赖性钙通道。由此推测，TMP 可能是通过影响神经细胞膜上 Ca^{2+} 通道，从而降低胞内 Ca^{2+} 浓度而抑制癫痫放电的。王越等通过研究蝎毒耐热蛋白对癫痫大鼠海马区神经元的保护作用，发现蝎毒耐热蛋白可能通过影响钠离子通道降低海马神经元兴奋性，进而减少癫痫发作。

四、中西医结合在癫痫防治中的发展趋势

第一，中西医结合将更加注重病因治疗。传统的中医强调调整体内的阴阳平衡和气血循环，而西医则注重药物治疗和症状控制。未来，中西医结合将更加重视病因治疗，即通过调整患者的生活习惯、饮食结构等，从根本上改善癫痫的发作机制。同时，结合现代医学技术，如脑电图、磁共振等，可以更加精确地定位和治疗癫痫的病灶。

第二，个体化治疗将成为主流。每个患者的癫痫病因、发作类型和临床表现都可能不同，因此，个体化治疗将成为中西医结合的重要方向。通过基因检测、脑电图分析等技术手段，可以更加精确地确定患者的病因和病情，并制订个性化的治疗方案。中医的辨证施治和西医的药物治疗将相互结合，针对患者的具体情况进行综合治疗，提高治疗效果。

第三，中西医结合将更加注重预防和康复。传统的中医强调"未病先防"，即通过调整体内的平衡和增强身体的抵抗力，预防疾病的发生。而西医则侧重于药物治疗和症状控制。未来，中西医结合将更加注重癫痫的早期干预和康复治疗，通过中医的针灸、按摩、草药等方法，结合西医的康复训练和药物治疗，帮助患者恢复正常的生活功能。

同时，中西医结合将更加注重科学研究和临床实践。加强中西医结合的研究团队和专家的合作，开展更多的临床试验和观察研究，可以积累更多的经验

和证据，推动中西医结合在癫痫防治中的发展。

（姚　渊　王雪玭　林睿凡　高文雅　刘晨园
张妮楠　周洪伟　谢　琪）

第二节　儿童癫痫患者的长程管理

一、概述

儿童是癫痫的高发人群，18岁以下儿童在全部癫痫患者中占比超过60%，尤其在婴儿期，发病率高达109/10万。癫痫患儿不仅面临骨折、外伤和猝死等风险，还在学校、社会融入以及独立生活方面遭遇重大挑战。这给患儿及其家庭带来了巨大的经济和社会负担，严重影响了他们的生活质量。

2019年发布的《全球癫痫报告》指出，癫痫患者医疗保健需求的增加及工作能力的下降都会对社会经济产生显著影响。同时，癫痫患者常是受歧视和权益受侵犯的对象。病耻感会阻碍患者及其家庭寻求治疗，这不仅降低了患者的生活质量，而且使社会对其包容性下降。

癫痫治疗的首要目标是控制癫痫发作，但治疗的最终目的不仅仅是控制发作，更重要的是提升患儿的生活质量。对于同时患有精神运动障碍的患儿，还需要长期对其进行针对性的康复治疗，以降低残疾程度，帮助他们掌握必要的学习和生活技能，使其能够融入正常的家庭和社会生活。

癫痫的治疗过程长且影响因素众多，因此长期的管理对于改善预后和提高生活质量至关重要。当前，将癫痫管理纳入初级卫生保健体系显得尤为重要，以提高公众对癫痫的认知并加强基层医务人员的诊疗能力。鉴于我国各地经济水平和医疗条件的显著差异，癫痫管理水平也参差不齐，因此全面提升长期管理水平具有深远的意义。

二、药物治疗

ASM是目前控制癫痫发作的主要手段。70%左右新诊断的癫痫患儿可以通过应用ASM使发作得以控制，所以新诊断癫痫患儿药物的选择非常重要。

（一）何时开始ASM治疗

1. 首次非诱发性癫痫发作　在大多数情况下，我们对于首次出现非诱发性癫痫发作的儿童不会立即开始ASM治疗，这与目前大多数神经科医师的做法是一致的。同样，国际抗癫痫联盟的共识声明也指出，对于其他方面都正常的婴儿，在首次无热惊厥后，可以采取密切随访监测的随诊观察策略。然而，对于一些特定的癫痫综合征患儿，在首次非诱发性癫痫发作后，可能需要开始ASM治疗。例如，如果青少年首次出现全面强直 - 阵挛发作，且脑电图显示 4～6Hz 广泛性棘慢波，确诊为青少年肌阵挛性癫痫（juvenile myoclonic epilepsy，JME），那么应采用 ASM 进行治疗。此外，如果儿童有潜在的远期症状性病因，尤其是局灶性癫痫，且有脑电图或影像学异常，那么复发的风险就会升高。对于这类病例，立即进行 ASM 治疗可能利大于弊。

对于所有病例，临床决策都应该个体化，需要权衡癫痫发作复发的风险与 ASM 治疗的潜在利弊，同时结合患者的价值取向和意愿。如果降低再次发作风险的益处超过了药物不良反应的风险，那么就可以进行治疗。

（1）影响决策的因素：在决定是否对首次出现非诱发性癫痫发作的儿童进行治疗时，需要考虑以下主要因素。首先是癫痫复发的风险，这会因临床因素差异而不同。其次是立即进行 ASM 治疗预期所能产生的相对危险降低率。有限的数据提示，与延迟治疗相比，早期 ASM 治疗可以降低复发的短期风险，但似乎并不会影响癫痫的远期预后。再者是不进行治疗的风险，包括再次发作以及由此带来的不良后果及心理耻辱感（包括对青少年和年轻成人驾驶及工作环境的限制），偶尔还包括癫痫持续状态的风险。最后是长期使用 ASM 的风险，包括过敏反应和全身毒性等。同时还应考虑长期使用 ASM 及就诊和检查所产生的经济负担。

（2）癫痫发作的复发风险：如果患儿的神经系统正常，没有神经系统疾病的病史，且出现的非诱发性癫痫发作没有明显的急性病因，那么在接下来的 1 年内，癫痫发作的复发风险约是 25%。而在接下来的 3 年内，这个复发风险会增加到 45%～50%。有一些临床因素会增加癫痫发作的复发风险，这些因素包括既往的神经系统损害（也称为远期症状性癫痫发作）、局灶性癫痫、脑部影像学的明显异常、脑电图异常及有癫痫家族史等。

（3）早期与延迟治疗对癫痫发作的影响：对于成人来说，如果在首次非诱发性癫痫发作后立即开始使用 ASM 治疗，那么在发作后的 1～2 年，复发的风险可以降低约 35%。关于儿童的数据相对较少，但已有的数据提示，ASM 治疗的短期益处与成人相似。然而，如果等到第二次发作后才进行治疗，并不会改变癫痫的长期预后。

2. 第二次非诱发性癫痫发作　当儿童出现第二次非诱发性癫痫发作时，我们通常会启动 ASM 治疗，因为复发的情况表明患儿再次发作（即癫痫）的风险已大幅增加。然而，也存在一些例外情况。如果癫痫发作不频繁或较为轻微，许多家长和照料者可能会选择不使用 ASM。但值得注意的是，"不频繁"和"轻微"的定义是相对主观的，不同的家长和照料者可能对这些定义有不同的理解。另外，对于儿童失神发作、失张力发作或跌倒发作，以及婴儿痉挛等特定类型的癫痫发作，我们几乎总是会进行治疗，因为这些患儿在就诊时通常已经展现出频繁发作的模式。

3. **急性症状性癫痫发作** 急性症状性癫痫发作也被称为诱发性癫痫发作或反应性癫痫发作,是一种与急性全身性疾病或脑部损害存在密切时间关联的癫痫发作。在急性感染、急性头部损伤等急性疾病情境下出现癫痫发作的儿童,其复发的风险相对较低。如果癫痫发作具有特定的急性基础性病因,那么只有在这种基础性病因再次出现时,癫痫发作才有可能复发,例如由发热、代谢紊乱(如低钠血症)和脑震荡等因素引起的癫痫发作。

对于急性症状性癫痫发作的治疗,重点应放在纠正急性的基础性疾病或异常上,并采取措施防止其再次发生。因此,患有急性症状性癫痫发作的儿童可能并不需要 ASM 治疗。然而,也存在一些例外情况,例如正在从诱发癫痫发作的急性疾病中恢复的住院儿童。这些患儿的 ASM 治疗可能会持续数日至数周,但通常会在出院前停药。然而,对于由脑膜炎或脑炎引起的急性癫痫发作患儿,他们更有可能在出院后继续接受更长时间的 ASM 治疗。而那些需要重症监护的严重创伤性脑损伤患儿,无论是否出现癫痫发作,通常都会接受维持性 ASM 治疗。

(二) 儿童 ASM 的选择

随着医学的不断发展,越来越多的 ASM 被用于治疗儿童癫痫。这些药物根据获得监管批准的时间和供应情况,常被划分为"老"药和"新"药。一般而言,当一种 ASM 首次获批用于癫痫治疗时,其说明书注明的适应证通常是作为成人部分性癫痫发作的添加(辅助)治疗。随着临床使用经验的积累和其他研究的深入,这些药物的治疗范围会逐渐扩展到其他癫痫发作类型及年龄更小的患者群体。

1. **与癫痫发作相关的考虑因素** 在选择 ASM 进行初始治疗时,关键在于选择对特定癫痫发作类型或综合征有效的药物。因此,初始诊断性检查应尽力确定患儿癫痫发作的具体类型,并尽可能确定是否存在特定的癫痫综合征。ASM 的最佳选择取决于癫痫发作的类型及癫痫综合征的特点。

直至 20 世纪 90 年代中期,可供常规使用的 ASM 种类寥寥无几。但自那时起,约有 20 种新药陆续问世,为临床治疗提供了更多选择。这些新药最初多在成人中试验,尤其针对局灶性癫痫。若在治疗 12~16 周后,患者癫痫发作减少超过 50%,新药往往会被批准用于临床。鉴于癫痫发作频率的自然波动,为了准确判断新型 ASM 的疗效,随机安慰剂对照试验结果显得至关重要。尽管此类试验对测试新药不可或缺,但临床医师往往还希望了解新药与传统药物之间的疗效对比,以寻找控制癫痫发作的新途径。

新老 ASM 之间的比较研究并不频繁。根据标准和新型抗癫痫药物研究 (standard and new antiepileptic drugs, SANAD) 试验 (A 和 B) 的结果,与卡马西平相比，拉莫三嗪在治疗局灶性癫痫方面展现出了良好的效果。同时认为，丙戊酸钠这一经典 ASM 依然是治疗全面性癫痫的首选药物。

值得注意的是，大多数关于新型 ASM 的研究都是在成人中进行的，而儿科患者的药物批准通常需要额外的研究支持。鉴于疾病特征在某些方面的相似性，已批准用于成人局灶性癫痫发作的药物（无论是单药治疗还是辅助治疗）通常在4岁以上的儿童中也适用，无须再进行额外的疗效研究。然而，为了获得适应证，仍需要针对儿童的药代动力学进行研究，以确定与成人相当的合适剂量。

2. 与药物相关的其他考虑因素　包括给药剂型、给药频率、某些不良反应的相对风险，以及药物相互作用的可能性。单药治疗始终是癫痫治疗的首选目标，因为它通常比多药联合治疗具有更好的依从性、更少的不良反应、更小的致畸风险及更低的费用，并能避免药物相互作用，简化药动学管理，但是目前也推崇尽早考虑合理的联合治疗。当不同 ASM 之间的疗效差异不明显时，医师在选择一线治疗时的主要依据是药动学特性、不良反应和药物的相互作用。同时，经济学成本也是需要考虑的因素之一。

（1）药动学和剂型

①半衰期：药物的血清半衰期是重要的药动学参数。对于半衰期较长的药物，其在血清中的浓度相对稳定，因此每日的给药频率相对较低，这有助于提高患者的服药依从性。例如，一些缓释型的 ASM，如苯妥英钠、卡马西平、丙戊酸盐、左乙拉西坦和拉莫三嗪，以及半衰期特别长的药物，如乙琥胺、苯妥英钠、苯巴比妥和唑尼沙胺，它们通常只需每日给药1次或2次。而且，这类 ASM 即便漏服也可以"补服"。

②消除动力学：在选择 ASM 时，药物的消除动力学也是需要考虑的关键因素。线性或一级动力学的药物，其消除速度与血药浓度无关，总是以恒定的比例进行消除。然而，对于具有非线性、剂量依赖性或浓度依赖性动力学的药物，随着药物浓度的升高，其清除速度会因消除机制的饱和而下降。在实际应用中，表现出线性动力学的药物通常更为理想。值得注意的是，丙戊酸盐、卡马西平和苯妥英钠等药物表现出非线性动力学特性。特别是苯妥英钠，在血清浓度较低时呈现线性动力学，但在接近低-中等治疗范围时则转变为非线性动力学。因此，即使是小幅度增加剂量，也可能导致血药浓度的显著升高，甚至引发中毒。此外，在高浓度时，苯妥英钠的半衰期会显著延长。这意味着，在较高血药浓度时，可能只需增加极少量的日剂量就能达到目标水平，有时甚至可以考虑隔日增加剂量。

③剂型：对于婴幼儿，口服混悬液、咀嚼片和撒剂（sprinkle）可能有帮助。

（2）不良反应：ASM 的不良反应是导致癫痫患者生存质量下降的重要因素之一。其中，许多不良反应，如嗜睡、头晕、复视等，似乎在这类药物中普遍存在。然而，还有一些特定的不良反应是某种 ASM 所独有的。因此，在选择 ASM 时，需要充分考虑这些潜在问题，因为某些不良反应在某些患者中可能更为突出。通过细致的评估和个体化的治疗方案，我们可以努力减少不良反应的发生，从而改善癫痫患者的生活质量。

（3）药物间相互作用：许多常用药物与 ASM 之间存在相互作用，导致彼此的代谢受到影响。具体来说，强效的肝酶诱导剂，如苯妥英钠、苯巴比妥、扑米酮、卡马西平、奥卡西平和非尔氨酯等，会降低那些通过肝脏代谢的药物的浓度。相反，肝酶抑制剂，如丙戊酸盐，则会减缓药物的代谢过程。此外，某些儿童常用的酶抑制剂，如西咪替丁、丙氧芬、红霉素、氟西汀和克拉霉素，也会增加某些 ASM 的血药浓度。

值得注意的是，许多新型 ASM 属于非酶诱导性药物，因此它们与其他药物发生相互作用的可能性相对较小。在某些特殊情况下，如肿瘤相关癫痫儿童在接受化疗时，避免药物间的相互作用尤为重要。此时，左乙拉西坦等非酶诱导性的 ASM 常作为儿童癫痫患者的一线治疗选择，以减少潜在的药物相互作用风险。

（三）ASM 的起始治疗

1. **基线实验室评估** 对于许多 ASM，通常无须进行常规的实验室检查。然而，对于卡马西平、非尔氨酯、丙戊酸盐等药物，情况则有所不同，这些药物在使用时需要进行特定的实验室检查。特别是当给 3 岁以下儿童或可能患有神经代谢疾病的儿童使用丙戊酸盐之前，我们强烈建议进行一系列的检查，包括检测血氨、血中丙酮酸、乳酸和肉碱的水平，以及进行血氨基酸和尿有机酸的分析。在没有明确病因的情况下，如果临床上怀疑儿童的病情有进展，那么应当避免使用丙戊酸盐，以避免潜在风险。

2. **治疗前人类白细胞抗原（HLA）检测的作用** 对于亚裔患者，在开始使用卡马西平或奥卡西平之前，强烈建议进行 *HLA-B1502* 等位基因的筛查。尽管在更广泛的族群中，*HLA-A31：01* 和 *HLA-A*24：02* 等位基因被发现会增加超敏反应的风险，但针对这些等位基因的检测，目前尚未达成明确共识。

值得注意的是，携带 *HLA-B*1502* 等位基因的患者，在使用卡马西平后发生超敏反应的风险显著增高，这类超敏反应包括严重的 Stevens-Johnson 综合征（Stevens-Johnsonsyndrome，SJS）和中毒性表皮坏死松解症（toxic epidermal necrolysis，TEN）。这种等位基因主要见于亚裔人群。此外，据报道，这类患者在使用奥卡西平和苯妥英钠时，也面临着出现 SJS 或 TEN 风险升高的问题，但相比于卡马西平，风险程度似乎较低。

因此，对于已知携带 *HLA-B*1502* 等位基因的患者，应当尽量避免使用卡马西平、奥卡西平和苯妥英钠，除非在特定情况下，治疗所带来的益处被明确认为超过潜在的风险。

3.给药和用法用量　ASM 动力学特性决定初始剂量设定及剂量调整间隔，还需充分考虑患者的个体差异。

（1）起始剂量通常为维持剂量的 10%～25%，半衰期长者，起始剂量可以更接近于维持剂量，剂量间隔≤5 个半衰期，若癫痫发作频繁，可加速剂量调整进程，但不良反应可能会增加。

（2）ASM 的剂量应逐步增加直至癫痫发作终止、出现持续不良反应、血药浓度达到较高或超过治疗范围而对癫痫发作频率无显著影响时。在无明显不良反应时，多数 ASM 的血药浓度可超过推荐的治疗性血药浓度的上限。但在使用苯妥英钠和丙戊酸盐时需格外谨慎，因为苯妥英钠的药动学特性呈非线性，而丙戊酸盐可能导致血小板减少。

（3）若在剂量上调过程中出现可耐受的不良反应，应保持剂量稳定数周，观察症状是否缓解。若不良反应减轻但癫痫发作持续，则应以更缓慢的速度继续加量。

（4）部分患者可能需要超过标准剂量的 ASM 才能达到治疗性水平。这通常归因于患者的依从性差，但也可能与 ASM 的代谢亢进有关（即肝脏对药物代谢增强导致药物清除率高于正常水平）。若药物浓度未按预期增加，且不太可能是由于依从性问题，则应在监护下给予负荷剂量，并在接下来的 12～24 小时内测定血药浓度。

（5）为避免血药浓度的大幅波动，ASM 的每日给药时间间隔最好短于药物的半衰期。药物的半衰期越长，给药频率相应越低。若能将用药时间与日常活动（如进餐、刷牙）相结合，将有助于提高依从性。夜间应避免唤醒儿童服药。

（6）随着儿童的成长，需根据体重增加情况和药物清除率调整剂量。值得注意的是，某些 ASM 在青春期的清除率会下降并接近成人水平，由于每千克体重的药物剂量下降与清除率下降之间达到平衡，血药浓度可能会保持稳定。

4.对青春期女孩的其他考虑　在为女孩选择特定的 ASM 时，需权衡潜在的致畸风险，长期治疗过程可能会一直持续到女孩进入育龄期。对已有或即将有性行为的女孩，医师应强调有效避孕的重要性。部分 ASM 可降低激素避孕效果，而反过来，激素避孕也可能导致部分 ASM（如拉莫三嗪）的血清水平降低。WHO 建议，使用具有酶诱导性的 ASM 或拉莫三嗪的患者，应避免使用激素类避孕药、避孕贴或避孕环，而应选择其他避孕方式。长效且可逆的避孕方法有效。此外，建议那些使用 ASM 的青春期女孩及叶酸缺乏者，应适当补充叶酸。

（四）随访和监测

1.血药浓度　一旦癫痫发作得到控制，测定此时 ASM 的血药浓度会十分有益。通过将其与复发时的血药水平进行比较,我们可以判断突破性发作是否由血清水平过低所引发。而血清水平低的原因可能涉及患者的服药依从性差、药物间的相互作用、药物吸收降低(如腹泻或胃炎导致的呕吐)或药物制剂的变动(如从品牌药换到非专利药)。若儿童需长期使用其他药物,建议在新药物剂量稳定后再次测定。

2. **关于特定药物的监测** 某些 ASM 因其特定的剂量相关反应或特异体质相关的不良反应而需要特别监测。例如,长期接受 ASM 治疗的患儿,特别是使用具有酶诱导性的药物,如苯妥英钠、卡马西平和苯巴比妥时,高脂血症、低叶酸、低维生素 B_{12} 以及高同型半胱氨酸血症的发生率会有所上升。因此,对于使用酶诱导性 ASM 的较大年龄儿童,我们应考虑进行高脂血症和叶酸缺乏症的筛查。

(1)丙戊酸盐:尽管无证据表明常规监测肝功能可早期发现丙戊酸盐的严重毒性,但医师仍选择对无症状患者进行每年 1～2 次的检查。丙戊酸盐常引起肝酶和血氨轻微升高。研究显示,在使用 ASM 的成人和儿童中,γ-谷氨酰转移酶(gamma glutamyltransferase,GGT)升高达 75%,丙氨酸转氨酶(alanine transaminase,ALT)为 25%,天冬氨酸转氨酶(aspartate transaminase,AST)升高少见,但其可能是肝功能异常更具特异性的指标。血氨升高常见,与肝功能异常无关。儿童使用丙戊酸盐发生高氨血症的风险因素包括年龄小、剂量增加、血清肉碱水平低及与其他 ASM 联用。致死性肝毒性多见于 3 岁以下儿童,常与多药联合及基础代谢障碍有关。

(2)卡马西平:通常在卡马西平治疗 1 个月后检测全血细胞计数(complete blood count,CBC),白细胞计数显著降低则每 3～4 周复查至计数稳定。若中性粒细胞绝对计数(absolute neutrophil count,ANC)降至 800～1000/μl 以下应停药。白细胞减少在使用卡马西平的患儿中较常见,通常出现在治疗初期。白细胞计数降至 3000～4000/μl 是良性白细胞减少的特征,通常可逐渐恢复或保持轻度降低的水平。

(3)奥卡西平:奥卡西平使用时可发生低钠血症,但在儿童中罕见。危险因素包括与其他排钠药物合用和摄入过多自由水,常出现在治疗初期或加用排钠药物后。通常无须因低钠血症减少剂量或停药,血钠水平多逐渐恢复或保持轻度降低且无症状。血钠低于 120mmol/L 或出现临床症状时,可减少奥卡西平剂量或轻度限制液体摄入。

(4)托吡酯和唑尼沙胺:对于接受托吡酯或唑尼沙胺治疗的儿童,因其存在代谢性酸中毒和肾结石的风险,应测量基线时的血清碳酸氢根水平,并在此后定期监测。如果患儿有持续性或重度代谢性酸中毒,应考虑减少剂量或停药。若有代谢性酸中毒的其他易感因素,如肾病或同时采用生酮饮食,则发生酸中毒的风险和严重程度增加。儿童慢性代谢性酸中毒的潜在并发症包括生长障碍、佝偻病或骨软化症等。

（5）氨己烯酸：使用氨己烯酸有永久性视网膜功能障碍和视野向心性缩小的风险，这些早在开始治疗后 9 个月时即可见到，这些缺陷的发生率随着治疗持续时间的延长和累积剂量的增加而升高。接受氨己烯酸治疗的儿童需要在基线时期和后期持续进行眼科评估。

3. 监测不良事件　对于长期使用 ASM 的儿童，医师需保持高度警惕，以防范潜在的不良事件。若良性症状持续数日以上，应尽快进行 CBC 和（或）肝功能检查。若儿童出现呕吐（肝毒性或胰腺炎的常见早期症状）、不明原因的长时间发热、瘀斑、极度疲劳或嗜睡、流感样症状、不明原因的癫痫发作加重、精神状态改变或腹痛等，应立即进行进一步检查。特别在使用非尔氨酯时，因其出现再生障碍性贫血的风险较高，需加强实验室监测。

家族史在决定实验室检查方面起着重要作用。对于有药物不良反应家族史，特别是血液系统或皮肤不良反应，或存在自身免疫性疾病明确家族史的儿童，医师应特别关注其可能发生的特异性反应和血液系统并发症。在考虑使用托吡酯或唑尼沙胺时，必须详细询问患者及其家族的肾结石病史，以确保用药安全。

4. 骨骼健康　建议在长期使用 ASM 治疗的儿童和成人中筛查维生素 D 缺乏症，并给予补钙及维生素 D 治疗。

5. 精神和行为问题筛查　自杀风险的增加与某些 ASM 的使用密切相关。因此，对于接受 ASM 治疗的患者，我们应密切监测其是否出现自杀意念或抑郁症状，以及这些症状的加重情况。常规筛查手段包括自评问卷、计算机化成套评估及患者的主观认知主诉，如注意力、记忆或找词困难等方面的反馈等。若患者表现出疑似或明显的认知缺陷，或存在神经发育延迟、行为/学习困难、认知减退等问题，我们应考虑进行更为正式的神经心理学评估。此外，持续的神经心理学评估也有助于我们更好地评价疾病本身及其治疗对患者的影响。

（五）ASM 治疗的持续时间

当癫痫患儿进入持续癫痫无发作状态后，确定治疗的持续时间成为一个关键决策。我们应努力缩短儿童服用 ASM 的时间，以减少潜在的药物不良反应。根据对 5 项儿童研究的综合分析，患者在无癫痫发作的状态下至少应维持 2 年，之后再考虑是否继续治疗。在停止使用时，我们必须高度关注几个重要风险因素：癫痫的复发风险、进展为顽固性癫痫的可能性，以及癫痫复发可能带来的严重危害，例如癫痫猝死（sudden unexpected death in epilepsy，SUDEP）和相关伤害或事故。全面评估这些风险因素有助于我们制订更加合理和科学的减药与停药计划，从而确保患者的长期健康和安全。

定期评估复发风险在癫痫管理中至关重要。这种评估主要依据癫痫综合征病因及脑电图的结果。根据复发风险的不同，处于癫痫缓解期的儿童可以分为3组。第一组是自然病程自限性的患者，例如伴中央颞区棘波的儿童自限性癫痫和Panayiotopoulos综合征患儿，这些患儿的癫痫发作通常在青春期后自然终止。第二组是复发风险极高的患者，如遗传性癫痫性脑病患儿，在这类患儿中实现无癫痫发作往往很困难。当儿童在较长时间内没有癫痫发作时，医师可能会尝试减少多种药物治疗。脑电图在大多数情况下持续显示癫痫样放电。这一群体占所有癫痫患儿的10%～15%。最后一组是复发风险"不确定"的患者，对于这部分患者，我们需要综合考虑多种因素来制订治疗方案。

在决定何时停药时，我们必须综合考虑患者的自然病程、既往癫痫发作史及长期预后。值得注意的是，一些患自限性癫痫综合的儿童，即使癫痫复发，其长期预后也不会受到影响。而对于高风险群体，例如遗传性癫痫性脑病患者，由于有较高的复发风险，我们需要特别关注，以降低复发的可能性。

关于停用ASM后的风险，虽然目前缺乏系统的数据支持，但我们需要综合考虑患者的癫痫发作控制情况、发作的严重程度，以及心理、经济和文化等多方面因素。通常建议患者在6周到3个月内逐渐停用ASM，对同时使用多种药物的患者，建议逐一停药。总体而言，大多数患者在3～5年无癫痫发作后，应考虑逐渐减少ASM的使用，除非他们的复发风险极高。对于手术后无癫痫发作的患者，可以在术后无癫痫发作满1年时考虑逐渐停药。在制订治疗策略时，应结合患者的具体情况和医师的专业建议，以实现个体化精准治疗。

（六）对ASM的依从性

一项针对124名新诊断癫痫儿童（年龄介于2～12岁）的前瞻性观察研究发现，高达58%的患儿在治疗的最初6个月内存在不依从治疗的情况。这种不依从的模式往往在治疗的第1个月就有所显现。对同一队列进行的长期随访研究显示，最初6个月的依从性差与4年后的癫痫发作控制效果较差显著相关。导致这种不依从性的主要原因包括药物方案的复杂性和不良反应的产生，同时，社会经济地位较低也被发现是一个重要的危险因素。

为了提高整体用药依从性，我们强烈建议采取一系列措施。例如，利用每日药盒和自动药片分配器来规划和追踪用药情况，患者及其照料者可以使用智能手机应用程序来发送用药提醒和漏服通知。这些举措旨在增强患者的用药意识，减少漏服和误服的可能性。

此外，已有一些小型研究探索了提高癫痫患者用药依从性的方法。研究发现，行为干预（如使用强化提醒）在改善患者用药依从性方面的效果略优于单纯的教育和咨询。因此，结合行为干预和教育咨询的综合措施可能是提高癫痫患者用药依从性的有效途径。

三、其他治疗

（一）外科手术治疗

若患儿的癫痫发作持续且频繁，对其日常生活产生负面影响，或已对其认知及心理社会发展造成阻碍，无论其年龄大小，均应考虑实施外科干预。手术类型的选择需根据癫痫的综合评估结果而定，因每个患儿的情况都有所不同。术前，需通过多学科诊疗（multi-disciplinary team，MDT）对患儿进行评估。这一综合评估旨在确定致痫灶的位置及可安全切除的范围，包括临床评估、神经心理测试、常规及视频脑电图、高分辨率磁共振及其他影像学检查。

手术方式多样，既有侵入性较小的操作，如迷走神经刺激（vagus nerve stimulation，VNS），也有更为复杂的外科手术，如局灶切除术、单叶或多叶切除术、胼胝体切开术、大脑半球切除术和多处软脑膜下横切术。选择何种手术方式主要取决于癫痫发作的类型和定位。

对于那些致痫灶定位明确的患儿，特别是当影像学检查显示与病灶位置一致时，切除病通常能取得显著效果。例如，半侧大脑综合征（如半侧巨脑症、Sturge-Weber综合征或Rasmussen病）的患儿可能适合接受大脑半球切除术或功能性大脑半球切除术。对于复杂性病灶，治疗方式则需根据个体情况量身定制，如在多小脑回畸形中，致痫灶可能仅与结构异常区部分重叠。

对于经过综合性外科评估后确定适合癫痫手术的患儿，研究表明，相较于仅依赖药物治疗的患儿，接受手术治疗的患儿在癫痫发作控制方面通常表现更优。内侧颞叶切除术或颞叶外病灶手术后的癫痫发作频率改善程度通常最为显著，大脑半球切除术次之，而胼胝体切开术的改善程度相对较低。手术带来的新发神经功能障碍风险或原有功能障碍加重的风险会因手术类型和术前神经功能基线水平的不同而有所差异。通常，大脑半球切除术和颞叶外病灶切除术的风险最高，而内侧颞叶切除术的风险相对较低。

值得一提的是，迄今为止唯一一项关于儿童癫痫手术的随机试验显示，总体而言，对于接受手术并辅以恰当药物治疗的患儿，在1年内实现无癫痫发作的比例明显高于仅接受药物治疗并列入手术等待名单的患儿（77% vs 7%，n=116）。但具体的手术类型和实施计划也会影响这一比例。

（二）生酮饮食

生酮饮食（ketogenic diet，KD）的显著优势在于治疗效果的持久性。在20世纪20—30年代，KD曾广泛应用，但随着新型ASM的兴起，其使用逐渐减少。然而，1994年，一个名为查理的男孩通过KD成功控制耐药性癫痫发作的案例在电视上播出，重新引发了KD在癫痫治疗中的关注。随后的临床试验进一步证实了KD在控制癫痫发作，特别是儿童难治性癫痫中的显著疗效。

国际生酮饮食研究小组在2009年和2018年发布的指南中详细阐述了KD在癫痫治疗中的实践方法，包括患儿选择、饮食前咨询、饮食方案制订与实施、营养补充、随访评估、不良反应处理及饮食调整等各个环节，为KD在癫痫治疗中的应用提供了全面指导。

目前，KD已被确立为耐药性癫痫的四大主要治疗方法之一，与新型ASM、癫痫手术及神经调控等治疗方法并驾齐驱。与手术治疗相比，KD的应用具有可逆性、成本效益高及易于实施等优势，为癫痫患者提供了更多治疗选择。KD最初作为癫痫患者的非药物疗法而确立，并在20世纪90年代中期重新受到关注，现已成为难治性癫痫患者的理想选择之一，具体取决于个体病情及严重程度。

关于KD的作用机制，已提出多种假说，这推动了其在其他神经系统疾病治疗中的探索。展望未来，生酮治疗的有效性有望在更多疾病群体中得到证实，而KD也有望在全球范围内得到更广泛的应用和推广，为更多患儿带来福音。

（三）神经调控治疗

许多患儿在使用ASM治疗和生酮饮食疗法后仍未能有效控制癫痫，而且经术前评估无法明确致痫灶，故也不适合接受切除性癫痫手术。尽管有些患儿接受了切除性手术，但仍有癫痫发作。还有些患儿癫痫发作得到了控制，却出现了显著的不良反应。对于这类患儿，神经调控治疗可能是一个合适的选择。

目前，神经调控治疗主要包括迷走神经刺激（VNS）和反应性神经刺激（RNS）。VNS是通过电刺激一侧迷走神经（通常选择左侧）来调节大脑的电活动，已被视为儿童难治性癫痫的一种辅助治疗手段。根据Orosz等的研究，对于12岁以下的儿童，在接受VNS治疗后的6个月、12个月和24个月，有效率分别为36%、43%和50%，而无发作率分别为7.0%、7.8%和11.3%。在早期阶段，我们主要关注癫痫发作的控制情况、手术并发症、程控参数及可能的不良反应；而在长期随访中，我们则更加关注患儿的程控方案调整、药物调整、癫痫的长期疗效、情绪与认知功能的变化及生活质量的改善。

RNS可能通过改变神经网络的可塑性、抑制皮质同步化及预防癫痫活动等多种机制来发挥作用。目前，RNS已被用于治疗18岁及以上的难治性局灶性癫痫，并显示出降低发作频率和改善认知结果的效果。然而，美国食品药品监督管理局（FDA）尚未批准RNS用于儿童难治性癫痫的治疗。尽管如此，Mortazavi等的研究发现，在5例接受RNS治疗的癫痫患儿中，癫痫发作均有所改善，发作频率比术前基线降低了至少50%，且未出现术中或术后的并发症。但总体而言，RNS在儿童中的应用仍需进一步的研究和探索。

（四）免疫治疗

一些癫痫综合征（如Rasmussen脑炎和其他疾病）可能有免疫发病机制的

参与，因此可能对免疫治疗有反应，如静脉用免疫球蛋白和糖皮质激素。目前关于这些治疗方法对某些癫痫综合征（如 Rasmussen 脑炎、Landau-Kleffner 综合征和睡眠中癫痫性电持续状态）的观察性数据较为有限且不一致。为了明确这类治疗方法能使哪些综合征患者获益，还需开展进一步的随机对照研究。

四、特殊的儿童癫痫综合征／癫痫类型的治疗方法

（一）West 综合征

West 综合征（婴儿痉挛症）在婴幼儿中尤为常见，同时，年龄稍大但伴有早期或广泛脑损伤的儿童也存在发病风险。其典型症状为全身肌肉突然、短暂地强直，发作时长通常为数秒至数分钟不等。鉴于婴儿痉挛症通常发生在癫痫性脑病的背景下，因此早期诊断与积极治疗对于减少癫痫发作次数及改善认知功能具有重大意义。美国神经病学学会（American Academy of Neurology，AAN）质量委员会建议，在痉挛发作后的 7 天内即应开始治疗，以优化患儿的发育前景。最新研究显示，早期治疗的实施确实有助于更有效地控制痉挛症状。

在治疗癫痫性痉挛综合征时，类固醇（如口服泼尼松或促肾上腺皮质激素）和氨己烯酸是主要的药物选择。特别是针对由结节性硬化引起的癫痫性痉挛，氨己烯酸展现出了良好的治疗效果。对于其他病因，则通常首选类固醇作为治疗药物。然而，需要注意的是，类固醇治疗可能伴随血压升高、血糖升高、体重增加及可逆性肥厚型心肌病的风险，特别是在使用大剂量促肾上腺皮质激素（adrenocorticotropic hormone，ACTH）时，这些风险会进一步增加。

另外，氨己烯酸虽然有效，但也存在潜在的视网膜毒性，可能导致外周视野不可逆的缩小。此外，有报道称，在接受氨己烯酸治疗的婴儿中，高达 30% 的患儿出现了脑白质、基底神经节、丘脑和脑干的可逆性高信号异常改变。因此，氨己烯酸需谨慎使用，确保剂量控制在 150mg/kg 以下，特别是对于年幼的婴儿，更应尽可能缩短其暴露时间至 1 年或更短。

（二）失神发作

失神发作的典型表现包括突然、短暂的意识丧失和反应迟钝，同时伴随着轻微的点头、眼球颤动及其他面部动作。这类发作在儿童中尤为常见，有时甚至一天内会数十次发生。在典型的失神发作中，患儿的脑电图会显示出 3Hz 的广泛性棘波复合波。这种典型的失神发作主要为儿童失神癫痫和青少年失神癫痫综合征中主要的发作形式。而非典型失神发作则可能出现在患有癫痫性脑病的儿童中，如 Lennox-Gastaut 综合征和 Doose 综合征等。相较于非典型失神发作，典型失神发作对于药物治疗的反应通常更好。

在治疗方面，丙戊酸盐和乙琥胺均能有效控制这种癫痫发作，但乙琥胺的不良反应相对较少。因此，对于仅有失神发作一种发作类型的儿童，乙琥胺通

常被作为首选药物。但国内无乙琥胺，丙戊酸盐为常用的首选药。对于部分对任何一种药物都有反应的儿童，丙戊酸钠和乙琥胺的联合使用可能是一个有效的治疗方案。尽管拉莫三嗪的不良反应也较少，但在控制癫痫发作方面，它的效果通常不如乙琥胺和丙戊酸盐。此外，氯硝西泮和唑尼沙胺也被报道对一些患儿有效。

对于那些同时伴随其他全面性癫痫发作类型的患儿，丙戊酸盐和拉莫三嗪可能更为适用。然而，如果在这些患儿中失神发作仍然控制不佳，可能需要考虑同时添加乙琥胺进行治疗。通过综合考虑不同药物的效果和不良反应，医师可以为患儿制订更为精确和有效的治疗方案。

（三）Lennox-Gastaut 综合征

Lennox-Gastaut 综合征是一种严重的发育性癫痫性脑病，通常在儿童期发病。它表现为多种类型的癫痫发作，既有运动性的，如强直发作、失张力发作、强直-阵挛发作和强直-失张力发作，也有非运动性的，如非典型失神发作和非惊厥性癫痫持续状态。在脑电图上，Lennox-Gastaut 综合征的特征表现为出现 1.5～2.5Hz 的广泛性慢的棘慢复合波。

这种综合征在所有儿童癫痫中的发病率为 1%～4%，并且多数表现为药物难治性癫痫，仅少数患儿（不到 10%）的癫痫发作能得到完全控制。大多数患儿在 5 岁之前即开始出现癫痫发作，且几乎无一例外，在 8 岁之前均会经历癫痫发作。值得注意的是，1/3 的 West 综合征患儿可能会逐渐发展成 Lennox-Gastaut 综合征。

Lennox-Gastaut 综合征的病因复杂多样，既可能涉及脑部结构性病变，也可能与遗传因素有关，约 30% 的患者尚未发现明确的病因。

管理 Lennox-Gastaut 综合征极具挑战性，因为目前可用的治疗方法往往难以完全控制癫痫发作。丙戊酸盐因其广谱作用，常被用作一线治疗药物。此外，拉莫三嗪、卢非酰胺、氯巴占、托吡酯和大麻二酚等药物作为辅助治疗手段，也显示出一定的疗效。特别是大剂量氯巴占，对控制跌倒发作有一定效果。然而，需要指出的是，卢非酰胺、大麻二酚目前在中国大陆尚未上市，因此，针对 Lennox-Gastaut 综合征的最佳治疗方案需结合国内外指南、药物临床研究结果及国内实际情况进行制订。

除了药物治疗，非药物疗法，如生酮饮食、迷走神经刺激、切除性手术和离断性手术等，也是可选的治疗手段。研究表明，生酮饮食能使 40%～51% 的患者的癫痫发作减少 50% 以上。此外，胼胝体切除术对于预防强直-失张力发作所致的跌倒有一定帮助。迷走神经刺激控制 Lennox-Gastaut 综合征的发作的效果与其他类型的癫痫相当。根据对 17 项研究的荟萃分析，54% 的 Lennox-Gastaut 综合征患者对迷走神经刺激辅助治疗有响应，且治疗方案通常具有良好的耐受性。

综上所述，Lennox-Gastaut 综合征是一种复杂的癫痫性脑病，需要综合多种治疗手段进行个体化管理，以最大限度地控制癫痫发作并改善患者的生活质量。

（四）睡眠中癫痫电持续状态

睡眠中癫痫电持续状态（electrical status epilepticusin during sleep，ESES）也被称为癫痫伴慢波睡眠期持续棘慢波（continuous spikes and waves during sleep，CSWS），是一种独特的癫痫性脑病，主要影响 4～8 岁的儿童。该病的特点是语言或认知功能损伤，并伴随由慢波睡眠中接近持续的癫痫样放电引发的其他精神行为问题。ESES 主要涉及后部语言皮质，当患儿出现听觉失认和语言功能退化时，这种情况被称为 Landau-Kleffner 综合征。

与其他癫痫性脑病相似，ESES 的病因非常多样，包括结构性和遗传性因素。此外，有时自限性儿童局灶癫痫也可能发展为 ESES。对于因 ESES 导致出现严重临床症状及功能障碍的患者，即使棘波指数较低，也应考虑启动治疗。值得注意的是，有些自限性儿童局灶性癫痫的儿童可能符合脑电图标准的 ESES，却并未伴随明显的认知功能障碍，对这些儿童进行临床上的随访监测是较为合适的选择。

然而，由于治疗 ESES 的循证证据相对缺乏，选择治疗方案变得尤为困难。目前，类固醇和大剂量夜间使用的苯二氮䓬类药物是两种常见的治疗选择。常规使用 ASM，如丙戊酸盐、乙琥胺、左乙拉西坦和氯巴占，也有助于减轻放电指数。但应避免使用卡马西平、奥卡西平、苯妥英钠和苯巴比妥等药物，因为这些药物可能加重 ESES 症状。在治疗中，类固醇通常展现出较高的有效率。

为了评估治疗反应，我们需综合考虑睡眠中的放电指数以及患儿认知、语言或行为症状的改善情况。对于癫痫发作前发育和认知正常的儿童，他们对治疗的反应通常较好，预后也相对乐观。然而，如果治疗前 ESES 持续时间较长，可能会对治疗结局产生不利影响。

因此，对于已经缓解发作的患者，我们仍需密切监测其临床症状，并定期进行睡眠期脑电图检查，以便及时评估治疗反应。对于那些由局灶性病变引起的难治性 ESES，手术通常被视为一种有效的治疗手段。通过综合评估与精心治疗，我们希望能够最大限度地改善 ESES 患儿的生活质量。

五、癫痫患儿精神类共患病及相关治疗

癫痫患儿的神经精神共患病较为常见，常见的精神类共患病主要包括注意缺陷多动症（attention deficit hyperactivity disorder，ADHD）、焦虑和抑郁、孤独症谱系障碍（ASD）、偏头痛及睡眠障碍等。共患病不仅增加了癫痫的诊疗难

度，而且对癫痫患儿的生活、学习、工作、婚姻、生育及其家庭成员的生活质量等带来不良影响。在治疗癫痫的同时应关注相关共患病，进行相关检查及评估，尽早明确诊断，必要时进行干预治疗。

（一）注意力缺陷多动障碍

注意力缺陷多动障碍是儿童癫痫中常见的神经精神共患病之一，研究报道，癫痫儿童 ADHD 的患病率高达 77%，而普通人群的患病率为 3%～5%，风险是普通人群的 4 倍。ADHD 主要表现为注意力不集中、不分场合的多言多语、过度活动、学习困难等，成年后少部分患者可出现精神行为障碍和社会适应能力下降等严重问题。癫痫合并 ADHD 的治疗首先是积极控制癫痫发作，避免使用加重 ADHD 的 ASM 苯巴比妥、托吡酯、加巴喷丁等；推荐选用丙戊酸钠、卡马西平、拉莫三嗪等改善 ADHD 症状的药物。其他治疗 ADHD 的药物有：①中枢性的兴奋剂。盐酸哌甲酯，建议剂量不超过 1.0mg/（kg·d），在这个范围内是安全和有效的，大剂量可能会降低癫痫发作阈值。②选择性去甲肾上腺素再摄取抑制剂。盐酸托莫西汀。两者均不会加重癫痫发作，能提高患儿注意力及执行功能。非药物治疗主要包括心理教育、心理行为治疗、特殊教育等等。近期国外研究提出，重复经颅磁刺激（repeated transcranial magnetic stimulation，rTMS）联合托莫西汀或行为疗法可更好地改善患儿的注意力缺陷。另外可以同时予以脑电生物反馈训练治疗。

（二）焦虑和抑郁

焦虑、抑郁是癫痫患儿最主要的情绪障碍表现，也是常见的儿童癫痫共患病。据报道我国癫痫患儿的抑郁障碍发病率为 14.8%，焦虑障碍为 44.4%。患儿主要表现为情绪低落、焦躁、悲观、兴趣缺乏、记忆力下降，严重时还可能引起自杀等极端恶性并发症，需要引起高度重视。对于合并焦虑或抑郁的癫痫儿童和青少年，首先进行心理治疗，同时选择合适的 ASM，卡马西平、拉莫三嗪等能增加突触间隙 5-羟色胺和去甲肾上腺素的含量，具有抗抑郁的作用，而托吡酯、左乙拉西坦会引发焦虑情绪，甚至引起躁动和激惹，使用时应当根据情况而定。对于症状严重的患儿应选用 5-羟色胺再摄取抑制剂，如氟西汀、舍曲林等，这类药物已被美国批准应用于儿童情绪障碍的治疗。迷走神经刺激或经颅磁刺激也可减轻抑郁症状，改善患者的生活质量。

（三）孤独症谱系障碍

癫痫常会合并 ASD，尤其易出现在智力低下的儿童中。国外的流行病学报道指出，癫痫儿童共患 ASD 的发病率为 6%～21%，男性患病率高于女性。ASD 的症状主要包括社会交流障碍、语言交流障碍、兴趣狭窄和重复刻板行为等。国外的一项研究发现，患癫痫的 ASD 患儿比单纯 ASD 患儿的社会认知损害更加严重，提示癫痫的发病机制对 ASD 产生也起到一定的作用。越来越多的研究发现，Angelman 综合征、Down 综合征、脆性 X 染色体综合征、结节性硬化症等均会使癫痫和 ASD 的发病率增加。值得注意的是，智力障碍程度越重，ASD 共患癫痫的可能性越大。对于合并孤独症样行为的患儿，治疗上应首先选择合理的 ASM 控制癫痫发作，如丙戊酸盐能改善 ASD 的情绪不稳定、冲动、攻击等症状。由于部分家长和临床医师更关注癫痫的诊治而忽视 ASD 的症状，使 ASD 的诊断时间延迟而错过最佳的干预时机，造成远期的不良影响。ASD 的康复多以家长参与的早期干预、自然行为发展干预，以及行为与社交治疗等多种模式的教育、支持性训练为主。

（四）偏头痛

偏头痛是癫痫患儿常见的共患病之一。研究数据显示，约 25% 的癫痫儿童及 32% 的青少年癫痫患者都同时患有偏头痛。对于癫痫与偏头痛共患的患儿来说，他们的头痛症状往往更为严重，并且更容易出现视觉先兆。值得一提的是，研究还发现，月经性癫痫患者合并先兆性偏头痛的可能性相对较高。在治疗方面，首要任务是控制癫痫发作，因为这样做有助于减少偏头痛的发生。对于癫痫合并偏头痛的患儿，托吡酯和丙戊酸盐是常用药物。而对于偏头痛的急性期发作，曲普坦和布洛芬等药物则可以有效控制症状。

（五）睡眠障碍

癫痫患者常易出现睡眠结构紊乱及睡眠质量下降，导致诸如白天过度嗜睡、失眠、睡眠质量不佳等睡眠障碍。研究显示，癫痫患者合并睡眠障碍的比例高达 35%~55%，这几乎是正常人群发生率的 2 倍。睡眠不足或剥夺可能降低患者脑干上行网状结构的激活功能，进而诱发癫痫发作。反过来，癫痫发作和脑部异常放电也会改变睡眠结构，影响睡眠质量。例如，伴中央颞区棘波的儿童自限性癫痫（seizure and levetiracetam in children with tonic-clonic seizures，SeLECTS）、获得性癫痫性失语（L-KS 综合征）、癫痫伴慢波睡眠期持续棘慢波（CSWS）及额叶癫痫（FLE）等，在睡眠期间放电现象可能加重，甚至出现睡眠中癫痫电持续状态（ESES）。长期存在的 ESES 可能对患儿造成不可逆的永久性损伤。此外，睡眠障碍也可能进一步加剧或触发癫痫发作，而这种状况又会因癫痫发作和抗癫痫发作治疗而进一步恶化。

不同类型的 ASM 对睡眠结构的影响各不相同。例如，苯巴比妥和苯二氮䓬类药物可以缩短睡眠潜伏期；卡马西平则会减少快速眼动（REM）睡眠期；而丙戊酸盐则可能增加 NERM1 期的睡眠。新型 ASM 中，非尔氨酯和左乙拉西坦对慢波睡眠及睡眠连续性的影响相对较小。值得注意的是，当两种或多种药物联合使用时，可能会加重睡眠障碍。

因此，为了改善癫痫患者的夜间睡眠并避免日间困倦，需要注意持续优化 ASM 的剂量、服药时间及与其他药物的配合使用。

六、社会心理支持与生活质量

约 30% 的癫痫患儿存在明显的认知功能损害，这主要体现在他们的认知发育迟缓和学习障碍上。这些损害受到多种因素的影响，包括基础病因、发病年龄、癫痫发作类型、发作频率、病程长短、脑电图异常、ASM 使用及心理社会因素等。特别是发病年龄较早、发作难以控制的患儿更容易出现注意缺陷、行为障碍和社会功能退化。不过，由 ASM 引起的认知功能损害往往是可逆的。

为了有效应对癫痫患儿的认知功能损害，我们应实施综合的防治策略。这包括针对病因进行治疗、积极控制癫痫发作、尽量选用对认知损害较小的 ASM（如拉莫三嗪、奥卡西平、左乙拉西坦等），并辅以教育和心理干预。

心理因素对癫痫患儿的远期预后和生活质量具有举足轻重的影响，有时甚至成为主要的影响因素。因此，我们不仅要为患儿和家长普及疾病知识，使他们了解疾病的成因和诱因，还要鼓励他们克服病耻感，树立战胜疾病的信心。同时，我们还需为患儿创造有利于学习和生活的环境，坚持"不抛弃、不放弃、不溺爱"的原则，支持他们享有接受教育的权利。大多数癫痫患儿能够在普通学校就读，只有少数伴有严重学习困难或智力发育障碍的患儿需要特殊学校的教育。

全社会，特别是学校师生，都应给予癫痫患儿更多的理解和关爱，消除对他们的歧视，帮助他们解决学习和生活中的困难。这样，患儿在自我认同的过程中才能更加坚定地树立战胜疾病的信心，进而改善生活质量，完善自身人格。

七、癫痫患儿的长程管理

（一）长程管理的理念

在儿童癫痫的诊疗全过程中，我们需要引入管理的理念。从初次接诊和制定治疗方案我们不仅要考虑到癫痫发作本身，还要全面考虑治疗措施对患儿可能产生的长期影响。我们始终坚持以患儿为中心，全面关注他们的近期和远期疗效及预后。在控制癫痫发作的同时，我们还应尽量减少不良反应，为患儿争取最佳的学习能力和生活质量。

（二）长程管理的目标

1. 建立稳固的医患关系，提高患儿的依从性，确保治疗的科学性和规范性，使癫痫发作得到长期而完全的控制。

2. 关注患儿不同时期的生长发育质量，从治疗初期就注重药物选择，以减少或避免各类近期和远期的不良反应，从而提高药物的长期保留率。

3. 重视并及时干预与癫痫相关的其他共患病，特别是那些可能对患者远期预后产生严重不良后果的躯体疾病和精神行为障碍。

4.建立医、患、教之间的良性互动，使长程管理理念得到家长、教师乃至全社会的理解和支持。我们的目标是改善患儿的整体生活质量，帮助他们保持最佳的心理状态和社会生活能力，尽可能让他们与健康同龄儿一样，实现自身的最大价值和人生理想。

（三）长程管理的策略

在长程管理中，我们需要关注治疗的全过程及患儿各年龄段的生长发育状况。我们实施规范化和个体化的诊断、治疗及长程管理，鼓励家属和（或）患儿本人参与诊疗方案的制订，充分考虑他们的需求，制订科学、合理、可行的长期治疗随访计划。

在 ASM 治疗方面，我们遵循个体化原则，根据癫痫发作类型、癫痫综合征、合并用药、共患病、不同年龄段患儿的生理心理特点及生活需求等，合理选择 ASM。同时，我们指导家属和（或）患儿及时记录癫痫发作情况，关注生活起居的改变和其他身心健康状况，以便医师能够更客观、全面地了解病情及相关因素。

除了控制癫痫发作外，我们还致力于提高患儿的生活质量，并为其心理状态、学习、家庭生活等方面提供专业指导，确保他们在接受治疗的同时，能够保持良好的生活状态和心理状态。

第三节 女性癫痫患者的长程管理

一、概述

癫痫是一种在全球范围内女性中常见的神经系统疾病，据估计，每 1000 名女性中就有 6.85 名受到该疾病的困扰。鉴于女性特殊的生理特点和社会功能，对女性癫痫患者的诊断和治疗需要尽量兼顾各方面的特点，如抗癫痫治疗中要考虑到患者是否妊娠及对胎儿可能致畸的作用。因此，建立一个良好的女性保健体系是很必要的。

人类对女性癫痫的认识并非始于现代。早在公元 1684 年，Willis 便洞察到癔症与女性癫痫之间可能存在共同的发病机制。随后，研究者们逐渐发现癫痫与月经周期之间存在密切的相关性，进而提出了"经期癫痫"的概念，这标志着人类对女性癫痫患者特殊性的认识逐渐深化。到了 1889 年，William Alexander 在其著作 *The Treatment of Epilepsy* 中专门探讨了女性癫痫患者的治疗问题。鉴于女性在生理与心理层面具有不同于男性的特质，女性癫痫逐渐成为众多科研工作者探讨的焦点。尽管癫痫的病因并未展现出明显的性别分界，且在儿童期患者的诊治中也未见显著的性别差异，但进入青春期后，性别对癫痫这一严重疾病的影响便愈发显著。女性患者自青春期起,需面对月经周期、生育、哺乳等生理变化,这些无疑增加了她们的心理压力。随着岁月的流逝,她们还需应对教育子女及绝经期等问题,这使得女性癫痫患者在诊治过程中面临的挑战远多于男性,医师对她们的治疗策略也必然有别于男性患者。

女性癫痫患者的长程管理是一项涉及多关键时期与多层面的复杂医疗任务。青春期、育龄期和绝经期是管理过程中的重要阶段,而癫痫发作的控制、避孕方法的选择及妊娠风险的评估则是管理的核心环节。

青春期,女性经历着生理与心理的巨大变化,这对癫痫患者尤为关键。医师需深入了解青春期女性的生理特征,包括月经周期与激素变化,以更有效地预测和管理癫痫发作。同时,此阶段的女性常面临学业、人际关系等多方面的压力,这些都可能诱发癫痫发作。因此,医师还需关注患者的心理健康,提供必要的心理支持,帮助她们建立积极的心态与应对策略。此外,对青少年及年轻女性癫痫患者的教育也至关重要,内容涵盖不良妊娠结局的风险、有效的避孕方式及癫痫对妊娠与分娩的影响等,这种教育应贯穿患者的整个生育阶段。

进入育龄期,女性癫痫患者面临避孕与妊娠的双重挑战。虽然理论上所有紧急避孕方法都适用于癫痫患者或服用 ASM 的女性,但实际使用时仍需谨慎评估。不同避孕方法的机制、不良反应及与 ASM 的相互作用都需考虑。特别是某些避孕方法可能因 ASM 的影响而降低效果,因此在使用前需与专业医师深入沟通。长期避孕方法如放置宫内节育器在此阶段显示出其优势,不仅避孕效果好,还有助于改善月经状况,降低癫痫发作的风险。然而,当口服避孕药与 ASM 联用时,需特别注意药物间的相互作用,避免 ASM 浓度降低而增加癫痫发作的风险。对于计划怀孕的女性癫痫患者,咨询神经科医师以优化药物选择至关重要,旨在减少潜在的致畸风险,确保母婴安全。

到了绝经期,女性癫痫患者面临卵巢功能衰退与激素水平的大幅变化。这些变化可能导致癫痫发作的频率与严重程度增加,因此医师需密切关注患者的癫痫发作状况,适时调整 ASM 的剂量与种类。此外,绝经期女性还需关注骨质疏松、心血管疾病等健康问题,与癫痫治疗进行综合管理。同时,为患者提供心理支持与健康指导也至关重要,帮助患者积极应对生活中的各种挑战。

总之,女性癫痫患者的治疗及长程管理需要综合考虑药物治疗、生活方式调整、生育问题、定期复查和心理支持等多个方面。通过科学的治疗和有效的管理,使患者可以更好地控制癫痫发作,并提高生活质量。

二、性激素与癫痫的关系

雌激素和孕激素,特别是雌二醇和别孕烯醇酮这两种生物活性形式,在女性癫痫患者的生理机制中扮演着关键角色。动物实验表明,雌激素主要通过影响谷氨酸受体来降低癫痫发作的阈值,进而起到促惊厥的作用;而孕激素则通过正向调节 γ-氨基丁酸的传导,发挥抗惊厥的作用。然而,这种关系并非一成不变,研究发现,雌激素有时也能发挥稳定作用,而孕激素受体激动剂则可能产生不稳定的影响,这使得我们对其复杂性的认识仍有待进一步深化。

作为下丘脑-垂体-性腺系统的关键产物,雌激素和孕激素与颞叶边缘系统之间存在着直接且紧密的相互作用。这种相互关联性为我们提供了深入理解癫痫如何干扰激素循环的重要线索。通过探究这种相互作用,我们能够更全面地解释癫痫发作对激素水平的影响机制。有研究发现,癫痫发作后催乳素水平会有所上升,这一特点有助于我们区分癫痫发作与非痫性发作事件。此外,女性癫痫患者的黄体生成素脉冲也呈现出异于常人的变化。

在现实世界的研究中,我们发现女性癫痫患者中多囊卵巢综合征、闭经、月经不调和过早绝经的发生率相对较高。值得注意的是,即使在未服用 ASM 的情况下,这些激素失调的情况也可能出现。然而,ASM 同样会对激素水平产生影响,这进一步增加了问题的复杂性。酶诱导型 ASM 通过加速性激素在肝脏的代谢以及增加性激素结合球蛋白的产生,导致游离性激素减少。而丙戊酸盐作为酶抑制剂,与多囊卵巢综合征存在关联,这可能是因为丙戊酸盐抑制了睾酮的分解,导致体重增加和随后的胰岛素抵抗,或者因为丙戊酸盐通过阻断孕激素受体而产生了直接的抗孕激素作用。

因此,癫痫女性的激素调节机制是一个复杂且多变的领域,需要我们进一步深入研究和理解。同时,对于癫痫女性的治疗和管理,我们需要综合考虑其激素状态,以制订更为全面和有效的个体化治疗方案。

三、月经性癫痫

月经周期内,癫痫发作的频率变化对约 1/3 的女性有显著影响,这种现象被特指为月经期癫痫。其特点在于,在月经周期的特定时期,癫痫发作次数会明显增多,甚至可能仅在这一时段发作。尽管月经性癫痫发作的加剧并非直接等同于月经性癫痫的诊断,但高达 70% 或更多的癫痫女性都报告了类似的体检结果。

一般而言,月经周期大约持续 28 天,起始于月经的第一天。排卵通常发生在月经周期第 1 天的前 14 天左右。在这一周期中,雌激素与孕激素的比例会根据卵巢的不同活动阶段而发生变化。这些变化促进了卵泡的发育、排卵、子宫内膜的增厚及脱落。

20 世纪末,Herzog 等对 184 名患有难治性局灶性癫痫的女性进行了深入的研究。他们详细分析了这些女性的癫痫发作频率数据、月经记录及黄体期的黄体酮水平，发现月经周期中的癫痫发作具有明显的周期性恶化趋势。特别是当发作频率比基础频率增加 2 倍以上时，月经性癫痫的可能性显著增加。基于女性正常月经周期的 4 个阶段，Herzog 等进一步识别了月经性癫痫的 3 种主要模式：C1 月经期型，这是最常见的类型，主要特征是在月经来潮前后，癫痫发作因孕激素及其衍生物含量的减少而明显恶化；C2 排卵型，其特点是癫痫发作在排卵前雌激素水平达到高峰时加重；C3 黄体功能不足型，这种类型的月经性癫痫与黄体功能低下和孕激素水平较低有关，导致整个月经周期的后半期痫性发作频率显著增加。尽管 Herzog 等的研究具有重要意义，但也存在一定的局限性，例如主要考虑了耐药性颞叶癫痫患者，且仅评估了 1 个月经周期的数据。尽管目前关于月经性癫痫的临床观点尚存差异，但与月经期相关的周期性发作规律已逐渐被广泛接受，成为"月经性癫痫"概念的核心基础。

月经性癫痫作为女性癫痫的一种特殊类型，其治疗方案在国际上尚存争议。治疗原则主要依据患者的月经周期是否规律。对于周期规律的患者，可以在经期前后采取激素与非激素治疗，非激素治疗包括 ASM、苯二氮䓬类药物及乙酰唑胺等。若月经天数难以预测，则考虑使用合成激素或促性腺激素释放激素（gonadotropin- releasing hormone，GnRH）类似物来停止月经。然而，制订合理且个性化的治疗方案，并进行长期有效的预后管理，仍是临床医师面临的挑战。

目前，尚无官方批准的专用月经性癫痫治疗药物，主要依赖常规 ASM，且强调单药治疗。但 ASM 的疗效往往不尽如人意，患者易产生耐药性。氯巴占作为一种新型苯二氮䓬类药物，在国外已有作为癫痫辅助治疗或单药治疗的尝试，对月经性癫痫也显示出一定疗效。它通过与 GABA-A 受体上的 BZD 位点结合，能增强 GABA 能神经元的抑制作用，从而减轻焦虑症状和抑制癫痫发作。但因其可能引发的不良反应，用药前需充分告知患者风险。除药物治疗外，孕激素辅助疗法及神经类固醇替代疗法等也是可考虑的治疗手段。了解癫痫发作与月经周期的关联机制，有助于制订更有效的治疗策略。

对于育龄期癫痫患者，有效避孕是规避意外妊娠风险的重要手段，非激素且高效的避孕方法可能是理想选择。对于疑似月经性癫痫的患者，记录详细的日记对于确定癫痫发作的模式和规律至关重要。此外，癫痫患者往往伴随更高的精神障碍和情绪反应发生率，女性患者尤其易受焦虑、抑郁等心理困扰。因此，对于未成年月经性癫痫患者，除了科学的生理教育，还需给予长期的心理关怀。

综上所述，月经性癫痫的治疗需要综合考虑多个方面，包括药物治疗、预后管理、避孕措施及心理关怀等。通过多学科协作和个体化治疗，我们可以为患者提供更好的治疗效果和生活质量。

四、围妊娠期女性癫痫患者的管理

(一) 孕前管理

癫痫并非妊娠的绝对禁忌,实际上,超过90%的癫痫女性患者都能顺利迎来健康的妊娠结局。因此,对于所有处于育龄期的女性而言,孕前咨询显得尤为重要。鉴于多数妊娠具有意外性,孕前及妊娠早期的及时干预对于降低潜在并发症的风险至关重要。此外,众多女性癫痫患者表示,她们对于妊娠和分娩过程中的关键问题了解不足,对相关信息的需求远未得到满足。因此,咨询内容应详尽涵盖癫痫合并妊娠的潜在风险,口服避孕药与抗癫痫药物可能产生的相互作用,以及补充叶酸的必要性。

1. 避孕 在避孕方面,女性癫痫患者需特别留意。当使用如卡马西平、苯妥英钠、苯巴比妥、扑米酮、托吡酯和奥卡西平等能够诱导肝细胞色素 P-450 系统的抗癫痫药物时,这些药物可能会干扰激素避孕法的正常效果。因此,长效且可逆的避孕方法,如含有铜或左炔诺孕酮的宫内节育器及依托孕烯埋植剂,成为更为高效且安全的替代选择。

2. 补充叶酸 我们强烈建议所有具备生育能力的女性在孕前每日补充 0.4~0.8mg 的叶酸,这有助于显著降低胎儿发生神经管缺陷的风险。特别是对于那些神经管缺陷风险较高的女性,如有神经管缺陷儿史或正在服用某些 ASM(特别是卡马西平或丙戊酸盐)的女性,叶酸的补充剂量应增加至每日 4mg。尽管现有研究尚未明确服用 ASM 的女性补充叶酸是否能够有效预防胎儿神经管缺陷,但动物实验表明,某些 ASM 如丙戊酸盐和苯妥英钠可能会降低叶酸水平,进而增加胎儿神经管缺陷的风险。值得注意的是,一些观察性研究发现,孕前开始补充叶酸与妊娠后补充相比,在降低胎儿神经管缺陷风险方面并无显著差异。同时,不同临床指南对于女性癫痫患者叶酸补充剂量的建议也存在差异。

鉴于针对使用 ASM 女性的随机临床试验证据有限,我们根据对其他高风险患者的经验提出以下建议:对于计划妊娠且正在接受丙戊酸盐或卡马西平治疗的癫痫女性患者,建议在妊娠前 1~3 个月开始每日补充大剂量叶酸(4mg),并持续至整个孕早期,以减少胎儿神经管缺陷的风险。如有可能,建议在妊娠期间避免使用丙戊酸盐。对于使用其他不增加神经管缺陷风险的抗癫痫药物的女性,以及未计划妊娠但处于育龄且有性生活的女性,建议采用标准的低剂量叶酸补充方案(每日 0.4~0.8mg)。然而,对于妊娠期间继续使用抗癫痫药物的女性,母体补充含有叶酸的多种维生素并不会降低发生先天畸形的风险,如心血管系统缺陷、唇腭裂或泌尿系缺陷等。

3. 使用 ASM 的必要性 对于任何有妊娠意愿的女性癫痫患者,在决定使用 ASM 时,必须仔细权衡两个核心问题。首先,癫痫的诊断是否确凿无疑?

为确保诊断的准确性，部分患者可能需接受常规脑电图记录或长程视频脑电图监测。其次，患者的治疗需求是否确实需要服用 ASM？若确实需要，所选药物是否最为适宜，且剂量是否已调至最低以有效控制癫痫发作？值得注意的是，停药后 6 个月内癫痫发作的复发率约为 15%，而 12 个月内可上升至 30%。然而，这一复发风险可能因癫痫综合征的特性和其他个体因素而异。因此，我们建议那些已长时间无癫痫发作并计划停药的女性癫痫患者，在停药后至少等待 6～12 个月再考虑妊娠，因为这段时间内癫痫复发的风险相对较高。这样的等待期将有助于降低妊娠期间癫痫发作的风险，从而确保母婴的安全。

4. ASM 的选择　临床医师在选择开具 ASM 时，应全面权衡多种因素，力求在母体癫痫控制、不良反应最小化与胎儿发育风险之间取得最佳平衡。这些关键因素涵盖既往药物治疗的成败、癫痫综合征及发作类型、发作的严重程度、不良反应及合并症等。尽管调整有效的 ASM 方案具有挑战性，但部分女性可能选择更换为胎儿致畸风险相对较低的 ASM，而另一些女性则可能继续沿用当前治疗方案。因此，医师需与患者深入交流，确保她们充分理解各种治疗方案的潜在风险与益处，从而做出明智决策。

对于育龄期的女性癫痫患者，最佳治疗方案尚不明朗，原因在于缺乏不同 ASM 致畸性的确凿数据。目前，拉莫三嗪或左乙拉西坦单药治疗被视为一线治疗方案的首选，因上述两种药物结构单一且胎儿神经发育畸形的风险较低。澳大利亚一项大型注册研究纳入了逾千次使用 ASM 单药治疗的女性癫痫患者妊娠案例。结果显示，与使用"较新"药物（如拉莫三嗪、左乙拉西坦）的女性相比，使用"较老"药物（如卡马西平、苯妥英钠或丙戊酸盐）的女性癫痫控制情况更佳（妊娠期间至少经历一次癫痫发作的比例为 38%、51%、27%）。在"较新"ASM 中，接受左乙拉西坦治疗的患者比接受拉莫三嗪治疗的患者妊娠期间的癫痫发作比例更低（32% vs 51%），但使用左乙拉西坦治疗的人数相对较少（n=82），鉴于妊娠期间拉莫三嗪清除率会增至 2～3 倍，因此，使用拉莫三嗪和其他 ASM 治疗的女性需密切监测临床症状及药物浓度。

对于计划妊娠的女性癫痫患者，若其他 ASM 能有效控制癫痫发作，我们通常会避免使用丙戊酸盐，仅在极少数情况下，即当其他 ASM 治疗失败时，丙戊酸钠才可能被作为后备的选择。若使用丙戊酸盐，应开具最低有效剂量，理想剂量为每日 500～600mg，并尽量避免血浆水平过高（超过 70μg/ml），除非绝对必要控制癫痫发作。同时建议分次给药，每日 3 次或 4 次。大量数据表明，丙戊酸钠能显著增加重大先天畸形、不良神经发育后果及孤独症 / 孤独症谱系障碍的风险。尽管这些风险与剂量相关，但并无完全消除风险的"安全"剂量。

关于 ASM 使用的其他推荐意见如下：应使用能防止强直 - 阵挛发作和

（或）局灶性癫痫发作的最低剂量和最低血浆浓度的 ASM。妊娠期间应定期监测药物血浆浓度，并尽量避免多药联用，特别是丙戊酸盐、卡马西平和苯巴比妥的联合使用。若家族有神经管缺陷史，应尽量避免使用丙戊酸盐和卡马西平，除非其他药物无法控制癫痫发作。患者确定妊娠后，不应仅考虑降低致畸风险而随意更换 ASM，因为更换药物可能诱发癫痫发作，药物重叠使用可能使胎儿暴露于另一种 ASM 的影响，且若已妊娠数周，更换 ASM 的优势变得有限。

（二）妊娠与分娩期间的管理

1. 妊娠期间的管理

（1）持续补充叶酸：推荐在早期妊娠阶段继续使用孕前剂量的叶酸，并通常在整个妊娠期持续使用。尽管我们可以监测血清和红细胞的叶酸水平，但这种做法的有效性目前尚不明朗，因为血清水平并不能全面反映叶酸在体内的整体状况。至少有一项回顾性研究发现，那些后代出现畸形的母亲与后代正常的母亲相比，前者在早期妊娠和中期妊娠的叶酸血清水平明显偏低。然而，目前尚缺乏前瞻性研究来评估妊娠期间监测叶酸水平是否能有效改善妊娠结局。

（2）筛查胎儿畸形：重要胎儿畸形的筛查不仅为女性癫痫患者提供了在胎儿存在畸形时的终止妊娠选择，也为那些决定继续妊娠的患者提供了了解胎儿健康状况的机会，进而能够规划更合适的分娩方式，并将患者转诊至具备专业儿科服务的医疗机构进行分娩。目前，筛查胎儿畸形主要依赖于血清甲胎蛋白（alpha fetal protein，AFP）浓度检测和超声检查这两种方法。

血清甲胎蛋白水平的升高与神经管缺陷及其他胎儿异常（如腹壁缺陷、先天性肾病等）密切相关。因此，建议在妊娠的第 14~16 周，特别是对正在接受丙戊酸盐和卡马西平治疗的女性，进行血清甲胎蛋白浓度的测定。然而，尽管羊膜穿刺术在测定甲胎蛋白方面具有较高的准确性，但其流产风险约为 0.5%，这一点需要特别注意。

此外，在妊娠的第 18~20 周，应实施实时的超声检查，以全面评估胎儿的解剖结构，尤其是针对神经管缺陷、唇腭裂及心脏异常等关键部位。虽然单纯依赖血清甲胎蛋白测定能够检测出大部分开放性脊柱裂和无脑畸形的病例，但其检出率并非百分之百，基本分别为 80% 和 90%。不过，当我们将血清甲胎蛋白测定与经验丰富的超声医师进行的高分辨率超声检查相结合时，检出率可显著提升至 94%~100%。

另外，羊膜穿刺术在测定羊水中的甲胎蛋白和乙酰胆碱酯酶方面展现出了最高的准确性。当这两项指标均呈现升高趋势时，开放性神经管缺陷的可能性超过 99%。然而，这一方法同样伴随着约 0.5% 的流产风险。对于那些血清甲胎蛋白水平升高但超声检查结果正常的女性，我们应充分尊重并考虑她们的意愿。研究表明，当血清甲胎蛋白浓度达到中位值的 2.0~3.5 倍，而超声检查显示正常时，胎儿受累的风险仅为 0.01%～0.15%，这一风险远低于羊膜穿刺术导致的流产风险的 50%。

因此，在决定是否进行羊膜穿刺术时，我们需综合考虑多种因素。例如，对于那些血清甲胎蛋白水平升高但超声检查无法完全排除神经管缺陷的女性，以及那些因超声检查异常和血清甲胎蛋白升高而希望进行胎儿核型分析的女性，进行羊膜穿刺术似乎是一个合理的选择。

综上所述，通过综合运用血清甲胎蛋白浓度检测和超声检查这两种筛查方法，我们能够更为精确地评估胎儿的健康状况，为患者提供更加个性化的诊疗建议，从而确保母婴的安全与健康。

（3）控制癫痫发作：大多数患有癫痫的女性，包括那些受到月经期癫痫发作影响的女性，在妊娠期间往往会出现癫痫发作的改善或者维持无发作状态。以欧洲和国际抗癫痫药物与妊娠登记处（International Registry of Antiepileptic Drugs and Pregnancy，EURAP）的数据为例，该登记处详细记录了 3451 例癫痫女性的 3806 次妊娠情况。其中，令人鼓舞的是，约 73.1%（即 2521 例）的女性在整个妊娠期间完全没有癫痫发作。此外，在 1356 例遗传性全身性癫痫患者中，高达 75.9%（即 1029 例）的患者在妊娠期间保持无发作状态。

研究人员进一步对 3735 例女性孕早期、孕中期和孕晚期的癫痫控制情况进行了深入的比较，结果揭示了一个稍显令人担忧的现象，有 15.8%（即 590 例）的女性在妊娠期间癫痫控制情况有所恶化。

值得注意的是，ASM 的选择对妊娠期间的癫痫控制起着至关重要的作用。数据显示，丙戊酸钠（在 728 例中有 546 例使用，占比高达 75%）和苯巴比妥（在 157 例中有 114 例使用，占比 73%）与妊娠期间最高的无发作率相关。这可能是因为这两种药物对多种癫痫类型和综合征均展现出良好的治疗效果。然而，相比之下，卡马西平（在 1359 例中有 914 例使用，占比 67%）和拉莫三嗪（在 1240 例中有 722 例使用，占比 58%）在某些情况下可能导致部分女性的癫痫控制情况恶化。因此，在选择抗癫痫药物时，医师应充分考虑不同药物对妊娠期间癫痫控制的影响，并做出明智的决策。

EURAP 的数据分析还揭示了一个重要发现，妊娠期癫痫持续状态的发生率（在 3451 名女性中有 21 例）显著高于普通人群（0.0126%，即每 100 000 名患有癫痫的男性和女性中有 12.6 例）。发生率的上升可能源于报告方法或数据收集方式的变化，也可能真实反映了患有癫痫的孕妇中癫痫持续状态的实际发生率增加。为了深入探究这一现象，我们需要采用统一的方法对孕妇和非孕妇的癫痫持续状态发生率进行进一步的对比研究。

此外，一项回顾性研究为我们敲响了警钟，与没有癫痫的女性相比，患有癫痫的女性在妊娠期间的死亡率有所上升，每 100 000 例妊娠患者中有 80 例死亡，而未患癫痫的女性中，每100 000例妊娠患者仅有6例死亡。在英国，癫痫发作仍然是导致产妇死亡的主要间接原因之一，其中，在女性癫痫患者中出现SUDEP尤为常见。因此，医疗人员应高度重视癫痫发作频繁的孕妇，竭尽全力使癫痫发作得到控制，并为相关人群提供必要的咨询和支持，以确保她们能够安全、健康地度过孕期。

（4）妊娠期间药物浓度和剂量调整：妊娠期间的生理变化显著影响抗癫痫药物的吸收、分布、代谢和排泄，包括肝脏代谢活动的增强、肾脏清除率的提升、分布容积的扩大、胃肠道吸收能力的减弱以及血浆蛋白结合率的下降。这些变化导致一些ASM，如拉莫三嗪、左乙拉西坦、托吡酯、唑尼沙胺和奥卡西平，在孕妇体内的循环浓度随着妊娠期的进展而逐渐下降。

为了确保孕妇在妊娠期间癫痫发作得到有效控制，治疗性药物监测显得尤为重要，它有助于精准调整ASM的剂量。在条件允许的情况下，建议在妊娠的第5～6周和第10周分别检测总体和游离血浆中的ASM浓度，并在中期妊娠和晚期妊娠至少各进行一次血药浓度检测。为了获得更准确的监测结果，最好是早晨起床后、尚未服药前抽取血液样本以测定谷浓度。若因条件限制无法获取谷浓度，则要求每次检测的时间点距最近一次服药的时间间隔应保持相对一致。

一些特定的ASM，如拉莫三嗪、左乙拉西坦、奥卡西平、苯妥英钠和托吡酯，在妊娠期间可能需要更密切的监测，拉莫三嗪在妊娠期间的清除率可增至原来的2～3倍，且在中期妊娠时达到最高。因此，为了降低癫痫发作的风险并在产后早期避免药物毒性，中期和晚期妊娠时应更频繁地监测这些药物的浓度。值得注意的是，胎儿的性别以及孕妇体内尿苷二磷酸葡萄糖醛酸基转移酶（uridine diphosphate glucuronosyl transferase，UGT）的遗传多态性都可能对拉莫三嗪的浓度产生一定影响。此外，拉莫三嗪与丙戊酸盐的联合使用似乎能够减弱妊娠时拉莫三嗪清除率的增加情况（但是妊娠期选择丙戊酸盐是否合适？）。研究表明，当拉莫三嗪的当前浓度与目标浓度的比值低于0.65时，预示着癫痫发作可能会加重。另外，有中心发现，在每月监测一次拉莫三嗪浓度的情况下，突破性癫痫发作的发生率与使用其他ASM时的发生率相近。

在妊娠期间，乙拉西坦的清除率也会增加。一项研究观察到，与妊娠前的基线水平相比，中期妊娠时，左乙拉西坦的清除率上升了200%，另一项小型研究则显示，晚期妊娠时，左乙拉西坦的血浆浓度下降至基线水平的40%。在这些研究中，接受左乙拉西坦治疗的女性中约有50%在妊娠期出现了癫痫发作频率增加的情况，这提示我们应对使用左乙拉西坦的孕妇进行更为密切的临床监测。

此外，大型妊娠注册研究的数据显示，奥卡西平单药治疗可能会增加癫痫发作的风险，这可能与妊娠期奥卡西平的药物代谢动力学变化有关，因此需要对使用奥卡西平治疗的患者进行更频繁的药物浓度监测。一项针对 12 例妊娠期接受奥卡西平治疗的女性患者的研究发现，奥卡西平活性代谢产物 10- 单羟基代谢物（MHD）的浓度在妊娠期显著降低，而在分娩后上升。这些结果以及其他相关报道均支持对使用奥卡西平的孕妇进行密切的临床监测。

最后，一项研究描述了 12 例在妊娠期使用托吡酯的女性的研究结果显示，托吡酯的血浆浓度约下降 30%，同时该研究也观察到患者在妊娠期癫痫发作频率有所增加。这进一步强调了对使用托吡酯的孕妇进行血药浓度密切监测的重要性。

丙戊酸钠与先天性畸形之间存在显著的风险关联，并且这种风险与药物剂量密切相关。当每日剂量从 500mg 增加到 750mg 时，先天性畸形的风险会相应增加。此外，遗传因素如神经管缺陷家族史或个人易感性也可能增加先天性异常的风险。妊娠期间使用丙戊酸钠可能导致后代神经系统发育不良。与未经治疗的癫痫女性的孩子相比，接受丙戊酸钠治疗的女性所生的孩子更容易出现认知、心理运动或语言发育迟缓的问题。具体而言，接受丙戊酸钠治疗的女性的孩子平均智商（97 分）明显低于服用卡马西平（105 分）、拉莫三嗪（108 分）或苯妥英钠（108 分）的女性所生的孩子。这表明，丙戊酸钠治疗可能对后代的智力发展产生负面影响。进一步研究显示，与没有癫痫的女性的孩子相比，患有癫痫并在妊娠期间接受丙戊酸钠或多种 ASM 治疗的女性的孩子在 7～16 岁时在威尔士国家数学和科学测试中的成绩较低，但在语言测试中并未表现出显著差异。此外，子宫内接触丙戊酸钠与后代患孤独症谱系障碍、运动障碍和注意力缺陷多动障碍的风险增加有关，这进一步强调了丙戊酸钠在妊娠期间的潜在危害。因此，对于有生育潜力的女性来说，应尽可能避免使用丙戊酸钠，以降低后代出现神经系统发育不良和先天性畸形的风险。在选择 ASM 治疗时，应与医师充分讨论并权衡利弊，尽可能选择对胎儿影响较小的药物。

2. 分娩期间的管理　大多数女性都能够顺利经阴道分娩。然而，对于那些在妊娠晚期频繁出现癫痫发作或在严重应激状态下有癫痫持续状态病史的女性，选择剖宫产可能更为安全稳妥。

在临产阶段，有 1%～2% 的癫痫女性患者会发生强直 - 阵挛性癫痫发作，同样比例的女性在分娩后的 24 小时内也存在这种风险。因此，自妊娠晚期至分娩期间，维持有效预防癫痫发作的抗癫痫药物血药浓度至关重要。在此期间，患者必须确保正确且持续地服用 ASM，避免漏服。

若在临产和分娩期间出现癫痫发作，应立即通过静脉注射苯二氮䓬类药物进行治疗。此外，静脉给予苯妥英钠同样是一种高效且作用时间较长的治疗方法。但需注意的是，分娩后，苯巴比妥、扑米酮和苯二氮䓬类药物可能在新生儿血浆中残留数日,这可能导致新生儿出现镇静状态,甚至诱发新生儿戒断综合征。

虽然硫酸镁在某些情况下可能有一定疗效,但它并非痫性发作的适当替代治疗药物。特别是在癫痫发作首次出现在妊娠晚期或产后早期时,由于子痫与新发或晚期复发癫痫发作的症状相似,难以准确区分。因此,在这种情况下,不仅需治疗可能的子痫,还需进一步评估患者是否存在癫痫发作的其他潜在原因。

另外,全面强直-阵挛癫痫发作可能导致胎儿缺氧,故建议在癫痫发作期间及给予苯二氮䓬类药物后至少 1 小时内,进行连续的胎心率监测,以确保胎儿安全。

3. 妊娠并发症的管理　在为患有癫痫的孕妇提供咨询时,我们应明确告知她们,大多数癫痫女性都能顺利妊娠、分娩,并诞下健康的婴儿。尽管有研究表明,癫痫女性的妊娠并发症风险可能增加,但这些研究多为回顾性,对于潜在病因的信息仍不够明确,特别是针对首次妊娠的女性。妊娠登记数据显示,接触过 ASM 的女性(包括癫痫患者)的自发流产率显著高于未接触此类药物的女性,且她们终止妊娠的可能性也相对较高。

值得注意的是,患有癫痫的女性先兆子痫的患病率高于未患癫痫的女性。虽然服用丙戊酸钠的女性相对较少,但与服用拉莫三嗪或左乙拉西坦的女性相比,她们患先兆子痫的比例更高。此外,临床医师应意识到,癫痫女性在妊娠期可能面临进食障碍的风险,这可能与妊娠期并发症的发生有关。因此,在妊娠前的孕前咨询和转诊过程中,应明确提及这些问题,以便对受影响的女性进行妥善的管理,进而有助于预防妊娠期可能出现的问题。

肥胖问题在癫痫孕妇中也更为突出。与未患癫痫的超重孕妇和体重正常的癫痫女性相比,肥胖可能会增加剖宫产和产后出血的风险。因此,患有癫痫的孕妇在妊娠期和分娩过程中应接受专业顾问的细致指导,确保她们能得到适当的护理。

一旦出现任何并发症,癫痫孕妇应立即入院接受专业治疗,以保障母婴的安全。

(三)产后期管理

1. 原则　对于有癫痫发作病史的女性,产后期管理应遵循以下重要原则。首先,若妊娠期调整了 ASM 剂量,应在分娩后数周内考虑将药物剂量恢复至孕前水平。尤其值得注意的是,产后第 1 周拉莫三嗪的清除率会急剧下降,因此需尽快调整其剂量,以确保药物疗效,同时避免不良反应的发生。条件允许时,监测药物浓度可为调整 ASM 剂量提供关键指导。既往病例系列研究表明,产后采用拉莫三嗪逐渐减量的方案,似乎有助于降低母体出现拉莫三嗪中毒的风险。其次，务必向母亲强调充足休息、优质睡眠及严格遵医嘱服药的重要性。此外，为防止癫痫发作时可能对婴儿造成伤害，应采取相应预防措施。例如，母亲给婴儿洗澡时，最好有他人在场协助。在更换婴儿尿布或衣物时，应将婴儿放置在地板或其他安全区域，确保婴儿安全。最后，产后抑郁和焦虑是常见的情绪问题，可能需要相关药物治疗或心理治疗。同时，母乳喂养和躯体疾病也可能对母亲的情绪产生不良影响，因此需给予适当关注和管理，确保母亲身心健康。

2. 围生期精神疾病合并症　焦虑和抑郁是癫痫女性在围生期面临的重要问题。一项研究涵盖了706名癫痫女性，她们在妊娠期间及产后36个月内完成了关于焦虑和抑郁的问卷调查。与511名无癫痫的女性和8372名患有其他慢性疾病（包括孕前高血压、哮喘、肾脏、心脏或甲状腺疾病）的女性相比，癫痫女性更常患有抑郁和焦虑障碍。围生期癫痫妇女中，精神合并症尤为普遍，特别是抑郁障碍。这一现象很可能与癫痫患者的病耻感及他们普遍较差的生活质量密切相关。因此，临床医师应增强对这些问题的警觉性，并在必要时与精神科医师密切沟通，确保患者能够得到及时而有效的治疗。

3. 哺乳　许多女性在接受ASM治疗时，对母乳喂养的安全性心存顾虑，因此相较于无癫痫的女性，癫痫女性选择母乳喂养的人数较少。当为这类孕妇提供咨询时，临床医师应清晰解释：尽管母乳中可能含有脂溶性ASM，但大多数情况下，其含量不足以对婴儿产生不良影响。然而，值得注意的是，某些药物如巴比妥类和苯二氮䓬类药物在母乳中的浓度可能升高，可能导致婴儿出现嗜睡、易怒等不良反应。特别是镇静药物如苯巴比妥，可能导致婴儿哺乳后不久便入睡，影响母乳喂养的顺利进行。因此，建议女性密切观察婴儿是否出现不良反应。研究表明，拉莫三嗪可通过母乳大量排泄。在一项涉及30例婴儿的研究中，尽管乳汁与血浆中拉莫三嗪的浓度比值差异显著，但总体而言，哺乳期的拉莫三嗪暴露程度仅略高于其他ASM。与其他ASM相同，哺乳期的拉莫三嗪暴露远低于胎盘转运。这些婴儿在出生后的第1年内并未出现不良事件。

此外，两项前瞻性研究深入探讨了癫痫女性母乳喂养孩子的纵向结果。研究结果显示，与非癫痫父母所生的孩子相比，癫痫母亲单独服用卡马西平、拉莫三嗪或丙戊酸钠，或与其他ASM联合服用，对孩子的运动和社交技能、语言、行为均无不良影响。事实上，研究显示，在6个月和18个月时，母乳喂养的孩子的发育受损程度低于未母乳喂养或母乳喂养不足6个月的孩子。值得注意的是，丙戊酸钠作为在癫痫女性患者较少使用的ASM之一，可能是上述积极结果的一个原因。另一项研究数据显示，在181名接受苯妥英钠、卡马西平、丙戊酸钠或拉莫三嗪治疗的癫痫女性所生的儿童中，通过测量差异化能力量表、智商、言语和非言语记忆及执行功能等指标，发现在3岁和6岁时，母乳喂养并未产生不良反应。鉴于这些积极的研究结果，临床医师应鼓励癫痫女性进行母乳喂养，因为母乳喂养的益处很可能远大于潜在风险。

五、老龄期女性癫痫患者的管理

衰老是每个人生命旅程中不可避免的一部分，但在女性健康和癫痫的研究领域中，衰老这一话题却往往被相对忽视。尽管如此，我们不应忽视衰老对女性，特别是那些患有癫痫的女性所带来的独特挑战。在这些挑战中，骨骼健康和更年期的问题尤为突出，值得我们深入关注。

（一）骨质疏松

不论男性还是女性，服用 ASM 均会促使骨质流失加速。然而，值得注意的是，女性骨质疏松症的发病率却高达男性的 4 倍。这背后的原因主要在于女性的总体骨密度较低，骨质流失的发病年龄较早，且流失速度更快。研究表明，年轻女性在接受苯妥英钠治疗仅 1 年后，便出现了明显的骨质流失现象。这种流失部分归因于细胞色素 P450 酶的诱导作用，它导致维生素 D 代谢加速。类似的情况也出现在苯巴比妥、奥卡西平和卡马西平等药物的使用中。

另外，非酶诱导类药物如加巴喷丁、托吡酯及丙戊酸盐也与骨折发生率的增加或骨质丢失的加剧有关。虽然其具体机制尚未明确，但有观点指出，丙戊酸钠可能通过诱导肉碱缺乏、改变胶原合成、增加骨质转化、减少钙吸收及改变甲状旁腺激素受体，从而抑制成骨细胞的增殖。

因此，长期服用 ASM 的患者应定期监测维生素 D、钙和磷酸盐的水平，并进行基线骨密度检查。同时，她们还应接受专业咨询，包括运动和营养方面的指导，以及补充钙和维生素 D 的建议，确保每日维生素 D 的摄入量至少达到目前推荐的 600U。一项针对 72 名癫痫成年患者的随机对照试验发现，相较于低剂量（400U/D）维生素 D，高剂量（4000U/D）维生素 D 补充剂能够显著提高所有骨骼部位的骨密度。这一发现表明，对于癫痫患者而言，适量补充高剂量维生素 D 可能有助于减缓骨质流失的速度。

（二）围绝经期与更年期管理

围绝经期，作为更年期前的一个过渡阶段，通常持续约 4 年。在此阶段，女性体内的雌激素和黄体酮水平会出现较大波动。大部分癫痫女性在围绝经期并不会明显感受到癫痫发作频率的变化。然而，对于部分患有月经性癫痫的女性而言，这些激素的波动可能会加剧癫痫发作。值得注意的是，随着更年期的到来，一些女性发现她们的癫痫发作有所减少，这可能与雌激素水平的变化有关。一项问卷研究显示，在 16 名有月经性癫痫发作加重史的女性中，有 69% 的人报告了癫痫发作频率的下降。这些发现表明，内源性类固醇激素的变化对女性大脑兴奋性水平具有显著影响。

更年期，即女性因卵巢卵泡功能逐渐衰退而导致月经永久停止的状态，通常在持续闭经 12 个月后得以确认。对于癫痫女性患者而言，她们可能会早于一般人进入绝经期。为了解这些患者的绝经状况，有研究调查了一个中心内 45 岁及以上的癫痫患者共 68 人，记录了她们绝经前最后一次月经的年龄。调查结果显示，这组癫痫患者的平均绝经年龄为 47.8 岁（标准差 ±4.1 岁，年龄 37～59 岁），相较于普通人群的 51.4 岁有所提前。一项研究显示，癫痫发作次数超过 20 次的女性，其后的癫痫发作频率增高与更早出现更年期（比预期早 3～4 年）之间存在相关性。此外，据报道，有癫痫发作的育龄期女性癫痫患者抗苗勒管激素浓度（一种直接衡量卵巢储备功能的指标）低于无癫痫发作的女性。

目前，治疗策略主要聚焦于优化 ASM 方案。然而，随着对激素在更年期癫痫发作中作用的深入了解，我们有望为女性在这一特殊时期的癫痫治疗提供更为精准的方案。此外，外源性激素也可能对更年期癫痫女性的癫痫发作产生影响。围绝经期女性为缓解相关症状，常选择激素替代疗法，但这种疗法可能会加剧癫痫患者的发作情况。

一项随机、安慰剂对照研究显示，在 15 名参与研究的癫痫患者中，有 40% 的患者在接受马雌激素与醋酸甲羟孕酮结合的激素替代疗法后，癫痫发作的频率和严重程度与药物剂量呈相关性。因此，对于癫痫女性而言，更年期激素替代疗法应谨慎使用，甚至避免使用。2011 年的一项综述建议，对于患有癫痫且围绝经期症状严重的女性，应优先考虑采用非雌激素治疗，如可乐定、选择性 5-羟色胺再摄取抑制剂（selective serotonin reuptake inhibitors，SSRI）、血清素去甲肾上腺素再摄取抑制剂和阴道润滑剂等。若确实需要使用激素治疗，则应尝试使用更为简化的雌激素，如 17β-雌二醇和天然黄体酮，以减小对癫痫发作的潜在影响。

综上所述，女性癫痫患者的长程管理需要综合考虑不同时期的生理和心理变化，以及癫痫发作控制、避孕方法选择和妊娠风险评估等多个方面。通过制订个性化的治疗方案、提供持续的教育和专业的医疗咨询，我们可以帮助女性癫痫患者有效控制癫痫发作、选择合适的避孕方法、安全度过育龄期并应对绝经期的挑战，从而提高她们的生活质量并降低潜在风险。

第四节　老年癫痫患者的中西医治疗与长程管理

一、概述

我国既往的流行病学调查表明，癫痫患病率在不同年龄段呈现出显著的双峰特征，特别是在儿童和老年人群体中更为高发。随着社会老龄化趋势的加剧，老年癫痫患者群体逐渐扩大。相较于同龄老人，老年癫痫患者的住院率和死亡率显著上升，这无疑给患者的家庭和社会带来了沉重的经济和照料负担。此外，老年癫痫患者往往多病共存，病因复杂，常需要同时服用多种药物，同时还面临着社会孤立等问题，这使得其诊断和治疗面临诸多挑战。因此，当前迫切需要加强对老年癫痫患者的长期精细化管理。

根据我国的人口普查数据以及国家目前在经济、社会生活和医疗保健等方面的快速发展情况，我们将年龄≥65岁的癫痫患者定义为老年癫痫患者。这些患者大致可分为两类：一类是老年慢性癫痫患者，他们往往是在儿童或青中年时期就已经患病；另一类则是60岁及以后新发的老年癫痫患者。这两类患者在发作类型和临床特征上均存在明显的差异。研究表明，与老年慢性癫痫患者相比，新发的老年癫痫患者的生活质量普遍较差。

在新发的老年癫痫患者中，局灶性癫痫是较为常见的类型，且常伴有非惊厥性癫痫持续状态（NCSE）。数据显示，约有42.0%的患者首次发作即为癫痫持续状态。由于NCSE发作时不伴有明显的运动症状，起病较为隐匿，且发作后患者的意识内容和水平会发生长时间的改变，因此常被误诊为"谵妄"。而在老年慢性癫痫患者中，全面性和局灶性癫痫都较为普遍，其发作通常伴有特征性的强直-阵挛性发作或运动性发作，发作后患者可能会出现短时间或长时间的意识模糊和乏力。

从病因角度来看，2017年国际抗癫痫联盟将癫痫的病因主要分为遗传性、结构性、代谢性、免疫性、感染性和不明原因性。在老年人群中，癫痫的主要病因包括脑血管病、神经退行性痴呆、颅内肿瘤和创伤等。其中，缺血性脑卒中约占老年新发癫痫病因的37%，出血性脑卒中约占12%，脑肿瘤约占13%，阿尔茨海默病约占7%，代谢性疾病和其他神经认知障碍各占5%，其他情况占8%，另有13%的病因尚不明确。

二、治疗方法

（一）药物治疗

1. ASM的选择　ASM在老年癫痫患者的治疗中扮演着举足轻重的角色。相较于年轻的成年癫痫患者，老年人通常更能从抗癫痫发作药物中获益。然而，在老年患者中使用这些药物时，会面临一些特殊的挑战，包括不良反应风险的提升、药代动力学的改变及与其他药物的相互作用等。因此，在选择适合老年患者的ASM时，需要综合考虑多个因素，比如癫痫发作的具体类型、潜在的药物相互作用、合并症的存在及给药方式（如完整吞咽、压碎或胃管给药）等。

一般而言，在老年人群中，ASM的初始剂量和滴定速度通常应设定为年轻人的 1/2，这有助于增强患者的耐受性。相应的，他们最终所需的治疗剂量可能也是 65 岁以下患者常用剂量的 1/2。至于仅发生一次非诱发性癫痫发作的老年患者是否应使用 ASM，目前仍存在争议。但多数专家认为应及时给予治疗，这主要是考虑到老年患者面临更高的痴呆、卒中风险，这些因素可能增加其持续癫痫发作的可能性。此外，老年人癫痫发作时可能伴随更高的风险，如跌倒导致的骨折、外伤和出血，特别是在同时使用抗凝药物的情况下。再者，由于老年人群可能与社会相对隔绝，癫痫发作时可能无人目击，这增加了发生癫痫猝死的风险。因此，及时使用 ASM 进行干预显得尤为重要。

与年轻人相比，老年癫痫患者在选择 ASM 时受到的限制更多，因此在药物选择方面应格外谨慎。尽管目前缺乏直接的比较研究，但现有证据表明，一些常用的 ASM（如拉莫三嗪、左乙拉西坦、丙戊酸盐、加巴喷丁）在老年癫痫患者中的有效性和耐受性相似。目前已有两项 Meta 分析针对 60 岁或以上的癫痫患者进行了 ASM 治疗的评估。其中一项发表于 2019 年的 Meta 分析纳入了 18 项研究，评估了 12 种不同的 ASM。结果显示，拉莫三嗪的耐受性优于卡马西平，使用卡马西平的患者因不良事件而停药的风险更高。拉莫三嗪对老年人认知能力的影响有限，并可能具有稳定情绪的作用。而左乙拉西坦虽然使老年患者达到无癫痫发作的可能性略高于拉莫三嗪，但差异并不显著。老年患者服用左乙拉西坦可能出现的不良反应包括注意力难以集中、嗜睡、抑郁及行为改变等。此外，还有研究证明了其他 ASM 如布瓦西坦、加巴喷丁、拉考沙胺、吡仑帕奈和托吡酯在老年患者中的有效性和（或）耐受性。然而，由于目前的研究较少，尚无法通过 Meta 分析对其他 ASM 进行直接的比较，也无法评估癫痫类型及其他特征对 ASM 有效性和耐受性的影响。同时，现有证据的质量普遍较低或不明确。另一项 2019 年的 Meta 分析纳入了 5 项随机对照试验，共涉及 1425 例老年新发癫痫患者，评估了多种 ASM 单药治疗的效果。尽管卡马西平的耐受性较差，但其在 6 个月和 12 个月时的无癫痫发作率与其他药物相比并无显著差异。

对于同时患有阿尔茨海默病（AD）的老年癫痫患者，目前仅有一项随机对照试验比较了左乙拉西坦、拉莫三嗪和苯巴比妥的治疗效果。结果显示，3 种药物在达到无癫痫发作方面的效果相似，但左乙拉西坦对认知功能有改善作用，而苯巴比妥和拉莫三嗪则可能导致认知功能下降。此外，苯巴比妥还可能使患者的情绪状态恶化。然而，关于新一代抗癫痫药物在有 AD 的老年癫痫患者中的研究仍然有限，需要进一步深入探索。

综上所述，老年癫痫患者的 ASM 治疗需要综合考虑多种因素，并仔细评估药物的有效性和耐受性。在未来的研究中，我们期望有更多的临床试验和数据来指导这一特殊人群的治疗决策。

2. 抗癫痫发作药物使用相关的注意事项

(1) 与年轻患者相比，老年患者对 ASM 的不良反应更为敏感，不仅更易出现不良反应，而且引起不良反应所需的剂量也更低。

(2) 老年患者在使用 ASM 时，特别需要警惕药物剂量依赖性不良反应，这些不良反应通常包括跌倒、意识模糊、步态障碍、镇静、震颤、头晕及视觉障碍等。

(3) 由于卡马西平和苯妥英钠容易与多种药物发生相互作用，因此在使用这些药物时，老年患者尤其需要谨慎，避免同时使用多种药物。

(4) 对于正在接受选择性 5-羟色胺再摄取抑制剂（SSRI）和（或）利尿剂治疗的患者，使用卡马西平、奥卡西平可能会增加症状性低钠血症的风险。

(5) 托吡酯和唑尼沙胺与二甲双胍联用时，可能增加代谢性酸中毒的发生率，因此在使用这些药物时需要特别注意。

(6) 由于左乙拉西坦主要通过肾脏清除，因此在用于治疗慢性肾脏病患者时，必须根据患者的肾功能情况调整剂量。

(7) 在老年晚期痴呆患者中，加巴喷丁和奥卡西平可能偶尔诱发或引起肌阵挛性癫痫发作，因此需要在使用这些药物时加强观察和监测。

(8) 虽然 ASM（如苯妥英钠、卡马西平、苯巴比妥）可能会增加骨折的风险，但一项涉及 124 655 例骨折患者的病例对照研究发现，这种风险是有限的。此外，研究还发现，癫痫患者骨折风险的增加主要与癫痫发作相关，而非骨的生物力学性能。同时，ASM 引起的步态障碍也可能是导致老年患者跌倒和骨折的一个因素。

3. ASM 选择的实际考虑因素　在为老年人群选择 ASM 时，我们需要综合考虑 4 个主要的实际因素。第一，药物的疗效是至关重要的，它决定了治疗是否能够有效控制癫痫发作。第二，我们必须关注 ASM 可能带来的不良反应，特别是那些对记忆、认知、情绪及生活质量有不良影响的不良反应。第三，药物之间的相互作用是不可忽视的因素，这不仅涉及 ASM 与其他 ASM 的相互作用，还包括与老年人常用的其他药物的潜在相互作用。第四，我们还要考虑一些经济和现实因素，如药物的成本、可获得性及患者的吞咽能力等。

鉴于研究显示 ASM 对老年人群的疗效相差无几，因此选择何种药物更多地取决于其他因素。ASM 的不良反应可能会对老年人的生活质量造成负面影响，进而影响其治疗的依从性。对年轻人群的研究显示，大多数 ASM 可能影响记忆、认知、情绪等，老年人可能对这些影响更为敏感，且反应程度可能更为严重。因此，对于新开始服用 ASM 的老年人，我们需要密切随访，并关注药物对他们记忆、认知、情绪和行为等方面的影响。

在选择 ASM 时，我们还应特别关注其作用的正负两面性。例如，与苯巴比妥相比，在有阿尔茨海默病并新发癫痫的患者中，使用左乙拉西坦治疗后，其认知功能得到了改善。同样，拉莫三嗪的情绪稳定作用也可能使老年患者受益。与接受苯巴比妥或左乙拉西坦治疗的患者相比，接受拉莫三嗪治疗的患者在 12 个月的随访中，抑郁症状得到了显著改善。然而，我们也应注意到，丙戊酸盐在低剂量时可能导致震颤，极少数患者甚至可能发展为帕金森病。随着人们对神经退行性疾病中癫痫发作患病率的认识提高，因唑尼沙胺对帕金森病运动症状具有治疗作用，逐渐成了一种有利的 ASM 选择。

由于老年人常需同时服用多种药物来治疗各种疾病或症状，因此 ASM 与这些药物的相互作用是我们在选择药物时必须重点考虑的因素。虽然患者在开始服用 ASM 时可能无其他疾病，但在下次就诊前，他们可能会因为需要服用降压药、抗凝药或其他可能导致相互作用的药物而出现新的健康问题。

此外，我们还应考虑可能影响患者治疗依从性的其他因素。例如，药物的成本和可获得性可能因地区而异，复杂的用药方案可能使有认知障碍的患者难以按照处方服药，而吞咽困难的老年患者可能难以服用过大或黏稠的剂型。

因此，对于老年人群而言，理想的 ASM 应具备以下特点：半衰期长，允许每日单次给药；血药浓度稳定，峰值低，但吸收时间长；无显著的药物相互作用；抗癫痫疗效显著，且不良反应较小。虽然现有的 ASM 可能只具备这些特性中的部分，但我们在开发新药时应致力于寻找具备大多数或所有理想特性的药物。同时，为了给老年癫痫患者提供最佳治疗方案，未来的研究应重点关注特定的共病情况，以确定在存在其他潜在问题时哪些 ASM 最适合。例如，对于卒中后癫痫患者，我们应开发对运动和语言功能影响最小的 ASM；而对于同时有癫痫和痴呆的患者，我们需要在应用 ASM 的同时对其进行认知能力的评估。因此，后续的研究应更侧重于具有相似疾病的特定老年受试者群体，而不是同时患有多种疾病的老年人群。

（二）手术治疗

对于药物难治性癫痫患者，即那些尽管接受了两种或更多 ASM 的足够疗程治疗，但癫痫发作仍无法得到有效控制的患者，手术治疗往往比单纯依赖药物治疗更为有效。对于经过严格筛选的药物难治性癫痫患者，手术不仅能改善其预后，还有助于降低整体的医疗保健成本。然而，老年药物难治性癫痫患者接受手术的可能性相对较低，这可能是患者自身的选择、医师的判断或两者综合考量的结果。

目前，针对 60 岁及以上患者或按年龄分层评估手术效果的研究相对较少。这些研究的结果存在不同的观点。早期研究指出，与年轻患者相比，老年患者在接受手术后癫痫无发作的可能性较低，且并发症较多。但也有一些研究报道，50 岁以上人群术后癫痫控制率与年轻人相似，其中一项研究甚至观察到 70 岁以上人群中的手术益处，尽管其样本量较小。

综合来看，这些研究表明，在经过严格筛选的老年患者中，切除性癫痫手术可能是有效的，且通常是安全的。然而，老年患者术后同样存在认知功能受损的风险。有研究表明，50～69岁的患者在术后1年的癫痫无发作率与50岁以下患者相似，但老年组术后发生认知障碍的可能性显著增加，特别是那些接受左侧颞叶切除手术的患者。此外，接受手术的老年患者术前记忆力评估结果通常较年轻患者差。因此，对于认知储备较低的个体来说，任何认知功能的下降都可能对他们的日常生活能力产生严重影响。然而，也有研究报道两组间的认知结局无明显差异，这提示我们潜在的病理学因素可能起到了极为关键的作用。例如，在对单个中心海马硬化患者的评估中，无论患者年龄是否超过50岁，手术切除后癫痫无发作率及认知功能的差异均不明显。因此，在选择手术治疗时，我们需要综合考虑患者的年龄、病理学因素及潜在的认知风险。

（三）其他治疗方式

1. 迷走神经刺激 迷走神经刺激器是一种外科植入设备，它为药物难治性癫痫患者提供了有效的姑息治疗，并且可以与ASM联合使用。然而，与年轻患者相比，老年患者在VNS的应用方面的经验较少。一项回顾性研究探究了45例年龄在50岁以上的顽固性癫痫患者接受VNS治疗的情况，其中7例患者年龄超过60岁，仅1例超过70岁。研究结果显示，在接受治疗3个月后，有27%的患者癫痫发作减少了50%；而到了1年时，67%的患者癫痫发作减少50%，且并未出现严重的手术并发症。这些数据与其他癫痫患者群体中的VNS疗效相似。然而，VNS在老年人群中使用时，阻塞性睡眠呼吸暂停和其他呼吸系统并发症的发生率较高，这是需要特别关注的重要事项。

2. 立体定向热凝 立体定向热凝技术，特别是激光消融术，作为微创手术的一种，正在被研究作为老年癫痫患者未来有前景的手术治疗方式。它作为药物难治性癫痫患者的备选治疗方案，在老年人群中可能具有广泛的应用前景。一项针对18～70岁患者的多中心前瞻性单组临床试验探讨了颞叶内侧癫痫的立体定向激光消融治疗，其主要结局测量指标是无癫痫发作。此外，该试验还关注了认知和生存质量等次要终点。

3. 饮食疗法 一般而言，由于存在营养不良的风险，通常不建议老年人采用生酮饮食。然而，在某些特殊情况下，老年癫痫患者可能因药物不良反应和药物间的相互作用而无法耐受药物治疗。目前，尚未有专门针对老年癫痫患者进行的生酮饮食临床研究。尽管有少数研究对神经退行性疾病患者进行了饮食干预，并显示出一定的有效性，但同时也存在一些令人担忧的不良反应，如体重减轻等。尽管老年患者可能有需要调整饮食的合并症，但这并不应成为对癫痫患者进行饮食治疗的绝对禁忌证。可以考虑采用限制性较小的饮食方案，如低升糖指数饮食或中链三酰甘油饮食。然而，目前尚缺乏对老年癫痫患者的相关研究来支持这些饮食方案的有效性。

三、癫痫共病及其管理

老年癫痫患者常伴随多种疾病，如高血压、卒中、冠心病、抑郁症和痴呆等，因此，在治疗老年癫痫的同时，也需要针对这些共患病进行适当的治疗。

（一）认知共病

老年癫痫患者中，认知和心理合并症的问题尤为突出。多项研究表明，相较于年轻患者，老年癫痫患者更易出现认知功能障碍。一项涉及 257 例老年新发癫痫患者（平均年龄 71.5 岁）的研究显示，在 ASM 应用之前，近 50% 的老年癫痫患者已经表现出执行功能的损害。这可能与某些患者脑脊液中异常淀粉样蛋白 Aβ1-42 的存在有关，这类患者随后合并阿尔茨海默病的可能性更大。此外，多药治疗和焦虑状态也被认为与某些认知域的更大损伤相关。因此，基线时期进行认知筛查显得尤为重要，有助于后续评估患者认知能力的减退情况及 ASM 可能带来的影响。

关于癫痫患者认知缺陷的进展是否代表随时间推移而加速，目前仍存在争议。有观点认为，这种进展可能源于导致癫痫的病理学因素（如血管病变）的长期累积、癫痫发作的直接效应（包括明显的发作和亚临床的皮质活动异常），或是两者的共同作用。另一种观点则认为，大脑的初始损伤（如卒中或脑外伤）会使认知功能曲线的起点降低，随着年龄的增长，这一曲线与正常认知功能随年龄变化的轨迹相平行。因此，相较于未经历癫痫发作的人群，他们会更早地达到严重认知障碍的临界值。还有观点指出，大脑的初始损伤是首次"打击"，但随后发展为癫痫实际上是第二次"打击"，进一步加剧了患者随年龄增长而出现的认知功能下降。

此外，癫痫与痴呆之间似乎存在双向联系。研究显示，50～75 岁的癫痫患者在随后的 8 年中被诊断为痴呆的风险较对照组更高，而有阿尔茨海默病或血管性痴呆的患者也更容易发生癫痫。这提示我们癫痫与痴呆可能存在相同的危险因素和类似的病理生理机制。目前认为，老年癫痫与痴呆之间共同的病理机制主要包括脑小血管病、tau 蛋白或淀粉样物质沉积，这两种疾病均可影响涉及认知功能的脑网络。尸检结果表明，老年慢性癫痫患者的脑血管病发病率较高。对继发于局灶性皮质发育不良的老年癫痫患者脑组织的免疫组化分析发现，其脑组织中存在类似阿尔茨海默病患者的 tau 蛋白沉积。一项涉及淀粉样蛋白的 PET 脑显像研究还表明，癫痫患者淀粉样物质在前额叶皮质的沉积比例高于一般人群，而 APOE4 基因型阳性的人群中也存在类似表现，这类人群往往更容易发展为阿尔茨海默病或血管性痴呆。因此，在治疗老年癫痫患者时，需要综合考虑这些认知共病因素,以便制订更为全面和有效的治疗方案。

(二)精神疾病共病

关于老年癫痫患者的精神共病研究相对较少,但已有的发现却引人深思。最具代表性的研究来自老年癫痫治疗研究(the treatment in geriatric epilepsy research,TIGER)项目,该项目纳入了超过8万例年龄66岁以上的退伍军人。结果显示,与一般老年人群相比,新发的老年癫痫患者患精神疾病的概率增加了3倍之多。特别值得注意的是,在癫痫发作的首年,酒精依赖成为老年癫痫患者因精神疾病入院治疗的主要风险因素。研究数据进一步显示,在随访期间,仅1%的无癫痫退伍军人因精神疾病住院治疗,而患有癫痫的退伍军人中,这一比例高达6%。

此外,多项研究还指出,老年癫痫患者患抑郁和焦虑的风险也显著高于同龄的非癫痫老年人。据统计,约40%的老年癫痫患者存在抑郁症和心境恶劣症状,这一比例远高于对照组的20%和6%。更有研究表明,癫痫病史是卒中后患者出现广泛性焦虑障碍的重要风险因素。与年轻癫痫患者相比,老年癫痫患者同时患有精神疾病的概率更高。这些研究均表明,精神疾病共患病在老年癫痫患者中极为常见,且可能与不良预后密切相关。

精神状态受到多种因素的共同影响,如癫痫的诊断时间、发作频率及ASM的种类等。因此,在老年癫痫患者的日常管理中,心理筛查的重要性不容忽视。一旦发现患者存在精神疾病,应及时进行具体的评估和治疗。一项小型随机对照试验表明,不论患者最初是否患有抑郁症状,认知行为疗法(cognitive behavioral therapy,CBT)均能有效控制老年癫痫患者的发作。研究者推测,CBT通过提高患者解决问题的能力,以及同伴互动带来的自信提升,进而增强了患者的自我效能,降低了癫痫发作的频率。此外,CBT还可能通过缓解心理压力、改变生活方式等机制发挥治疗作用。

(三)躯体疾病共病

癫痫患者常伴随其他全身系统合并症,这些合并症不仅增加了癫痫的发病风险,还限制了治疗药物的选择。

某些药物可能引发姿势平衡障碍,导致跌倒风险增加,这在老年人群中尤为显著。由于跌倒与骨折风险紧密相连,而许多ASM对骨骼具有不利影响,因此建议所有癫痫患者,特别是老年人群,应补充维生素D,并定期进行骨密度检查,以维护骨骼健康,降低骨折风险。

高血压与癫痫在老年人群中均具有较高的发病率,两者之间可能存在直接或间接的关联。动物实验表明,肾素-血管紧张素系统可能在癫痫与高血压的关联中扮演关键角色。在癫痫合并高血压的大鼠模型中,使用降压药物血管紧张素受体拮抗剂可延缓癫痫发作并降低发作频率,其作用部分独立于血压的改变。即使在停止使用降压药后,其抗癫痫发作的效应仍持续存在。临床队列研究进一步显示,与其他降压药物,如β受体阻滞剂、钙离子阻滞剂等相比,应用血管紧张素受体拮抗剂与高血压患者后续癫痫发病率的显著降低有关。

此外,脑小血管病通常与慢性高血压密切相关,而动物实验和临床数据均支持小血管病在不明原因成人癫痫发生发展中的重要作用。因此,与痴呆类似,高血压与癫痫之间可能存在双向关系。

值得注意的是,癫痫患者罹患心脑血管疾病的风险也较高,包括缺血性心脏病、短暂性脑缺血发作、缺血性脑卒中和脑出血等。这种风险的增加与生活方式的选择(如吸烟、饮酒或体育锻炼)或常见的血管危险因素(如高脂血症、糖尿病或高血压)无关,而是由癫痫本身引起,如潜在的癫痫病因、反复发作的后果(如反复脑部损伤或癫痫持续状态),或长期暴露于 ASM。近期有研究进一步表明,接受酶诱导性 ASM 治疗的癫痫患者发生动脉粥样硬化及心血管疾病的风险更高,且这种关联具有剂量依赖性。

因此,老年癫痫患者中的共患病情况不仅提醒我们应加强筛查并及时治疗这些共患病,还提示我们在治疗时应慎重选择药物,关注 ASM 与其他疾病药物之间的相互作用,并密切注意药物的不良反应。通过综合管理和个体化治疗策略,我们可以更好地改善老年癫痫患者的生活质量并减少不良预后。

四、癫痫对老年人的心理社会影响

(一)生活质量

生活质量是一个综合性概念,用以衡量个体对幸福和生活满意度的主观感受,涵盖了身体功能、精神健康及社会角色等多个维度。通过常规的生活质量评估工具,我们发现患有癫痫的老年人群得分普遍低于未患癫痫的同龄人。然而,当使用专为癫痫患者设计的量表时,老年患者的得分与 60 岁以下人群相近。值得注意的是,与身体健康状况、情绪状态及社会角色相关的项目得分普遍偏低。

关于新发癫痫或慢性癫痫老年患者的生活质量差异,既往研究结论并不一致,因此难以形成明确观点。但研究发现,卒中后发生癫痫的患者往往生活质量评分较低。此外,在老年癫痫患者中,抑郁情绪、癫痫频繁发作及感受到病耻感均与较低的生活质量评分密切相关。

尽管老年人与年轻人、慢性癫痫与新发癫痫患者的生活质量相关的研究存在不确定性,但有一点是明确的,患有癫痫的老年人普遍认为他们的生活质量低于未患癫痫的同龄人。然而,使用未经验证的量表评估生活质量存在一定局限性,因为结果难以横向比较。尽管经过验证的问卷更为可靠,但这些问卷并未特别针对老年人群设计,可能未能充分考虑老年人特有的问题,如共患病、身体衰弱、跌倒风险及认知障碍等。

（二）病耻感

病耻感，源自西方单词"stigma"，意指因某种特定属性而被社会抹黑或拒绝，导致个体身份受损。在癫痫患者群体中，这种感受尤为明显，因为癫痫具有发作性、重复性、短暂性和刻板性的特点，给患者身心带来巨大压力。国外研究表明，新诊断的癫痫患者往往比已确诊的患者感受到更强烈的病耻感，且这种感受随着病程的延长而逐渐减轻。长期癫痫发作是引发高病耻感的主要因素。在几内亚共和国的一项调查中，频繁且严重的癫痫发作被证实为导致病耻感增加的因素。

对于老年人群而言，随着年龄的增长，本身就可能伴随一些羞耻感，因此，当老年人遭遇癫痫发作时，他们可能会感受到双重羞耻感。癫痫发作不仅影响患者的日常生活，还因其伴随的病耻感引发各种心理问题，进一步降低生活质量。研究发现，心理健康状况良好的患者更能积极应对疾病，配合治疗，从而有效降低病耻感，提高生活质量。

在癫痫患者的护理中，医护人员和家庭成员应特别关注患者的心理情绪变化，通过有效干预措施减轻其病耻感。这包括为患者提供心理支持、增强患者的治疗信心、提高患者自尊心及培养其应对疾病的积极态度。此外，家庭和社会的支持也至关重要。通过家庭为中心的健康教育，提高患者和家属的疾病自我管理能力，以及通过公众教育提高社会对癫痫的认知，都是减轻病耻感的有效途径。

五、老年癫痫患者的长程管理

在全球范围内，癫痫的管理仍被视为一个被忽视的主要公共卫生问题，特别是在经济欠发达或偏远的农村地区。目前，癫痫管理模式尚未成熟，缺乏完整的体系，许多机构在履行相关职责时存在不足，医疗资源供不应求，患者自身也缺乏自我管理的意识。因此，癫痫需要一种全面且可持续的慢性病管理模式。为实现这一目标，政府及各医疗机构需共同努力，增加对癫痫公共卫生研究的资助，特别是在医疗资源分配不均的地区，以平衡医疗资源和服务，缩小治疗差距。同时，应开展多种形式且规范化的癫痫健康管理模式，为癫痫患者提供更好的诊疗和护理机会，从而降低复发率和死亡率。

对于老年癫痫患者而言，最佳的管理策略依赖于一个以患者为核心的多学科团队。这个团队应涵盖癫痫病学家、神经病学家、老年病学家、药剂师、初级保健医师、专科护士及老年护理人员等专业人员。由于老年人群具有独特的生理和病理特点，特别是在使用 ASM 和其他治疗方案时，需要给予特别的关注。与老龄化相关的多种因素，如神经认知不良反应的易感性增强、药物间相互作用的复杂性、药物代谢速度的下降，以及 ASM 对骨骼和脂代谢的潜在不利影响，都使得治疗过程变得更加复杂。

此外，老年患者可能伴随的多种共患病，如认知障碍、骨质疏松、血管疾病和代谢紊乱等，不仅可能加剧 ASM 的不良反应，还可能带来新的治疗挑战。特别是 ASM 对认知功能的影响，可能增加跌倒和交通事故等风险，同时记忆力减退也可能导致用药错误。社会因素的变化，如退休、收入减少和社交互动的减少，也可能加剧患者的心理问题，如孤独感和抑郁情绪。

鉴于老年癫痫患者共患病多、生理与心理问题交织的复杂性，其管理需从多个维度综合考虑。随着老年人生理功能的下降和脏器损害风险的增加，治疗方案需及时调整。同时，社会和家庭的关爱与照护也至关重要，能够为患者提供必要的心理支持和实际帮助，共同促进患者的康复和生活质量的提高。因此，我们需要综合应用医疗、心理和社会支持等多方面的手段，为老年癫痫患者提供全面而有效的管理策略。

（孙　伟）